프랑켄슈타인의 일상

생명공학시대의 건강과 의료

03 Feminism and Biotechnology in Everyday Life by Young-Gyung Paik and Yeon-Gyu Park Copyrights ⓒ 2003 "Flexible Eugenics - Technologies of the self in the Age of Genetics" by Karren-Sue Taussig, Rayna Rapp and Deborah Heath All Rights reserved.Korean translation edition ⓒ 2008 by MIM Publishing Published by arrangement with University of California Press, USA via Bestun Korea Agency, Seoul Korea All rights reserved.

05 Patricia A. Kaufert, "Screening the body: the Pap smear and the mammogram", pp. 165-183 in Margaret Lock, Allan Young, Alberto Cambrosio (eds) Living and Working with the New Medical Technologies: Intersections of Inquiry 2000. ⓒ Cambridge University Press All Rights reserved. Korean translation edition ⓒ 2008 by MIM Publishing Co. Translated with permission of Patricia A. Kaufert and Cambridge University Press, UK via Bestun Korea Agency, Korea All rights reserved.

이 책의 03, 05의 한국어 판권은 베스툰 코리아 에이전시를 통하여 저작권자와 독점 계약한 도서출판 밈에 있습니다. 저작권법에 의해 한국 내에서 보호를 받는 저작물이므로 어떠한 형태로든 무단 전재와 무단 복제를 금합니다.

프랑켄슈타인의 일상 생명공학시대의 건강과 의료

초판 2쇄 발행 2009년 2월 5일 초판 1쇄 발행 2008년 7월 30일 | 쓰고 엮음 백영경·박연규 | 편집 나무목 | 디자인 구수연 | 발행인 김지숙 | 발행처 도서출판 밈 | 제300-2006-180호 | 주소 서울 종로구 동숭동 4-125 501호 전화 02-762-5154 | 팩스 02-763-5154 | 이메일 editor@mimbook.co.kr | 값 15,000원 | ISBN 978-89-959570-4-2 93330 | ⓒ 백영경·박연규 2008 | 이 책은 저작권법에 따라 보호받는 저작물이므로 무단 전재와 무단 복제를 금지하며, 이 책 내용의 전부 또는 일부를 이용하려면 반드시 저작권자와 도서출판 밈의 서면동의를 받아야 합니다. 잘못된 책은 바꾸어 드립니다.

프랑켄슈타인의 일상

생명공학시대의 건강과 의료

백영경·박연규 쓰고 엮음

도서출판 밈

CONTENTS

머리말 생명윤리에서 일상의 윤리로: 바이오테크놀로지와 페미니즘의 대화   7
서문 바이오테크놀로지, 일상과 자유에 관한 질문   17

01 대리모
누가 왜 문제 삼는가? 대리모 논의의 선정주의를 넘어서   39
- 씨받이에서 대리모로: 대리모의 의학적 정당화   42
- 저출산위기론과 "불임부부의 고통"   50
- 대리모에서 다시 씨받이로: '좋은' 대리모와 '나쁜' 대리모?   58
- 선정주의와 인도주의를 넘어서 일상의 세계로   64

02 의료관광
지구화 맥락에서의 인도의 보조생식기술 상품화   73
- 인도의 보조생식기술   75
- 상업화와 상품화   76
- 성공률 부풀리기   80
- 눈속임 광고   82
- 보조생식기술과 성감별: 수익성 있는 사업   85
- IVF에서 대리모로: 계약 시장   86
- 규제체계의 필요성   87
- 우려되는 악순환   88

03 장애·재생산·유연한 우생학
유전학의 시대에 자기형성의 테크놀로지   93
- 유전학, 정체성, 이데올로기   96
- 사지연장술과 "유연한" 몸   103
- 표준화된 기술과 다른 몸 – "난쟁이 아기를 환영합니다"   112
- 산전검사는 나쁜 기술인가?   117
- 지성의 비관주의, 의지의 낙관주의   123

04 성장호르몬
행복을 약속하는 약과 생물학적 시민권의 정치   129
- 150cm와 의료보험제도 – 낙인과 장애   133
- 187168과 '부모의 도리' – 유전의 의미   138
- 성조숙증 – '정상적인' 키와 섹슈얼리티   147
- '살게 하는' 권력의 장에서 생물학적 시민권의 정치   151

05 감시 테크놀로지로서 정기검진
자궁경부암검사와 유방조영술   161
- 역사와 감시 – 마녀사냥에서 정기검진까지   166
- 실험실의 진단기법에서 대규모 정기검진으로   173
- 정기검진이 질병에 대한 이해를 어떻게 변화시키는가?   180
- 사진 vs 통계 – 방사선과 의사들과 역학자들의 싸움   185
- 여성들은 유방암과 자궁암 검진을 어떻게 받아들이는가?   191
- 묻혀져온 질문 – 검진이 하는 일은 무엇인가?   194

06 '생명과학기술'과 '여성의 몸'
위험한 개념들? 199
'생명과학기술'의 위험성 200
'여성의 몸' 개념의 위험성 204
맥락을 만들어내기 206
    제안 1: 생명과학기술을 '전문가'에게만 맡겨두지 말자 208
    제안 2: 생명과학기술이라는 사회적 세계를 기록하라 211
    제안 3: 생명과학기술의 단일체를 분해하기 216
    제안 4: 이야기 듣기 219

07 생명윤리를 넘어서
난자거래의 현실과 여성주의적 개입 225
한국사회에서 난자는 어떻게 거래되어 왔나? 228
한국에는 난자기증 문화가 있다? 232
일상화된 관행의 위험성 236
생명윤리에서 일상의 윤리로 239

08 "난자소송"에 이르기까지
줄기세포연구와 여성인권 245
그녀(나 혹은 누군가)의 이야기 247
2005년 1월, 신화가 된 기술 250
난자기증 '운동' 252
누구나 하는 불임 시술 255
'자발성'을 묻다 259
과학기술에 개입하기 263

09 문제는 바이오 경제
윤리냐 경제냐? 건강이냐 부냐? 269
지구적, 지역적 혹은 국제적, 국가적 271
다른 신체조직 경제 277
거대한 제약 산업 283
생명에 대한 특허 반대 – 또는 모든 특허 반대? 287
건강관리서비스: 감당할 만한가? 접근 가능한가? 어떤 서비스인가? 289
"아플 때나 건강할 때나…… '죽음이 우리를 갈라놓을 때'까지" 293
무엇이 당신을 아프게 만드는가? 301
"문제는 경제야, 이 바보야"
– 바보 같은 바이오경제bioeconomy가 문제는 아니고? 303
무엇을 할 것인가 307

후주 | 참고문헌

머 리 말

생명윤리에서 일상의 윤리로
: 바이오테크놀로지와 페미니즘의 대화

이 책을 기획하는 과정에서 새삼 깨달은 사실 중 하나는, 많은 사람들에게 생명윤리란 부담스럽기만 하지 선뜻 펼쳐 읽고 싶은 주제가 아니라는 것이다. 흔히 자신은 바이오테크놀로지에 대해서 잘 모른다고 생각하는 사람들에게조차도, 생명윤리 논의는 그다지 새로울 것 없는 당위적 논의로서 알 것도 모를 것도 없는 문제이거나, 아니면 그저 어떻게 해도 해결책이 없는 딜레마로 치부되고 마는 듯하다. 그러니 그 생명윤리에 보태서 페미니즘까지 내세우는 이 책이 과연 무사히 여러 독자들을 만날 수 있을지 걱정이 되는 것도 사실이다.

그럼에도 엮은이들이 이 책을 펴내는 것은 이제까지 주로 법과 정책 분야나 철학 분야에 한정되어 온 생명윤리 논의를 '일상'이라는 맥락에서 다시 조명해 보고자 함이다. 물론 생명윤리가 인간의 존엄성이나, 정보에 입각한 동의, 개인의 자율성과 사생활 보호 등의 개념에 기반을 두고 형성되어 오게 된 데는 그 나름의 현실적 요구와 논쟁의 역사적 맥락이 있겠지만, 이런 식의 논의는 생명윤리를 일반인이 범접하기에는 추상적이고 학술적인 문제로 느껴지게 하거나 전문가들이 맡아 처리해야 할 절차상의 문제로서 만드는 경향이 있다.

그러나 바이오테크놀로지가 발전하고 생명이 기술적으로 정의되는 사회에서, 생명윤리는 생로병사의 매 순간마다 누구도 피해갈 수 없는 일상적 문제가 되어 왔다. 종종 일반 사람들은 스스로 "전문가"가 아니라고 생각하며 바이오테크놀로지와 관련된 윤리적 문제들에 대해 거리를 두고 살다가, 어느 날 갑자기 어려운 선택이나 결정에 맞닥뜨려서 당황하곤 한다. 사실 과학기술이 빠르게 발전하는 세상에서 이를 규제하기 위한 윤리적 논의는 현실적으로 기술발전의 뒤만 따라가기도 벅차 보인다. 게다가 개개인이 처한 구체적 조건은 모두 다르기 때문에, 막상 어떤 상황에 처해서 전문가들의 의견을 구하고자 할 때 그들이 당위론 이상의 속시원한 해답을 제공해주는 경우란 거의 없다고 해도 과언이 아닐 것이다. 물론 이는 전문가들의 논의가 애초부터 개개인의 상황보다는 포괄적이고 보편적인 윤리를 추구하기 때문이기도 하지만, 어찌 되었든 대중들이 일상적 삶 속에서 경험하는 바이오테크놀로지와 윤리적 문제들을 제도 중심의 생명윤리 전문가들에게만 맡겨둘 수 없다는 사실은 분명해 보인다.

우리 일상 속의 윤리를 성찰하고자 하는 이 버거운 임무에 손을 대면서 우리는 이제껏 페미니즘과 인류학이 축적해온 통찰력과 성과에서 힘을 빌려오고자 했다. 페미니즘과 인류학의 논의가 같은 것도 아니고, 또 그 각각의 내부 논의들 역시 한 가지 입장으로 뭉뚱그릴 수 있는 것은 아니지만, 구체성과 일상성에 대한 강조라는 점에서 통하는 면이 있다. 사실 규제와 제도 중심의 생명윤리 논의에서 비껴나 있을 뿐, 페미니즘과 인류학은 그 어느 학문 분과보다도 윤리의 문제를 핵심적으로 다뤄온 분야라고 할 수 있고, 실제 그 가운데는 생명윤리 분야 연구에도 적극적으로 참가해 온 학자들이 적지 않다.

그 한 예로서 의료인류학자인 아서 클라인만Arthur Kleinman은 개인의 선택이라는 모델에 흔히 의지해온 생명윤리의 개념이 서구중심적이고 의학중심적일 뿐만 아니라 문제의 설명을 개인의 심리로 한정하는 경향이 있다고 비판하면서, 특정 지역의 사회현상 속에서 사람들에게 중요하게 받아들여지는 것이 무엇인지를 다루는 도덕moral적 과정에 주목할 것을 요구한다. 그는 도덕을 옳고 그름이나 바람직함과 같이 가치판단에 관한 것이라고 정의하는데, 이러한 의미에서 도덕이란 마찬가지로 가치판단에서 출발하지만 보편적이고 자기성찰적인 언어로 표현되는 윤리ethics와는 구별되는 개념이다. 또한 그는 도덕적 가치는 특정한 지역의 맥락에서만 그 의미를 획득하게 되며, 바람직한 도덕을 구현하는 과정이란 개인에게도 집단에게도 투쟁과 타협의 연속이지, 결코 현재 개인이 자유롭게 선택할 수 있는 것이 아님을 강조한다.[1]

예를 들어 치매에 걸린 아버지를 누가 돌볼 것인가 하는 문제가 있다고 하자. 특정 사회가 질병과 노화, 기억과 주체에 대해 어떠한 의미를 부여하느냐에 따라 치매 노인을 돌보는 과정에서 개개인이 경험하는 정서적 갈등 역시 상이할 수밖에 없다. 또한 부부 간에, 부모자식 간에, 그동안 가족들이 서로 맺어온 관계에 따라, 또 가족 개개인이 그 시점에서 어떠한 상황에 처해 있느냐에 따라, 그들 사이에 오가는 도덕적 협상과정이 다를 수밖에 없다. 따라서 클라인만은 생명윤리 논쟁에서 흔히 제시되듯이 이러한 상황을 두고, "과연 부모를 시설에 위탁하는 것이 옳은가, 그른가, 즉 어느 것을 선택해야 윤리적인가"라는 식의 논쟁으로 축소해서는 안 된다고 주장한다. 이는 실제 그들의 가치판단에 영향을 미치고 의미를 부여하는 일상은 현재만을 살아가는 자율적 개인들의 것이 아니기 때문이다. 치매 노인의 자녀들은 그들이 출생하기 전부터 시작된 부모들 사이의 갈등에 영향을 받아 어떤 결정을 내리게도 되며, 그들이 지금 내리는 결정은 앞으로 아버지 사후에까지 가족들의 삶과 그들 사이의 관계에 영향을 미치게 되리라는 점에서, 일상이란 과거–현재–미래가 혼재하는 복합적인 시공간이다. 그렇다고 해서 클라인만이 도덕이 윤리에 우선해야 한다고 주장하는 것은 아니다. 그가 주장하는 바는, 각 지역에서 도덕적 가치가 작동하는 방식을 도외시한 채 좁은 의미의 개인주의적 윤리에 기반을 둔 생명윤리가 아닌, 새로운 생명윤리 논의의 가능성을 탐색해야 한다는 것이다.[2]

한편, 페미니스트들은 도덕적 결정이 이루어지는 일상의 구체적 맥락을 중시한다는 점에서는 앞서의 인류학적 논의와 통하지만, 사회 내의 특권이나 권력구조에 대한 성찰 없이 무엇이 도덕적인가를 논해서는 안 된다는 점을 더 적극적으로 비판한다. 다시 말해, 페미니스트들에게 일상이란 위계와 억압이 존재하며 각기 다른 권력들이 경합하는 정치적 장이다. 따라서 이들은 여성의 도덕적 우월성을 전제하는 논의가 종종 돌봄의 역할을 여성에게 의무지우는 현실로 이어지듯이, 무엇이 옳고 바람직한가에 대해 사회가 상식이라고 전제하는 것들을 곧바로 도덕적인 것으로 해석하는 행위를 경계한다. 예를 들어 돌봄의 윤리를 주창해온 조운 트론토 Joan Tronto 는 "맥락의 힘" 못지않게 "힘(권력)이라는 맥락"을 보아야 한다고 하면서, 도덕적 논의는 정치적 맥락과 떨어질 수 없다는 점을 강조한다. 그는 AIDS환자와 돌봄 문제를 예를 들어 모든 도덕적 주장들이 해석되는 맥락은 사회적으로 용인되는 가치들을 통해서 구성된다고 주장하면서, 정치를 도덕과 구분하려는 경향, 이해관계를 초월한 비당사자만이 도덕적 판단을 내릴 수 있다고 보는 경향, 도덕에서 공적인 것과 사적인 것을 구분하여 논하는 경향을 비판한다. 이 과정에서 트론토가 강조하는 것은, 그 사회의 특정한 정치적·도덕적 맥락을 충분히 고려하지 않고서는 윤리를 이해할 수 없으며, 따라서 윤리적 문제를 자동적으로 해결해 줄 수 있는 보편적인 원칙 같은 것은 존재하지 않는다는 사실이다.[3] 따라서 일상 속의 권력구조와 특권에 대한 성찰 없이 윤리적 논의는 가능하지 않다고 한다면, 이는 생명윤리 논의에서도 마찬가지일 것이다.

지금까지의 생명윤리 논의를 살펴 볼 때, 바이오테크놀로지의 발전으로 기존에 존재했던 인간과 자연의 경계, 가족의 개념 등이 붕괴되면서 인간의 존엄성이 위기에 처했다는 데서 시작하는 위기 담론이 생명윤리를 논의하는 가장 흔한 방식 중의 하나인 듯하다. 물론 바이오테크놀로지의 발전으로 새로운 양상의 많은 문제가 발생하고 있는 것도 사실이다. 문제는 그 새로운 현상이 인간다움이란 무엇인가, 관계란 무엇인가에 대한 더 깊은 성찰로 나아가는 계기가 되지 못하고, 누군가에게는 틀림없이 억압적이고 부당할 수밖에 없는 낡은 관념들로 종종 회귀하곤 한다는 사실이다. 실제로 줄기세포 치료나 대리모 시술, 장기매매를 비판하는 과정에서 이 시술들이 자연적인 질서에 위배된다는 "상식"에 기초하여 비판을 하는 경향이 드물지 않았다.

그러나 반대로 내 핏줄을 가지기 위해서 혹은 목숨을 연장하기 위해서라면 무엇이든 하게 되는 것이 인지상정 아니냐는 식의 호소 역시 "상식"에 기대기는 마찬가지라는 점에서, 낯익은 관념으로의 회귀를 통해 윤리적 문제를 해결하는 것은 불가능해 보인다.

    실제로 우리가 경험하는 일상이란 현재 우리가 하는 행위가 어떤 결과를 가져올지 그 의미를 알기 어려운 불안한 공간이며, 따라서 바이오테크놀로지의 발전이 환기시켜주는 것은 이렇듯 애초에 일상에 내재된 불확실성이라고 보아야 한다. 결국 이 책을 통해 강조하고자 하는 바 역시, 어떤 식의 생명윤리 논의든 이러한 구체적 일상의 장을 떠나서 다뤄질 수 없다는 것이다. 또한 사회와 그 구성원들이 무엇을 정당하다고 생각하는지, 무엇을 욕망하는지, 미래에 대해 어떤 기대와 상상을 품고 있는지, 지식을 둘러싼 권력관계는 어떻게 구조화되어 있는지, 재화는 어떻게 생산되고 분배되는지, 이런 모든 "일상적" 문제들을 배제한 채 정보공개나 동의의 문제 등 절차에 치중하여 이루어지는 생명윤리 논의라면, 이는 결국 생명과학 연구나 의료를 무리 없이 수행하도록 도와주는 보조역할 이상을 넘어서기 어려울 것이다.

그렇다고 해서 이 책이 생명윤리에 대한 법·정책적 접근 자체에 대해 냉소적이거나 부정적으로만 바라보는 것은 아니다. 바이오테크놀로지의 발전에 따른 새로운 사회현상들로 인하여 새로운 종류의 정책적 접근이나 법률이 필요하게 되는 것은 당연한 현실이다. 결국 문제는 법이나 정책 자체가 문제라기보다는, 이러한 접근이 기초하고 있는 인간의 존엄성이나 개인의 자율성 등의 개념을 과연 어떻게 하면 개인들이 구체적인 일상의 장에서 갈등하고 경험하는 내용에 응답하고 조응할 수 있게 할 것이냐 이다. 이를 위해서는 우선 여성학을 포함한 인문사회과학자들도 현 사회에서 바이오테크놀로지의 문제에 대해 더 큰 관심을 가지는 한편, 생명윤리를 전문적으로 다루는 측에서는 사회와 권력, 일상에 대한 기존의 인문사회과학적 성과를 더욱 적극적으로 흡수할 필요가 있을 것이다. 그와 함께 좁은 의미의 연구자와 일반 대중, 혹은 연구자와 활동가의 구분도 버릴 필요가 있다. 이 책에도 글이 실린 페미니스트 인류학자 레이나 랩Rayna Rapp의 말처럼, 바이오테크놀로지의 일상적 경험은 불확실성으로 가득 차 있으며, 그 속에서 개개인들은 스스로 무엇이 옳은지를 판단하고 실천하기 위해 애쓰는 "도덕적 선구자

moral pioneers"가 될 수밖에 없기 때문이다. 보편성을 추구하는 생명윤리 논의가 이러한 개개인들의 일상적 투쟁을 소외시키거나 배제하지 않을 때, 일반 사람들의 생명윤리에 대한 성찰 역시 조금 더 쉬워질 것이다.

그러나 당장 그러한 희망을 이야기하기에는 이제까지 한국사회의 일상을 통하여 바이오테크놀로지와 그와 관련된 윤리적 문제를 성찰한 경험 연구들이 턱없이 부족하다. 이 책 역시 한국 사례연구의 비중이 더 컸더라면 하는 아쉬움이 남는다. 그러나 일단 이제까지 모인 글들을 부족하나마 묶어내는 것은, 당장 해결될 문제가 아니라면 차라리 더 늦기 전에 내는 편이 더 많은 사람들의 참여를 이끌어내는 데도 도움이 되지 않을까 하는 바람에서라는 말로 부끄러움을 가리고자 한다.

백영경

서 문

바이오테크놀로지, 일상과 자유에 관한 질문

> "…… 나는 이 문제에 대해 학문적 호기심에서 비롯된 실험, 심리학자들과 역사학자들의 상상력의 실험이 없다는 것을 아쉬워하고 있다.…… 도덕이라고 불리는, 저 모든 의약 중에서도 가장 유명한 의약의 가치를 검증해본 사람은 지금까지 아무도 없었다."
> – 니체, 『즐거운 학문』

흔히 바이오테크놀로지는 사람들이 일상에서 겪는 문제들에 관한 '해결책'으로 제시된다. 각종 질병부터 장애, 불임, 노화, 그리고 대머리이거나 체중이 많이 나가거나 키가 작아서 고민인 문제까지. 어떻게 해야 살아남을 수 있는가, 어떻게 해야 건강하게, 정상적인 삶을 되도록 오래 영위할 수 있는가라는 질문에 대한 답안들인 것이다. 그리고 사람들은 지나치게 많은 대가를 치러야 하는 해결책은 아닌지 '충분한 정보'를 알고 선택하고자 한다. 부작용은 없는가, 가격이 공정한가, 남용되고 있지는 않은가. 이를 따지는 것도 물론 대단히 중요하다. 하지만 우리에게 정말로 선택의 자유가 있는 것일까? 사실 우리는 적절한 비용과 정보를 얻어내려는 과정 자체를 통해 이미 상당한 자유를 잃는다. 현재의 질병뿐 아니라 미래에 있을지 모르는 질병을 위해 열심히 돈을 벌고 저축을 한다. 현재는 미래를 위해 저당 잡혀 있다. 설혹 적절한 비용과 정보를 갖추어서 답안을 선택할 자유는 있다고 해도 질문을 선택할 자유는 없다.

이 책은 바이오테크놀로지를 우리의 일상과 자유에 관한 '질문'으로서 다시 읽어낸다. 우리는 해답이 과연 합당한가를 따지기 이전에 어떤 바이오테크놀로지를 해답으로 보이게 만드는 문제설정, 질문 자체를 성찰하고 바꾸는 일이 무엇보다 시급하고 중요한 일이라고 생각한다. 더 많은 고통과 위험을 막기 위해 필수적인 일일 뿐 아니라, 우리의 현재와 미래를 좀 더 자유롭고 신나는 것으로 바꿀 가능성 역시 어떤 답을 선택하는가보다 어떤 질문을 던지는가에 달려있다. 이 책의 출간을 즈음하여 터진 일련의 사건들은 이 점을 더욱더 확신하게끔 한다.

2008년 4월 29일, 〈PD수첩〉에 보도된 병든 소의 모습에서 많은 사람들은 자신의 코앞에 닥친 운명을 본 듯 느꼈다. 그리고 국민을 그런 운명으로 몰아넣는 정부에 반대하여 수많은 사람들이 거리로 나왔다. '살려고 나왔다'라는 구호.

2008년 5월, 또 한 장의 이미지. 사람이 조류독감에 걸리는 것을 막기 위해 수만 마리의 새들이 산 채로 자루에 담겨 살처분되는 모습이 '살고 싶어요'라는 제목으로 뉴스난에 실렸다. 수많은 새들이 거리에서 사라졌다. 가정집에서 애완용으로 길러지던, 새장에 갇힌 새들만이 살처분에서 면제되었다. 그런데 이것이 새들만의 운명일까?

광우병과 조류독감의 공통된 특징은 '인수공통전염병', 종 간의 경계를 넘어 전염된다는 점이다. 프리온이나 바이러스 앞에서 인간, 새, 소들은 빼도 박도 못할 하나의 운명공동체인 셈이다. 프리온과 바이러스는 공포의 주인공으로 지목되기는 하지만 육안으로 볼 수 없고, 현실적으로 직접 통제할 방법도 없다. 결국 육안으로 식별 가능한 존재들, 그 숙주들에게 간접적으로 통제가 가해진다. 여기서 운명이 갈린다. 숙주가 인간일 경우는 병원에 격리 수용될 것이다. 숙주가 동물이라면 저승으로의 격리, '살처분'이 저비용이다.

바이러스 감염이라는 똑같은 가능성 앞에서 어떤 종류의 취급을 받는가는 결국 생물학적으로 어떤 종에 속하는가, 얼마나 탁월한 치료법이 발달해 있는가의 문제가 아니라 비용과 가치의 문제이다. 바이러스가 퍼지기 이전에 동물들에게 어떤 가치를 부여해왔는가에 따라 동물들의 운명이 결정되었다. 만약 당신이 개인적으로 비용을 치를 수 없거나, 혹은 사회가 치를 비용에 준할만한 가치가 없다고 여겨지는 존재라면?

이것은 앞으로 닥칠지도 모르는 무시무시한 운명에 관한 이야기가 아니라 이미 우리의 일상을 당연한 듯 지배하고 있는 어떤 논리에 관한 이야기이다. 질병이 생사의 경계를 가르기 이전에 이미 우리의 가치관, 우리의 도덕이 생사의 경계를 가르고 있다. 살처분까지 가지 않는다 해도, 에이즈의 경우에서 볼 수 있듯 대단히 가혹한 사회적 격리가 실행된다. 이미 어느 정도 사회적으로 격리 당해왔던 동성애자들이 질병을 퍼뜨리는 타락한 존재들로 다시 지명되기도 한다.

생명과학기술의 힘으로 빼어난 예방약이나 치료제가 개발된다고 해도 이 점은 달라지지 않는다. 비용, 그리고 누가 살만한 가치가 있고 누구는 아닌가? 따로 어떤 사건이 터질 때만 생명윤리 문제가 생기는 것이 아니라 우리는 매순간 도덕적 판단으로 운명이 갈리는 일상을 산다. 이를 가름하는 경계선은 정책입안자들의 탁자에서만 만들어지는 것이 아니라, 바로 우리가 일상적으로 행하고 말하고 생각하는 속에서 만들어진다. 우리는 우리자신의 평범한 생각과 언행이 어떻게 이런 경계선들을 만들어내는지 성찰해보아야 한다.

실은 우리 모두는 어떤 식으로든 이미 경계선의 바깥쪽에 서있다. 결혼해서 몇 년 안에 아이가 없을 때, 평균보다 몸의 생김새가 조금 다를 때, 이미 질병에 걸린 경우뿐 아니라 질병에 걸릴 가능성이 높다고 간주되었을 때, 장기, 난자를 팔거나 대리모를 하는 것이 아니면 달리 목돈을 구할 방법이 없을 때……. 소수의 사람은 갖은 노력을 다해 경계의 안쪽에 드는 데 성공하지만, 어떤 사람들은 아이러니하게도 바로 그런 노력 자체로 인해 경계 밖으로 내몰리거나 취약한 상태에 처하게 된다.

이 책에서는 바로 이런 경우들을 살펴본다. 그래서 제목도 "프랑켄슈타인의 일상"이 되었다. 메리 셸리의 소설 속 괴물에게는 사실 이름이 없다. 소설 속에서 프랑켄슈타인은 괴물을 만든 사람의 이름일 뿐이지만, 우리에게는 이미 그 괴물을 부르는 호칭으로 익숙해진 이름이기도 하다. 그리하여 우리는 괴물과 박사, 그리고 그들이 보여주는 정치를 모두 떠올리며 제목을 정했다. 우리 모두는 제각각 경계선 바깥으로 몰린 괴물인 동시에 또 사회가 생물학적 차이에 따라 차별적으로 부과하는 운명에 저항하여 스스로의 생각과 행동과 몸을 변형시키고 새로이 만들어가는 존재들이기도 하다.

■

금전거래가 오가고 최근 성관계를 통한 대리모 사례도 나오자 대리모 문제는 자궁을 상품화하고 '성관계도 불사하는' 충격적인 사태로서 생명윤리의 붕괴의 상징이 되었다. 그러나 정부가 저출산 대응책으로 불임부부를 지원하겠다고 명분을 세워온 마당에, 대리모를 완전히 금지하자니 불임부부의 고통을 외면할 수도 없는 것이 현실이라는 식으로 논쟁은 현재 교착상태에 빠져 있다.

이 책의 첫 번째 글인 백영경의 글은 바로 이 딜레마의 지점에서 시작한다. '불임'은 치료가 필요한 질병이고 대리모를 가능케 하는 재생산기술은 이에 대한 '해결책'이라는 문제설정 자체를 다시 생각해볼 필요가 있다고 제안한다. 이 글을 따라가다 보면 금전매매 및 성관계를 통한 대리모가 기존의 규범과 사회적 합의에 반하는 불쑥 돌출한 현상이 아니라, 역설적이게도, 기존의 규범의 합리적인 연장선상에서 벌어지는 일이라는 것을 깨닫게 된다. 정말로 문제 삼아야 할 것은 새로이 불거진 대리모 문제라기보다는, 남들 다 가지는 아이가 없으면 온전한 삶이 아니라는 식의 기존의 규범과 그런 규범을 계속 유지하고 재생산하는 현실인 것이다.

뒤를 잇는 사로지니의 글에서는 대리모, 난자매매 및 보조생식기술과 관련하여 인도의 상황을 살펴본다. 의료관광이 전도유망한 경제 부문으로 성장하고 있는 지구적 현실 속에서 '제3세계 수준의 가격으로 제1세계 수준의 치료'를 내세우며 인도의 불임클리닉들이 전 세계의 불임부부들을 끌어들인다. 그리고 이런 클리닉들은 고객들만 모으는 것이 아니라 대리모 후보, 난자와 정자 기증자들도 모집하고 있다. 백영경의 글이 불임부부들이 어떻게 하여 불임 시술을 일종의 해결책으로 받아들이게 되고 모종의 수순을 통해 해외로 나가는 데 이르는지 보여준다면, 사로지니의 글은 이런 수요에 부응한 "공급"이 어떻게 만들어지는가를 보여준다.

 장기매매, 난자매매, 대리모가 모두 새로운 과학기술이 가져온 '충격적인 현실'로 한 사회에 규범과 윤리의 재정립을 요구하는 일처럼 여겨지지만, 막상 현실적인 규제는 쉽지 않은데, 규제에 딜레마를 제공하는 요인 중의 하나가 바로 이처럼 수요와 공급이 지구화된 시장의 수준에서 이루어진다는 점이다. 일국 수준의 규제는 문제를 해결하는 것이 아니라 오히려 그저 골치 아픈 문제를 다른 나라로 전가하는 것이 될 수 있다. 이미 수요가 존재하는 마당에 한국에서 난자매매를 금지하면 인종, 외양이 비슷하면서도 가격과 규제제도상 난자구입이 좀 더 용이한 다른 나라로 수요가 이동한다. 결국 다시 한 번, 왜, 어떻게 이런 수요들이 만들어지는가를 생각해볼 수밖에 없다.

백영경의 다른 글 「생명윤리를 넘어서: 난자거래의 현실과 여성주의적 개입」과 손봉희의 「"난자소송"에 이르기까지: 줄기세포연구와 여성인권」은 황우석 사태 이후 난자소송과 관련하여 쓰여진 글들이다. 실험용 난자를 제공하고 후유증을 앓고 있는 여성들의 고통은 당시에도 주목받지 못했고 지금도 여전히 현재진행형이다. 혈액, 조직, 장기와 난자 등이 매매되는 현실에 대해 '어떻게 인간의 몸이 상품화될 수 있나' 비난하는 사람은 많지만 수많은 논란 속에서도 난자나 장기들의 취득과 사용만 문제시할 뿐, 그것을 제공한 "사람들"은 곧잘 잊혀지는 경향이 있다. 두 글 모두 난자를 제공한 여성들이 속한 구체적인 현실을 통해 윤리의 제도화가 가지는 한계를 지적하고 있다.

엮은이들은 자못 휴머니즘적인 장기매매 논의에서 흔히 '타인에게 새 삶을 찾아준 아름다운 기증'을 했다는 식으로 기증자를 신비화하거나, 매매가 아니라 기증으로 가야 한다는 식으로 말하는 태도를 경계하고자 이 두 편의 글을 실었다. '아름다운 이타적인 기증'이 없다는 이야기가 아니라, 기증이

든 매매든 간에 어떤 사람들이 어떤 상황에서 자신의 신체의 일부를 내놓기로 결심하게 되는지, 그 일상의 수준에서 구체적으로 살피자는 것이다.

  백영경의 글에 나오는 것처럼, 사랑의 장기기증운동본부의 사례에서 "교환이식 프로그램 참여자의 74%가 여성이고, 다수가 주부였으며, 남편이 부인을 위해 기증한 경우보다 부인이 남편을 위해 기증한 경우가 두 배 이상"이라고 할 때, 이를 보고 '한국여성 특유의 희생정신'이라는 식으로 찬양한다면, 이를 감동의 휴머니즘 장면이라고 말할 수 있을까? 매매를 통해 돈이 없는 사람들, 제3세계 사람들이 산 채로 자신의 신체를 파는 현실을 문제 삼는다면서 '자발적인 증여'만을 강조하는 건 다른 면에서 또 한 번의 폭력이 될 여지마저 있다. 매매만큼이나 증여에도 권력관계는 존재한다. 금전만 끼어들지 않으면 '자발적인', 자유롭고 평등한 관계가 가능하다고 섣불리 가정해서는 안 된다.

  영국의 활동가인 사라 섹스턴의 「문제는 바이오경제: 윤리냐 경제냐? 건강이냐 부냐?」는 과학기술의료와 경제의 관계를 다양한 각도에서 살펴본다. 공공의료제도, 생명공학기업들의 전략, 국가의 과학기술정책, 인간배아 줄기세포 연구가 갖가지 윤리적 사회적 논란 속에서 현재 어떤 방향으로 나아가고 있는지 까지를 다루고 있는 섹스턴의 글은, 바이오테크놀로지와 관련하여 지금 세계에서 무슨 일이 일어나고 있는가를 전반적으로 살펴볼 수 있게 해준다. 따라서 책에 실린 순서대로 가장 나중에 읽어도 좋지만, 가장 먼저 읽어도 좋은 글로 추천한다.

■

어떤 실험에 참여하거나 약을 먹거나 의료 시술을 받고자 할 때 '자발성'을 보증하는 제도적 절차가 바로 '충분한 정보에 근거한 동의'이다. 이는 새로운 '과학기술이 수반하는 위험 vs 취약한 몸'이라는 대립구도 속에서 사실상 거의 유일한 제도적 방벽처럼 제시되고는 한다. 카렌-수 타우식 외 2인의 글과, 박연규의 글, 패트리샤 카우퍼트의 글은 저 법제도적 절차를 직접 다루지는 않지만, '동의'가 전제하는 '자유로운 선택을 하는 개인'이라는 관념을 의문에 부친다. 또, '과학기술 vs 취약한 몸'이나 '전문가 vs 정보가 부족한 일반인'이라는 식의 대립구도로 묶기에 현실은 훨씬 더 복잡하며, 바이오테크놀로지는 그저 실험실에서 완성된 후 우리의 일상에 상품의 형태로 전달되는 것이 아니라, 어떤 바이오테크놀로지를 해결책으로 욕망하고, 실험 과정에 참여하고, 그것을 소비하는 전 과정 자체가 바이오테크놀로지를 구성하는 한 과정임을 보여주는 글들이다.

박연규의 글은 신체조건에 따라 갖가지 기회의 제한을 가하는 사회에서, 사람들이 성장호르몬제라는 바이오신약을 선택하는 행위가 곧 생물학적 시민권을 협상하는 정치가 되는 과정을 살핀다. 키가 작은 부모들은 아이에게 작은 키라는 유전적 운명을 물려주지 않으려고 성장호르몬요법을 택한다. 유전자 돌연변이로 키가 잘 자라지 않는 터너증후군 아이를 둔 부모들은 150cm까지만 성장호르몬 투여에 보험지원이 되는 것에 맞서 싸운다. 재산이 충분하거나 희귀질환에 대한 보험지원을 받아 성장호르몬 투여를 '선택' 할 수 있게 된다 해도 결국 누구도 정상적인 키로 여겨지는 몇 개의 수치 범위로부터는 자유롭지 못하다. 게다가 성장호르몬이 만약 정말 효과가 있다면, 개인들은 각자 더 나은 삶을 위해 최선을 다한 것이지만 그 결과는 전체 인구 수준에서의 우생학이 될 수 있다. 내가 큰 키를 선택할 때 상대적으로 호르몬제를 투여 받을 사정이 못 되는 누군가는 작은 키를 "선택"한 셈이 되는 것이다.

카렌-수 타우식, 레이나 랍, 데보라 히스가 공동으로 쓴 「장애·재생산·유연한 우생학」에 등장하는 미국 전국 작은 키 모임 LPA 사람들의 이야기는, 개인의 "자유로운" 선택이 우생학으로 귀결되는 이런 폐쇄회로를 벗어나 어떻게 생명과학기술과 관계를 맺을 것인지에 대해 통찰을 준다. 산전 유전자 진단은 우생학적 과학기술의 대표적인 사례처럼 비판되어 왔다. 하지만 이 글에서 유전적인 저신장증이 있는 사람들은 이런 기술들을 자신의 삶에 적용할 뿐 아니라, 저신장에 대한 유전학적 지식이 만들어지는 과정에서 과학자나 의사들과 함께 작업하면서 한편으로는 작은 키에 대한 사회적 편견에 저항하고 한편으로는 새로운 지식을 좀 더 자유롭고 행복한 삶을 위해 활용할 방도들을 찾아간다.

이 글을 번역하는 과정에서야 비로소 알게 되었지만 한국에도 작은 키 모임 LPK가 있는데, 미국 작은 키 모임이 활동하는 것을 본 한 정형외과 의사가 자신의 환자들 및 그 가족들과 함께 만들어가기 시작했다고 한다.[1]

신체의 상태나, 유전자, 걸린 질병에 따라 사람들이 그저 차별당하고 고통 받기만 하는 것이 아니라 공동의 운명에 대처하고자 함께 힘을 합쳐 모이기도 한다. 빈부격차와 성별, 지역, 국가 등 기존의 위치와 관계에 따라 처지가 갈리고 권력관계가 재생산되기도 하지만, 다른 한편으로는 기존의 경계들을 넘어 사람들이 함께 힘을 모으기도 하는 것이다. 전자를 푸코의 용어를 빌어 "생명정치 biopolitics"라고 부른다면, 인류학자 폴 래비노 Paul Rabinow는 생명정치의 장에 처한 사람들 개개인의 혹은 집단적인 행위성이 좀 더 부각되는 후자를 "생체사회성 biosociality"이라 부를 것을 제안한다.

패트리샤 카우퍼트의 글은 유방암과 자궁암의 검진이 어떻게 대다수의 여성들이 의무적으로 정기적으로 행해야하는 관행으로 자리 잡게 되는가를 살핀다. 한국에서 정기암검진은 이미 너무나 일상화되어 있어서, 대리모, 난자매매, 유전자검사, 바이오신약 같은 것에 비하면 그다지 새로울 것도 위험할 것도 없는 일처럼 보일지도 모른다. 하지만 바로 그 점에서, 이 책에 실린 글 중 가장 중요한 글이라고도 할 수 있다. 검진기술은 점점 더 미세하고 정교하게 발달하는 중이고, 대형종합병원의 주력사업 중 하나도 '환자'가 아니라 건강한 '고객'을 대상으로 점점 더 많은 정기검진 서비스를 판매하는 것이 되고 있다.

카우퍼트의 글은 정기검진의 역사를 방역/격리의 논리 및 '감시체제'와 연결시키면서, 과연 정기암검진이 여성들의 삶에서 어떤 의미를 가지는가 다시 질문한다. 검진기법을 개발하는 과학자와 의사부터, 정책입안평가자들, 영국의 노동계급여성들과 중세의 마녀사냥까지 어떻게 연관되어 있는지를 보여주는 이 흥미진진한 글을 읽다보면, 건강이 그저 몸의 상태에 대한 문제가 아니라 어떤 삶을 더 가치있는 것으로 여길 것인지에 관한 판단을 요구하는 윤리적이고도 정치적인 문제라는 것을 깊이 생각하게 된다.

끝으로 자넬 테일러의 글은 '여성의 몸'과 '생명과학기술'이라는, 우리가 흔히 그 단어들이 지칭하는 어떤 단일한 대상이 있을 것이라 여기는 개념들을 다시 생각해보게끔 한다. 이 글은 이 책의 이론적 배경을 간결하게 소개하는 역할을 하는 글이기도 하다. 바이오테크놀로지든, 여성의 몸이든 윤리든 간에 원래 그런 것이 주어져있다고 피상적으로 가정하고 해결책을 찾는다면서 오히려 더 큰 위험과 고통을 불러오기가 쉽다. 이 책의 모든 글들이 강조하며 보여주듯, 과학기술도, 그리고 우리 자신의 몸과 생각들 자체도 우리가 말하고 행동하는 그 세세한 움직임들을 통해서 만들어지는 것이기 때문이다. 페미니즘의 유명한 모토를 조금 고쳐 써보자면, **일상적인 것은 정치적**이다.

■

결국 상상치 못했던 가능성을 열어주는 새로운 테크놀로지나 다른 미래는 과학자의 실험실로부터 오는 것이라기보다는 우리가 당연하게 여기는 일상의 관행들과 도덕들을 성찰하고 바꿔가는 데서 만들어질 것이다. 이 책에 등장하는 작은 키 모임 사람들의 경우처럼, 이미 그런 실험을 시작한 사람들도 있다. 어떤 것은 하지 말라고, 그래야 안전하며 기존의 우리자신을 지킬 수 있다고 말해주는 생명윤리가 아니라, 문제설정을 바꾸어 기존의 선택항을 뛰어넘게 만들어주는, 우리를 더욱 자유롭게 만들어줄 윤리를 일상을 통해 성찰하며 '실험'해볼 필요가 있다.

이를테면, 시험관아기기술은 '결혼하여 성관계하고 임신하여 낳고 기르는' 모성의 이미지를 여러 단계로 분해한다. 어쩌면 이것이 사회가 여성에게 저 모든 일을 통째로 '모성'이라고 강요하는 현실을 뒤바꿀 가능성과 연결될 수도 있지 않을까? 또 이 기술은 비혼, 동성커플, 부모 여럿에 한 명의 아이 등등 친족과 사회가 구성되는 방식을 바꾸어갈 가능성에 관한 하나의 질문일 수 있다. 물론 이에 대해서도 섣불리 희망을 보기보다는 계층, 지역, 성별, 성적성향 등에 따라 같은 기술에 대해서도 어떻게 정치가 어떻게 갈리는지를 세심히 살피는 작업이 먼저 있어야 할 것이다.

사실 이 책의 키워드가 일상이었음에도 불구하고 가족과 친족의 문제가 충분히 다루어지지 못했다는 아쉬움이 있다. 가족 내지 친족관계는 비단 재생산기술과만 관련이 있는 문제가 아니라 우리의 일상 자체를 구성하며 규정하는 중요한 방식으로서, 일상을 이해하기 위해서 빠뜨릴 수 없는 차원의 문제이기 때문이다.

따라서 연속 기획으로 다음 책에서는 '친족'을 키워드로 하여 생명과학기술과 우리 일상의 문제를 살펴볼 계획이다. 바이오테크놀로지와 함께 일상 속에서 우리 자신과 세계를 다르게 만들어갈 가능성을 탐색하는 데 이 책과 이후의 작업이 작으나마 보탬이 되었으면 한다.

■

모든 책이 그렇듯, 이 책 역시 저자들뿐 아니라 저자로 이름이 실리지 않은 많은 사람들의 집단적인 작업의 결과이다. 무엇보다도 이 책의 글들 속에 등장해 때로 고통과 과오를, 때로 통찰과 실천력을 보여준 많은 사람들이 그렇고, 이 책에 실린 글들을 기획해서 고르고 번역하고 쓰는 동안 물심양면 당근과 채찍을 아끼시지 않은 여러분들이 있다. 고민과 숙고를 거듭하여 쓴 원고를 이 책에 실을 수 있도록 해주신 저자들, 원고를 기획할 때부터 글을 쓰는 과정 전반에 걸쳐 많은 이야기를 함께 하며 조언을 아끼지 않으셨고, 책의 마무리단계에서 교열교정의 노고까지 마다치 않으신 문영희 선생님과 도서출판 밈의 김지숙 대표님께 이루 말할 수 없이 감사드린다.

이 책에 실린 글 중 2, 6, 7, 9장은 2006년 9월 한국여성민우회가 주관한 〈생명과학기술시대 여성인권확보를 위한 국제포럼〉에서 발표된 글들을 가져온 것이다. 열심히 준비하신 포럼의 성과물들을 이 책에 싣도록 해주신 한국여성민우회 활동가들께 깊이 감사드린다. 이 네 편의 글은 이후 수정 보완하여 『여/성이론』 15호에 수록된 바 있다. 더 많은 독자를 만날 수 있도록 이 책에 재수록하는 것을 허락해주신 여성문화이론연구소에 감사드린다. 또한 개인적으로는 박성준, 강정옥 선생님께 언제나 미안하고 감사한 마음을 전하고 싶다. 마지막으로 번역 글에 있을지 모르는 오류에 대한 책임은 일차적으로 역자인 박연규에게 있음을 밝혀둔다.

박연규

FEMINI
BIOTECH
in Every

SM 01 &
NOLOGY
day Life

대리모
누가 왜 문제 삼는가?
대리모 논의의
선정주의를 넘어서

백영경

01

한국사회에서 대리모 문제는 각 대중매체가 앞 다투어 다루는 "충격적"이고 "위험"한 현실이다.* 이는 생명윤리 붕괴의 상징이며, 새로운 기술의 위험성을 보여주는 예이기도 하다. 그러나 "성관계도 불사"한다는 둥, "자궁의 식민지로 전락"하고 있다는 둥, "비정한 생명공장으로 팔려가는 자궁"이라는 둥, 대리모를 위험시하는 선정적인 수사에도 불구하고, 막상 현재 한국에서 대리모에 의한 출산을 규제하는 법 규정은 없으며 따라서 실정법상 대리모 출산은 불법이 아니다. 또한 대부분의 대리모 논의가 문제의 공론화와 사회적 합의를 촉구하는 것으로 글을 맺고 있음에도 불구하고, 여론조사 결과는 사회적 합의가 간단치 않음을 보여준다. 즉, 한편으로는 국민의 80% 이상이 금전적 개입여부를 떠나서 대리모에 의한 출산을 반대한다면서도[1] 다른 한편에서, 국민의 28%라는 무시하기 어려운 숫자가 자신이 불임일 경우 난자, 정자를 기증받거나 대리모를 이용하여 출산하는 것도 고려할 것[2]이라는 또 다른 조사가 존재한다.

실제로 대리모에 대한 논의는 해결이 어려운 "딜레마"로 정의되곤 한다. 그 이유는 대리모에 의한 출산이 가족관계 및 기존 가족에 대한 통념에 혼란을 주며 여성의 출산능력을 상품화한다는 문제점도 있지만, 다른 입장에서

---

* 그 가운데 최근 사례 몇 가지만 들면, 『한겨레 21』 662호 특집, "자궁을 빌려드립니다? 7쌍 중 1쌍 불임시대, 대리모를 어찌할 것인가" (2007.6.5.); MBC 뉴스 "충격적 대리모, '아기 낳아줍니다'" (2007.7.30); 『주간동아』 598호 특집, "중국 콩팥 3,000만원, 인도대리모 5,000만원 국경 없는 생명거래" (2007.8.14); SBS 뉴스추적 "위험한 거래, '당신의 아이를 낳아드립니다'" (2007.9.5)를 들 수 있다.

보면 불임부부의 절박한 고통을 외면할 수 없기에 금지하기 어려워서 그렇다는 것이다. 따라서 원칙적으로 대리모를 전면 반대한다고 하는 여성운동 역시 대리모에 의한 출산 문제가 딜레마라는 사실을 부인하지 못한다. 한국여성민우회 손봉희 여성건강팀장은 대리모 문제가 "여성의 몸이 거래의 대상이 된다는 점에서 대리모를 통한 출산을 금지해야 하지만, 불임부부들의 처지를 외면할 수는 없는 노릇이다. 음성적으로 진행되는 상황에서는 대리모로 나서는 여성들이 피해를 입어도 보호받을 길이 없다는 점에서 지금과 같은 상태가 계속돼선 안 되겠지만 섣부른 합법화는 무분별한 대리모 시술을 부추길 위험이 있다"는 점에서 "딜레마를 안고 있는 게 사실"이라고 토로한다.[3] 결국 성매매 문제가 현행법상 분명한 불법이며 근절의 현실성에 대해 회의하는 경우에라도 당위적으로는 근절하는 것이 옳다는 여론이 높은데 반해서, 대리모에 의한 출산은 많은 사람들이 용납할 수 없다고 하면서도 법적으로 단속하고 근절하는 것이 과연 옳은가에 회의하는, 그러한 모호한 영역에 위치하고 있다.

 현재 한국사회의 논의 지형에서 상업적 대리모를 포함하여 대리모를 전면적으로 합법화하자는 주장은 찾기 어렵다. 그러나 논의가 비상업적 대리모에 이르게 되면 지지의견도 만만치 않다. 자궁의 "식민화"니, 숭고한 생명 거래에 경악을 금할 수 없다느니 하는 식의 '충격 르포' 스타일의 보도는 결국 선의의 피해자를 만들지 않을 적절한 규제와 사회적 논의가 필요하다는 식의 전형적인 결말로 이어지곤 하는 것이다. 대리모 특집기사들에 대한 논평 역시 "많은 불임가정이 최후의 수단으로 대리모 출산을 시도하고 있다는 사실"에 경악하면서도 "불임가정의 고통을 생각해보면 무턱대고 대리모 출산 시술을 윤리적으로 타락한 행위라고만 치부할 수 없"기에, 브로커들을 대신하여 "국가가 관리를 해야"할 것이라고 하기도 한다.[4] 또한 "생식능력을 다른 사람에게 제공하는 욕구로, 또는 아이를 갖는 기쁨을 누리기 위해 이타적으로 난자를 제공하거나 이타적인 대리출산 altruistic surrogacy에 나서는 여성마저 법의 보호를 받지 못해서는 안 될 것"이라면서 제한적 입법을 촉구하는 의견을 제시하거나,[5] "윤리를 바탕으로 이타의 바다에 빠져야 할 때"라고 촉구하기도 한다.[6] 그러나 비상업주의적 대리모의 경우라고 할지라도 혈연주의가 강한 한국사회에서 대리모가 양성화될 경우 불임가정의 가족 중 다른 여성에 대한 압력으로 작용할 수 있다는 점을 들어 반대하는 주장이 있고 보면, 대리모 출산에 관한 논의는 불임부부의 고통과 대리모여성의 보호 사이에서 끝없는 수렁에 빠지는 듯하다.

이러한 논의의 막다른 골목을 벗어나는 한 가지 방법은 불임부부의 고통과 대리모여성의 보호라는 익숙한 구도를 잠시 제쳐두고, 한국사회에서 대리모에 의한 출산이 문제로서 등장해온 맥락을 따라가 보는 것이다. 다시 말해, 대리모 출산을 단지 "처가 불임인 경우 체외수정의 방법을 통해서 제3의 여성으로 하여금 임신·출산하게 하는 것," 즉, 처 아닌 다른 여성의 출산이라는 고정된 틀에서 보면서 도덕적 판단을 내리기에 앞서서, 문제제기의 주체나 문제제기 방식과 맥락에 따라 그 내용이 달라질 수 있는 정치적인 문제로 볼 필요가 있다는 것이다. 실제로 한 사회가 대리모에 어떤 의미를 부여하는지, 누가 왜 대리모에 나서고 대리모를 고용하는지, 어떤 방식으로 수태와 출산, 양육이 이루어지는지 그 행태들은 매우 다양하며, 선험적으로 안다고 전제될 수 없다는 점을 잊어서는 안 된다. 대리모에 대한 사회적 논의와 합의가 필요하다고 흔히 이야기하지만, 어떻게 이야기할 것인가에 대한 고민이 없는 한 논의는 교착상태에 빠지고 논의과정에서는 사회적 고정관념만 재생산하게 될 가능성이 높다.

따라서 이 글에서는 한국사회에서 대리모에 의한 출산이 어떻게 문제화되어 왔는가를 추적하면서, 한국사회에서 대리모는 어떻게 정당화되고, 언제 문제화되는지 등 대리모에 대한 사회적 논의가 염두에 두어야 할 지점들을 짚어보고자 한다.

씨받이에서 대리모로: 대리모의 의학적 정당화

1987년 강수연에게 한국여배우로서는 최초로 베니스영화제 여우주연상의 영광을 안겼던 영화 〈씨받이〉는 명성만큼 국내 관객의 호응을 받지는 못하였지만, 대중의 기억 속에 '씨받이' 출산을 한국의 역사적 혹은 문화적 전통으로 각인시키는 계기가 되었다. 지금에 와서는 역사적 사실로 의심 없이 받아들여지는 씨받이 풍속이 활자나 영상매체에 공식적으로 등장한 역사는 의외로 짧다. 씨받이라는 소재는 임권택 감독이 당시 1984년 2월 9일자 《조선일보》의 「이규태 코너」에 실린 "씨받이 부인"이라는 기사를 보고 영감을 얻어 만든 것이라고 하고, 그 기사는 이규태가 자신이 아는 할머니의 경험을 바탕으로 '처음' 소개한 것으로 되어 있다.[7]

당시 한국영화 〈씨받이〉가 국제적 관심을 받았던 것은 그 시점에 미국과 유럽에서도 대리모 문제가 사회적 논쟁의 쟁점이 되고 있었다는 사회적 맥락과 무관하지 않다. 1980년대 중반에 이르러 인공생식술에 의한 대리모 문제는 법률적 분쟁을 통해 사회적 공론의 장으로 들어오게 되었다. 영국에서는 1985년 대리모 계약의 계약적 효력을 인정하는 판례를 이끌어낸 'Cotton Baby' 사건*을 거치면서 영리목적의 대리모 계약의 알선과 광고를 금지하는 법률제정이 이루어졌으며, 미국에서는 1987년 대리모여성과의 친권 분쟁인 'Baby M' 사건**이 일어나 사회적 관심을 모았다. 이러한 논란 속에서 바티칸 교황청은 1987년 2월에서 3월에 걸쳐 시험관아기와 대리모 금지를

---

* 1984년 부인 쪽의 이상으로 임신이 불가능하게 된 한 30대 미국부부는 대리모 출산을 결정하게 된다. 그들은 미국의 한 업체를 통해서 영국여성 킴 코튼Kim Cotton과 6,500파운드를 지불하는 대신 대리모가 아이를 출산한 후 아이를 곧바로 의뢰인 부부에게 인도함과 동시에 대리모는 친권을 포기한다는 내용으로 대리모 계약을 맺는다. 1985년 1월 아이가 태어났고, 고등법원은 의뢰인 부부의 양육자 자격을 인정하여 아이의 미국행을 허락하였다. 이 사건의 반향은 매우 커서 그 해 7월 영국에서는 영리목적의 대리모 알선계약 및 대리모 알선광고를 범죄로 인정, 금지하는 법률이 제정되었다.

법제화할 것을 각국에 촉구하는 지침을 연이어 발표하였던 것이다.

그러나 대리모 문제라는 표면적 유사성에도 불구하고, 영화 〈씨받이〉에서 서구의 관객이 발견하고 소비한 것은 대리모라는 동시대적인 문제에 대한 다른 접근법이 아니었다. 그것은 오리엔탈리즘적인 시선의 이질적이고 성애화된, 타자로서의 씨받이였다. 시나리오집에 실린 〈씨받이〉의 작품해설조차 "이 작품은 국내에서는 그다지 화제가 되지 못했다. …… 그러나 외국 사람들에게는 매우 신기하게 느껴졌을 것이다"라고 하여, 작품의 성공 뒤에는 씨받이를 색다른 동양의 풍속으로 보는 서구의 시선이 자리하고 있음을 의식하고 있다.[8]

그런데 이를 가능하게 한 것은 인공생식술에 의한 현대적인 대리모가 〈씨받이〉 영화에 나타난 노골적인 성행위를 통해서가 아니라 "성교 없이 이루어지는" 임신으로서 과학기술을 이용한다는 점이었다. 즉, 성교 없이 임신할 수 있는 "기술"을 통해 불임극복 성공사례 속의 불임부부와 대리모는 모두 "봉건적이고 유교적인 여성 잔혹사"의 희생양인 〈씨받이〉의 대리모 옥

** 윌리엄 스턴William Stern 부부와 대리모인 메리 화이트헤드Mary Whitehead가 대리모 계약을 맺고, 인공수정의 방법을 통하여 스턴 씨의 정자와 대리모 화이트헤드의 난자에 의해 수정된 아기 Baby M이 1986년 3월 27일 출생하였다. 그러나 출산 후 24시간 내로 아기를 양도하기로 한 계약을 어기고 대리모인 화이트헤드가 친권을 주장하면서 아기의 양도를 거부함에 따라 법정분쟁으로 이어지게 되었다. 처음 뉴저지 법원은 "아이의 복리를 최우선해야 한다"는 근거를 들어 대리모의 친권을 말소하고 스턴부부의 입양을 결정하였다. 그러나 항소심에서는 대리모 계약은 정책의 공공성에 위배된다는 근거를 들어 무효임을 주장하면서 대리모 쪽의 친권을 인정하였다. 이에 따라 스턴부인의 입양은 무효가 되었으나, 양육권은 생부인 스턴 씨에게 부여하고 대리모에게는 면접권만을 인정함으로써 현실적으로는 Baby M은 스턴부부가 양육하게 되었다.

녀와 구별되는 현대적인 주체가 된다. 물론 생명과학기술을 통해 구성되는 현대적인 주체가 안정적이지만은 않다. 대리모를 둘러싼 담론에서 대리출산 의뢰부부가 불임이라는 고통의 피해자와 불가능을 가능으로 만들어주는 과학기술시대의 수혜자 사이를 오가는 존재라면, 대리모는 불임 "부부"의 고통을 덜어주는 시혜자와 치료에 이용되는 도구, 즉 임대된 자궁 사이를 오가는 존재인 것이다.

1978년 최초의 시험관아기가 탄생한 그 순간부터, 체외수정에 의한 대리모는 이미 기술적으로 가능해졌으며, 예견된 일인 셈이었지만 사실 이 당시 논쟁 속의 대리모는 체외수정기술보다는 자궁이나 질 내에 인공적으로 정자를 주입하는 인공수정 artificial insemination 기술을 이용한 경우가 더 많았다. 정자를 냉동하거나 해동하는 방법은 1950년대 이후 사용되어온 기술이며 인공수정기술 자체는 그 기원이 17세기까지 거슬러가는 오래된 기술이다. 따라서 1980년대 대리모 논쟁에서 새로운 것은 기술 자체라기보다는 친권과 계약을 둘러싼 사회적 의미와 법 규정, 관습에 관한 것이다. 의뢰여성과는 유전적인 연관이 없음에도 불구하고 의뢰남성과의 법적인 관계에 의해 이들 "부부"가 "부모"가 되고 출산여성은 "대리"가 되는 언어적 관행이나, 친권을 넘겨줄 목적으로 아이를 출산하게 하는 계약에서 남성이 아닌 "부부"가 당사자가 된다는 발상은 단지 기술적 새로움에 기인한 것은 아닌 것이다. 성교 없는 임신이라는 점에서 불임치료법으로 정당화되기 시작한 대리모를 통한 임신은 사실 기술 그 자체만으로는 그다지 새롭지 않았다. 그럼에도 불구하고, 시험관아기 출생 이래 새로운 재생산기술 발전이 미디어와 담론을 지배하는 과정 속에서 인공수정에 의한 대리모 임신 역시 "예기하지 못한 기술적 발전의 결과"로 더불어 받아들여지면서, 기왕의 가치판단이나 법적인 규정의 대상을 벗어나는 것으로 의미규정되었던 것이다.

이렇듯 대리모에 의한 임신을 사회적 판단이 어려운 전인미답의 기술발전의 결과로 규정하는 현상은 체외수정기술, 즉 시험관아기기술이 확산되면서부터 더욱 가속화되었다. 체외수정 방식으로 대리모를 통해 출산에 성공한 사례가 처음 보고된 것은 1985년의 일이었다.[9] 이렇게 체외수정기술을 이용하여 대리모가 자신과 유전적 연관이 없는 아이를 출산하게 되는 방법을 포태 대리출산 gestational surrogacy 혹은 시험관 대리출산 IVF surrogacy이라고 한다. 대리모가 제공받은 정자를 인공수정을 통해 주입하여 자신의 난자로 임신하는 유전적 대리출산 genetic surrogacy과는 달리, 시험관 대리출산은 성행위는 물론 태아와 대리모 사이에 유전적 연관이 존재하지 않는다. 이 점에서 시험관 대리출산은 대리모에 의한 출산을 첨단 의학적 치료법으로서 더욱더 확고히 제시하는 데 큰 기여를 하였다. 다시 말해, 배란-(성교)-수정-임신-분만-양육으로 이어지는 재생산 과정이 점점 더 분절화됨에 따라 현대적인 대리모는 반드시 사회적으로 정당화되는 현상으로 받아들여지지는 않았으되, 봉건적이고 시대에 뒤떨어진 축첩, 외도, 간통, 혼외정사나 혼외출생자녀 등과 구분되는, 가치판단이 어려운 첨단 사회현상으로 규정될 수 있었던 것이다.

한국에서도 1989년 제일병원 산부인과 노성일 교수팀이 자궁기능이상 환자에게서 난자를 채취하여 체외수정을 통해 배아를 형성한 후 각각 냉동 배아와 과배란 주기의 배아를 대리모에게 이식한 것을 시작으로 하여[10] 자궁 내막결핵이나 자궁적출에 의한 불임에 대한 치료법으로서 대리모 임신 성공 보고가 이어졌다.[11] 일단 기술적으로 새로운 경지를 열었다는 점에서, 또 자궁에 이상이 있는 여성도 자신과 유전적으로 관련된 자녀를 출산할 수 있는 방법으로서 대리모는 새로운 "불임치료법"으로 의미가 규정될 수 있었다. 혈연을 중시하는 한국적 맥락에서 불임부부에게 유전적 자녀를 낳을 수 있게 해준다는 것은 대리모에 의한 출산을 정당화하는 사회적 설득력을 지닌 것이었다. 그에 따라 1995년에는 부산의 한 불임전문 산부인과에서는 "불임 여성이 의외로 많은데도 자녀를 가질 수 있는 방법은 양자입적이나 입양 등에 국한되어 있어 대리모 임신을 알선해 주기로 했다"며 체외수정된 불임부부의 배아를 대신 임신, 출산해줄 대리모 두 명을 공개모집하기도 하였다.*
이런 공개광고가 가능하였던 것은 물론 이 경우에 시험관 대리모가 의뢰부부의 유전적인 자녀를 "대신" 출산만 해주는 것이었기 때문에 가능했을 것

---

* "대리모 2명 구합니다– 35세 이하 분만 경험 여성 2명 물색/부산 세화병원", 《국민일보》1995.5.13.

이다.

　이러한 맥락에서 대리모는 대리모에 대한 사회적 논의의 장에서 체외수정을 통해 수정된 배아를 이식받아 출산시켜주는 존재가 "기본형"인 것으로 규정되게 되며,[12] 자신의 난자를 이용하는 대리모나, 성관계를 통한 대리모는 기술개입의 정도에 따라 차등화되어 받아들여지게 되었던 것이다. 이렇듯 의학적으로 대리모를 논의하면서 시험관 대리모를 정상 혹은 표준으로 삼는 것은 체외수정이라는 고도기술의 개입을 강조하여 전통적인 대리모와 차별을 하기 위한 것이다. 이와 더불어, 시험관 대리모가 불임부부에게 유전적인 자녀를 가질 수 있게 해준다는 것을 강조하여 전통적인 생물학적 가족 관념을 통해 기술을 정상화하기 위한 목적이 있다. 다시 말해, 부모와 그들의 유전적인 자녀라는 "자연스러운" 가족을 형성하고 보호하기 위한 기술적 개입으로서 대리모가 제시되는 것이다.

　체외수정기술이 확산되면서 한동안 학술적인 관심의 대상이 되지 못했던 대리모에 의한 출산은 2000년대 들어서 인공생식술에 대한 법적 규제나 생명윤리법안 마련이 사회적 의제로 떠오르면서 의학저널에 잇달아 등장하게 되었다. 특히 2001년 금전적인 거래관계 이외의 대리모를 인정한 대한의사협회 '의사 윤리지침'이 논란에 휩싸이게 된 사건은 대리모와 비배우자 간 인공수정에 대한 일반적인 법적·윤리적 견해와 의료계 사이의 이견이 뚜렷이 드러나게 된 계기였다. 이에 따라서 "뮬러관형성부전증"이라는 질병에

대한 새로운 "치료법"으로서의 대리모 사례가 산부인과학회에서 새로이 관심을 모았다.[13]

뮬러관형성부전증은 자궁과 질이 제 형태를 갖추지 못했으나 난소기능은 정상인 질환이다. 이 질환은 4천-5천명 여아 출생 당 1명의 빈도를 나타낸다. 이 경우 질을 새로 만들어줌으로써 정상적인 성교는 가능하지만 자궁이 없거나 기능을 하지 못함으로 불임이라고 이야기된다. 이렇게 새로 형성된 질은 조직이 두껍고 난소의 위치가 일반과 달라 난자를 채취하는 데 어려움이 있다는 점에서, 뮬러관형성부전증 환자로부터 난자를 채취하여 체외수정에 성공하고 대리모를 통해 유전적 자녀를 출생시킨 것이 의학적인 성취로 받아들여졌다. 의료진은 논문 말미에서 "대리모 문제는 법적·윤리적으로 매우 첨예한 대립관계를 유지하고 있어 어떠한 결론이 날지는 알 수 없으나 선천적으로 자궁이 없는 이들에게 대리모는 매우 매력적이라는 것을 부정할 수 없을 것"이라고 주장하고 있다. 이어서 "결론적으로 선천적 질결여증 환자나 자궁적출술을 받은 환자 등 치료불가능한 자궁요인 불임의 경우에는 uterine gestational surrogacy 자궁 포태 대리모는 가치 있는 치료방법이다. 왜냐하면 gestational surrogacy 포태 대리 출산은 이들에게 유전적 자녀를 갖게 해주며 주산기적, 산과적 결과 역시 만족스럽기 때문"이라는 것이다.[14]

여기에서 볼 수 있는 것은 대리모에 대한 사회적 논란 속에서 대리모에 의한 출산을 특정 질병에 대한 유일한 치료방법으로 합리화하는 과정이다.

다시 말해, 이 논문들에서 대리모는 유전적 자녀를 가질 수 있으나 선천적인 의학적 병리소견을 가진 질병으로서 뮬러관형성부전증이라는 특정한 질환을 부각시킨다. 이 질환의 치료과정에 대리모에 의한 출산을 개입시킴으로써, 대리모 문제는 관행화된 의료적 처치로 인식되는 한편 새로운 기술적 성취로 재현되는 것이다.

저출산위기론과 "불임부부의 고통"

한국에서 대리모에 의한 출산이 합리화되는 또 하나의 방식은 출산율 저하에 대한 우려를 통해서이다. 저출산 대책으로서 불임치료에 대한 지원이 출산율을 높이는 데 얼마나 효과가 있을 것인가를 두고는 논란이 많지만, 낳고 싶어 하지 않는 국민들을 대상으로 출산장려책을 펼치면서 정작 낳고 싶어도 낳지 못하는 불임부부들에게는 지원이 주어지지 않는가라는 주장으로 정부와 각 지방자치단체는 불임부부 지원 대책을 앞 다투어 내놓은 바 있다. 건강보험공단 자료에 따르면 불임을 이유로 병원을 찾은 "불임환자는" 최근 5년간 47.5% 증가하여 2006년 말 현재 15만 7,652명(여성 13만 3,653명, 남성 2만 3,999명)으로 15만 명을 넘어섰으며, 이는 단일 질병 증가율로는 최고수준이라고 한다.* 불임의 원인으로는 흔히 여성의 사회참여로 인한 늦어지는 결혼연령, 길어지는 피임기간 등이 거론되곤 하는데, 이러한 불임의 원인은 저출산의 원인을 비혼과 만혼, 여성의 경제 참여라고 진단하는 것과 궤를 같이 한다. 따라서 "불임 문제를 방치하면 저출산 문제와 겹쳐 자칫 큰 사회 문제로 비화할 가능성이 적지 않"기 때문에 "정부의 체계적인 불임 대책이 요구"된다고 주장한다.[15]

한국의 재생산정치를 규정하는 큰 틀로서의 저출산위기론은 불임을 경험하는 사람들에게 양가적으로 다가온다. 저출산위기론은 이들에게 한편으로 국가의 정책적 지원을 이끌어낼 수 있는 기회이다. 2006년 4월 한 신문은 "불임, 음지에서 양지로"라는 제목의 기사에서, "저출산에 대한 위기의식과 더불어 불임이 더 이상 개개인의 문제가 아닌 사회의 책임이라는 인식이 확산되고 있는 덕분"이라고 하면서 불임부부를 지원하는 것을 정부의 책임으로 규정하고 있다.[16] 이와 함께 불임여성들의 동호회를 중심으로 불임치료에 건강보험을 적용할 것을 촉구하는 서명캠페인이 벌어지기도 하였다. 불임극복 커뮤니티 〈아가야〉의 박춘선 대표는 "예전에는 불임이라는 단어조차 꺼내기 어려운 분위기였는데 지금은 격려해주고 지지해주는 분위기가 많이 형성되고 있다"고 하면서, "저출산시대의 가장 효과적인 해법은 불임부부들에 대한 지원을 늘려가는 것"이며, 따라서 건강보험적용 확대를 비롯하여 시

---

* "늦은 결혼 … 오랜 피임 … 불임환자 年 15만 명 넘었다", 《동아일보》 2007.8.25. 물론 이는 불임을 이유로 클리닉을 찾은 사람의 숫자로서, 숫자의 증가를 단순히 불임이 늘었기 때문이라고 해석할 수는 없으나, 이러한 기사가 나오고 회자되는 것은 불임의 증가에 대한 개인과 사회의 우려를 반영하는 것이라 볼 수 있다.

험관아기 시술 지원사업을 점차 확대해줄 것을 요구하는 한편, 임신할 수 없다는 뜻의 불임不姙보다는 어렵다는 의미로 "난임難姙이라는 용어를 사용할 것"을 제안하기도 한다.[17]

그러나 다른 한편에서 정부가 다자녀 가정에 세제를 지원하고 주택우선권을 부여하는 등의 전방위적인 친출산정책으로 선회하는 가운데, 불임을 저출산의 중요 원인 가운데 하나로 지목하는 것은 불임부부의 고통이 심화되는 과정이기도 하다. 대통령직속 저출산고령사회위원회가 펴낸 『새로마지플랜 2010』 홍보책자는 "저출산정책, 이렇게 시작됩니다!"라는 작은 제목 밑에 큰 제목으로 "아이가 희망입니다"라는 글씨와 함께 웃는 아기의 사진을 보여주고 있다. 아이가 가정 및 국가와 민족의 희망이라는 이러한 강력한 선전에서 결국 아이 없음이 절망이라는 메시지를 이끌어내는 것이 비약이라고 할 수 있을까? 한편, 최근 국내외를 막론하고 신문부터 방송까지 각종 언론매체들은 연예인들을 포함한 유명인사들을 등장시켜 임신한 부부사진부터 만삭 누드사진까지 다양하게 게재하면서 임신과 출산을 이벤트화해 왔다. 출산 이후에도 갓난아기 사진부터 아이와 함께 찍은 가족사진을 보여주고 그 아기들이 사용하는 아기물품과 아기방을 구경시켜주는 등, 임산과 출산, 특히 상류층의 임신과 출산은 선망의 대상이 되어가는 중이다.

최근 어느 방송인이 불임극복 취지의 방송에 출연해서 '아이 없는 집은 등불 없는 집'이라는 영국속담을 인용했다가 불임부부들에게 상처를 줬다는 비난을 받은 사건은 여성의 임신과 출산을 특권으로 찬양하는 동시에 반드시 이행해야할 의무로서 사회적 압력을 가하고 있는 현재 한국사회에서 "자식 자랑"하는 일이 누군가에게는 얼마나 큰 원망을 살 수 있는지를 보여준다. 발언의 당사자는 그저 아이가 생긴 후 가정이 화목해졌다는 취지였으며 불임부부들을 상처주려는 의도는 없었다고 "억울함과 황당함"을 호소하기도 하였지만, 여기서 그 발언의 의도가 무엇인가가 문제는 아닐 것이다.

실제로 저출산 대책으로 불임부부의 지원을 이야기하지만 위에 말한 팸플릿에서도 세부 지원사항 가운데 한 항목으로 불임부부 시술비용 지원이 나올 뿐, 전반적인 내용은 "아이를 키우는 것이 행복한 나라," "아이들의 밝은 미소는 풍요로운 미래사회를 위한 밑거름," "아이 많은 가정에 웃음꽃이 피도록 하겠습니다." 등 절망을 가중시키는 문구들로 가득 차 있다. 불임부부 입장에서 보면 사회 문제가 되는 대가로 작은 지원을 손에 쥐었으나 실제로 그 대가 이상의 비용을 지불하게 되었다고 해도 과언이 아니다. 흔히 후손을 갖고 싶은 것은 인간의 자연스러운 욕망이라면서 "불임부부의 고통"을 일반화해서 이야기하지만, 사회적 위기의 원인으로 불임이 지목되는가 하면 출산에 대한 사회적 압력이 팽배해 있는 현재 한국사회는 "불임부부에게 폭력적인 사회"이며, 이러한 맥락에서 불임부부의 고통은 사회적 고통으로 보아야 할 것이다.

한편 저출산위기론은 긴급한 의료적 개입을 요구하는 질병으로 불임을 규정하면서 불임에 대한 의료적 담론을 가속화시키는 계기가 되었다. 불임 치료 시술비용에 국가적 지원이 이루어진다는 사실 자체가 불임이 중대한 질병이라는 증거가 되기도 한다.[18] 언론과 불임치료계의 "명의"들은 시술 성공자들의 입을 빌려서 불임부부들에게는 치료시기를 미루거나 민간요법 혹은 대체요법에 기대어 시간과 돈을 낭비하지 말고, 하면 된다는 확신을 갖고 가급적 빠른 시기에 불임전문클리닉을 찾는다면 "이 세상에 완전한 불임은 없다"고 이야기한다.[19] 그러나 가급적 빠른 시기에 치료를 받겠다는 결단을 내리고, 불임치료의 성공률이 낮다는 우려와 선입견을 버리고 성공에 대한 확신을 가지면 곧 출산에 성공할 수 있으리라는 의학계의 장밋빛 약속에도 불구하고, 시험관아기 시술만 하면 곧 아이를 가질 수 있을 것 같은 처음의 기대는 종종 "희망고문"으로 귀결되곤 한다. 앞서 언급한 〈아가야〉의 박춘선 대표가 이야기하듯이, 전문클리닉에 다닌다고 곧바로 임신이 되는 것도 아니며,[20] 인공수정과 시험관아기를 반복하고 임신에 좋다는 온갖 보조식품과 민간요법, 그리고 불임치료를 감당할 수 있게끔 "몸을 만드는" 과정에서 억대의 비용을 지불하고 수천만 원 이상의 빚을 지게 되는 경우도 드물지 않다.[21]

대부분의 대리모 의뢰인들은 이렇듯 거듭된 불임치료와 점점 들어가는 나이, 경제적 부담과 이미 지불한 비용에 대한 미련, 불임으로 인한 가족 내 갈등 등 사회경제적으로나 육체적·심리적으로 절박한 상황에서 대리모에 의한 출산에 유혹을 느끼게 된다. "청춘을 불임클리닉에서 보내고" 나면, 소망은 집착이 되고 대리모든 뭐든 "수단과 방법을 가리지 않을 만큼 애틋하게 아이를 기다리게"[22] 되는 것이 놀라운 일도 아니다. 흔히 대리모가 경제적으로 취약계층인데 비해 대리모 의뢰인들은 경제적 여유가 있는 계층으로 그려지며, 상대적으로 보아 맞는 이야기임에 틀림없다. 그러나 마지막 수단으로 대리모에 의한 출산을 고려할 만큼 불임치료를 오래 받아온 경우, 이미 할 수 있는 것을 다 해보는 과정에서 경제적으로 어려워진 경우도 드물지 않다. 결국 대리모 의뢰인 각각의 사정을 들여다보면 "불임부부의 고통"이 절절하게 느껴지는 경우가 대부분이며, 이들의 사정을 바라보는 시각도 모를 땐 있을 수 없는 일이다가도, 알고 보니 비난만 하기 어렵다는 식의 반응이 오가게 마련이다.

    이러한 상황에서 케이스 하나 제시하지 않으면서도 "출산의 고통을 피하거나 몸매유지를 위해서" 임신이 가능한 데도 대리모를 찾는 "부유층 기혼여성들의 대리출산이 증가하고 있는 것도 문제," "생명을 사고파는 일이 마치 유행처럼 번지고 있는 것"이라는 식의 언론보도를[23] 두고, 그저 오랜 불임치료 끝에 어렵게 대리모를 구하고 브로커에게 사기를 당해가며 자신의 아이를 갖기를 소원하는 의뢰인들에게 부당하다고만 해서는 안 된다. 왜냐하면 이는 본질적으로 어떤 사회현상을 바라보는 우리의 시각에 관한 문제이기 때문이다. 당사자들의 목소리에 귀 기울이며 어떤 현상이 사회 "내부에서" 발생하는 구체적인 맥락을 추적하고, 특정 사안이 때로는 합리화되고 때로는 문제시되는 방식을 따져보기보다는 다른 세계에서 벌어지는 "이상한" 문제로 돌리고 성급한 처방을 내놓는 태도가 대리모 문제에서는 더욱 두드러지게 나타나고 있는 것이다.

한편, "불임부부의 고통"이 저출산위기론 속에서 격화되는 것과 동시에, 피해자로서의 불임부부가 공적 토론의 장에서 특권적 지위를 누리게 되는 현상이 벌어진다. 대리모에 대한 입법과정에서도 (엄연한 보조생식술상의 한 치료 방법인) "대리모를 통하지 않고서는 출산할 수 없는 불임부부의 고통"은 대리모의 완전금지 논의보다는 부분적 합법화 쪽에 힘을 실어주는 기제로 작동하는 것이다. 2007년 4월 국회 보건복지위원회에는 대리모를 원칙적으로 인정함으로써 법적인 통제영역으로 끌어들여 영리를 목적으로 한 대리모를 엄격하게 관리할 방안을 마련하자는 취지의 대리모 제한적 허용법안 (한나라당 박재완 의원 대표발의, 「체외수정 등에 관한 법률안」)과 어떤 형태의 대리모 계약도 무효로 하되 이미 이루어진 계약에 대해서는 출산비용 등 의료비에 한해 지급하여 대리모 계약의 피해자를 보호하자는 대리모금지법안 (열린우리당 양승조 의원 대표발의, 「의료보조생식에 관한 법률안」)이 나란히 상정되었다. 대리모의 완전금지인가 영리 목적의 대리모만 금지하는가의 문제가 생명윤리냐 불임부부의 행복추구권인가의 딜레마로 틀 지워지는 상황에서, 보건복지부의 입장은 2005년부터 법적 정책을 만들 것을 공언

[24]했음에도 불구하고 "실태가 파악된 것은 없으며 전문가의 의견을 수렴할 일"[25]이라는 식의 의도된 애매함일 수밖에 없으나, 어쨌든 가까운 시일 내에 완전금지 조항을 도입할 분위기는 아니다.[26] 또한 미국을 비롯하여 중국, 말레이시아, 태국 등 국경을 넘으면 가능하다는 사실을 언론이 친절하게 거듭 알려주니, 더욱이 불임치료를 받으며 아이를 얻으려고 하는 입장에서는 이 사실을 모르려고 해야 모를 수도 없다. 따라서 외국에서 가능한 사안을 국내에서 무조건 금지만 하는 것이 능사가 아니라는 주장도 있고, 외국에 나갈 능력이 없는 사람들에게는 "유전유자 무전무자有錢有子 無錢無子"가 되는 것 아니냐는 주장도 나온다.[27]

실제로 2005년 DNA뱅크사건 때도 난자매매에 관련된 불임부부들은 "그간의 불임의 고통을 인정받아" 모두 풀려나기도 하였다. "아이를 갖고 싶어도 가질 수 없는 불임여성들의 애환을 달래줄 대책도 없는 상태에서 무조건 처벌만 할 수는 없다"는 이유였다.[28] 이를 보면 합법화의 여부에 상관없이 대리모에 의한 출산이 실질적인 처벌로 이어질 가능성은 희박해 보인다. 의사협회 역시 이미 2001년 '의사 윤리지침'에 영리 목적의 대리모를 금지한다는 조항을 넣음으로써, 비영리 목적의 대리모에 대해서는 허용의 여지를 열어둔 바 있기도 하다. 사실 출산이 절대선善인 저출산위기론 속의 한국사회에서, 불임에 대한 적극적인 의료개입을 권하는 상황을 감안할 때, 그것도 완전히 불가능한 것도 아니고 세상 어딘가에서는 가능하다는 것까지 아는 상황에서, 이미 자연화 정도를 넘어 신성시되는 "제 핏줄"에의 소망을 완전 금지하기란 어려울 것이다. 따라서 "불임부부의 고통"이 사회적으로 구조화되는 맥락을 문제 삼지 않고 그대로 둔 채 이루어지는 대리모 논의란 매우 한정적일 수밖에 없을 것이다.

대리모에서 다시 씨받이로: '좋은' 대리모와 '나쁜' 대리모?

성관계 없는 임신이라는 사실이 대리모에 의한 출산을 기존의 '씨받이' 와는 다른 의학적 치료방법으로서 정당화시켜주었기에, 언론과 대중은 종종 현실에서의 대리모가 성관계로 임신을 하기도 한다는 사실을 경악스러운 것으로 받아들인다. 단순히 "배를 빌려주는 데 그치지 않고," 성관계를 통하여 이루어지는 대리출산에 대해서는 "현대판 씨받이", "요지경", "충격 제의", "매춘행위" 등의 수사들이 입혀진다.[29] 사실 대리모를 부분적으로 허용하자고 하는 논자일수록 성관계에 의한 대리모나 외국인 의뢰부부가 한국인 대리모를 찾는 현실 등은 인도주의적이고 이타적 목적에서 행해지는 "일반" 대리출산과는 구분되어야 할 일탈로 재현되는 경향이 있다. 합리화될 수 있는 '좋은' 대리출산을 성관계와 브로커가 개입되는 현실 속에서는 더 흔한 형태의 '나쁜' 대리출산으로부터 깔끔하게 구별할 수 있는 것으로 치부하지 않는 한, 입법화는 불가능할 것이기 때문이다.

시험관아기가 아닌 인공수정을 통해 이루어지는 대리출산에서 역시 태어나는 아기가 대리모의 유전자를 가지게 되지만, 성관계에 의한 대리출산에는 단지 자기의 핏줄을 팔아넘기는 비정한 모정일 뿐 아니라, 몸 팔고 배 빌려준 후 아이까지 팔아넘긴다는 비난이 따른다. 대리모 지원여성들은 흔히 자신의 행위를 "단지 돈만 보고는 못할 일이고, 불임부부를 도와주는 좋은 일이라고 생각했다"라며 합리화하지만, 성관계가 개입되는 순간 대리모 여성 자신에게도 대리출산은 훨씬 정당화하기 어려운 일이 되곤 한다.[30] 대리출산 의뢰인 역시, 차라리 그럴 거면 입양을 하든지 이혼을 하지, 굳이 그렇게까지 해서 아이를 낳아야겠느냐는 이야기를 듣게 되며, 영화 〈씨받이〉 속의 정실부인과 마찬가지로 대리모와 남편 사이의 관계가 깊어질까 불안해하기도 한다. 결국 대리출산 여성과의 성관계 여부와 부부의 유전적 아이냐 아니냐의 지점은 대리출산을 둘러싼 당사자들 모두에게 행위를 합리화하는 데서 핵심적인 사안이다. 그럼에도 성관계에 의한 대리출산을 의뢰하는 사람들과 제공하겠다는 사람이 끊이지 않는 것은 왜일까. 단지 "이들에게는 생명윤리가 없기 때문"[31]이라고 말하면 그만인지 라는 의문을 제기해볼 필요가 있다.

앞서 말했듯이 핏줄을 얻겠다는 욕망은 정치를 초월하는 문제인 것으로 여기는 사회분위기, 부부의 핏줄을 얻을 수는 없을지라도 최소한 남의 눈에는 가진 것으로 보이고 싶다는 욕망, 그리고 시험관 대리모와 난자공여가 합리화 가능한 선택으로 존재하는 상황은 성관계에 의한 대리모를 가능하게 하는 기본조건이 된다. 그러나 그 중에서도 불임치료가 기본적으로 한정된 시간 및 자원을 둘러싼 싸움이라는 사실은 성관계에 의한 대리출산을 확산시키는 가장 중요한 원인이라고 할 것이다.

실제로 대부분의 의뢰부부와 대리모 지원여성은 처음부터 성관계에 의한 대리모를 우선적으로 고려하지는 않는다. 거듭되는 시험관아기의 실패는 마지막 수단으로서 대리모에 의한 출산을 고려하게끔 하고, 일단 대리모에 의한 출산을 시도하다 보면, 현실적으로 의뢰인의 심리세계에서 난자공여에 의한 임신과 성관계에 의한 대리모 사이에는 큰 차이가 존재하지 않게 된다. 대리출산을 위해 난자공여를 하는 경우에 결국 제3자의 난자를 이용해야 한다면 대리모여성의 난자를 이용하지 못할 것은 무엇인가라는 생각을 하게 되기도 하며, 난자를 공여하지 않고 대리모 시술을 시도하기 시작한 경우에도 시험관아기 시술에 거듭 실패하다 보면 임신에 문제가 있는 것은 의뢰여성이지 대리모 역할을 하는 여성이 아니기 때문에 확률이 떨어지는 배아이식을 계속하느니 차라리 "자연임신"을 하는 게 낫지 않을까 하는 생각에 빠지기도 한다. 더구나 시험관아기 시술이 계속 실패하는 경우 대리모가 될 여성에게 다른 비용은 지불하지 않는다고 해도, 시술비용 자체가 큰 부담이 되기 때문에, 시술비용을 지불하느니 차라리 그 돈을 대리모에게 주고 확률이 높은 자연임신을 시도하는 것이 낫지 않겠는가라고 생각하게 되는 것이다. 개중에는 대리모에 소극적인 부인의 동의를 구하지 않고도 자녀를 얻을 수 있는 수단으로 성관계에 의한 대리모를 의뢰하는 경우도 있으며, 대리출산을 빙자하여 성관계를 목적으로 접근하는 경우도 없는 것은 아니다.[32]

한편, 대리모를 지원하는 여성들에게도 성관계를 통한 임신을 기도하게 하는 가장 큰 이유는 금전이다. "25세에서 35세 사이에 5명의 아이를 낳을 수 있다. 1회 평균 사례금이 4천만 원인 것을 감안하면 2억 원을 벌 수 있다는 계산이 나온다"[33]와 같은 식의 말도 안 되는 언론보도에도 불구하고, 실제로 대리모를 해서 돈을 버는 것은 임신과 출산이라는 예상된 수고 이상으로 힘든 일이다.

일단 난자공여를 하거나 시험관아기 시술을 하는 과정은 매일 주사를 맞고 부작용을 견뎌내야 하는 과정으로, 출산경험이 없는 여성뿐만 아니라 출산경험이 있다고 해도 불임치료를 경험해보지 않은 지원여성들에게도 예상을 넘는 어려움으로 다가온다. 더구나 배아를 이식했다고 해서 다 착상이 되는 것도 아니며, 일단 임신에 성공한다고 해도 유산될 가능성도 높다. 대부분 대리출산의 보수는 착상되는 순간 얼마, 임신이 안정기에 접어드는 순간 얼마, 그리고 출산을 성공적으로 마쳤을 경우에 얼마라는 식으로 주어지는 경우가 많기 때문에, 유산되는 경우에는 소파수술비만 받고 끝나거나 이미 받은 돈까지 돌려주게 되는 경우도 있다. 착상에 실패하는 경우에는 아무런 대가를 받지 못하고 그야말로 몸만 축나는 경험을 하기도 하며, 착상에 성공할 때까지 약정된 횟수를 시도하기로 한 원래의 계약을 파기하고 중도에 포기하는 경우에는 위약금을 물어줘야 하는 경우도 생긴다. 무사히 임신에 성공하고 출산을 한 경우라고 할지라도, 시험관아기 시술을 준비하고 중간에 한두 번 착상에 실패를 한다고 하면 소요되는 기간은 열 달이 아니라 일 년을 훌쩍 넘기기 마련이다. 또한 아들을 낳아야만 전액을 지불한다는 의뢰인도 있고, 아들이 아니라고 임신 중기를 넘겨 낙태를 요구받기도 한다. 결국 처음에 상당한 금액으로 보였던 대리모 사례금을 다 받을 가능성이 그다지 크지 않다는 것을 깨달으면서, 처음에는 시험관아기만 하기를 원하던 대리모 지원자들도 차라리 난자공여를 통해 확실한 돈을 받고자 하기도 한다. 이 과정에서 대리모 의뢰인들이 어차피 난자공여비용을 지불할 것이라면 시술비용도 아끼고 착상 성공률을 높이기 위해 성관계에 따른 위로금을 제안하기도 한다. 또한 대리모 지원여성 쪽에서도 불임치료 과정이 길어지고 실패를 경험하다 보면, 차라리 돈을 조금 더 받고 자연임신을 하는 것이 몸도 덜 축나고 인공임신보다 확률도 높으니 더 낫지 않을까라는 생각을 하게 되며, 먼저 성관계를 제안하기도 한다.[34]

    그러나 무엇보다 성관계에 의한 대리모를 선호하게 만드는 것은, 인공생식술이 시행되는 불임클리닉을 통해 규제가 가능한 인공수정이나 시험관아기 대리모와는 달리 성관계에 의한 대리모를 규제한다는 것은 거의 불가능하기 때문이다. 브로커들 역시 복잡한 절차가 수반되는 인공생식술에 의한 대리출산보다 성관계에 의한 대리출산을 선호하기도 한다. 불임치료 과정 내내 의뢰여성의 이름으로 의뢰여성과 지원여성 두 사람의 진료가 진행되어야 하는 전자와는 달리, 후자의 경우에는 분만 시에만 지원여성이 의뢰여성의 이름을 빌어 입원하면 되기 때문이다. 더욱이 2005년 생명윤리법 발효 이후, 상업적 대리출산이 문제시되면서 대부분의 불임클리닉이 친인척이 아닌 한 대리모 시술에 이전보다 소극적인 태도를 취하게 되면서 규제의 현장을 피하는 방식으로 성관계에 의한 대리출산이 증가하게 된 것이다. 실제로 성관계에 의한 대리모를 과연 성매매방지법 위반이라고 할 수 있는지, 아니면 금전에 의한 난자거래라고 볼 수 있는지 아리송한 것도 사실이다.

최근 한국인 남성들이 중국에서 성관계를 통한 대리출산을 시도하는 것이 문제되고 있는데, 실제로 성관계를 통하게 되면 중국 내에서 불임클리닉이 갖춰진 대도시가 아니라 한국과 지리적으로 가까운 중국의 소도시나 농촌지역 어디에서건 대리모 거래가 가능하다는 점에서 브로커들에게는 특히 좋은 조건이 된다. 대리모 역할을 하는 여성들이 의뢰여성과 비슷한 생김새를 가진 한, 난자를 공여할 수 있는 조건이 갖춰지는 셈이며, 불임클리닉이 없거나 규제가 복잡해지는 경우에는 언제든 성관계를 통한 대리출산으로 바뀔 수도 있는 것이다. 의사협회가 대리모에 의한 출산을 금지하고 있는 일본에서 한국으로 난자와 대리모를 구하러 오듯이, 저출산위기론으로 출산에 대한 욕망을 자극하고 한국남성이 외국에서 낳은 아이를 인지만 하면 손쉽게 입국시킬 수 있는 상황에서 국내에서 대리출산이 어려워지자 가능한 지역을 찾아 국경을 넘는 상황은 그다지 놀라울 것도 없다.

여기서 우리가 목격하는 것은 과거 '씨받이'의 갑작스러운 부활이 아니라, 불임에 대한 현대적이고 의학적인 치료방법으로 정당성을 획득한 출산대리모가 현실적인 상황논리를 따라 다시 '씨받이'로까지 회귀하게 되는 과정이다. 어떻게 성관계까지 가질 수가 있는지, 자궁을 임대하는 거래를 넘어서 자기 핏줄까지 팔아넘길 수 있는지 경악하는 것은 누구에게도 도움이 되기 어렵다. 중요한 것은 어떤 사회현상이 어떻게 합리화되며, 어떤 지점에서 문제로 떠오르는지 그 구체적인 맥락을 차분히 따라가는 일이다.

선정주의와 인도주의를 넘어서 일상의 세계로

반대급부가 없는 비금전적 대리모에 한하여 대리출산을 부분적으로 합리화하자는 주장을 하는 사람들은 흔히 이타적 대리모의 예로 친인척 간, 그 중에서도 친자매 간의 대리출산을 들곤 한다.[35] 실제로 2005년 생명윤리법 발효 이후에도 개별병원 윤리위원회나 불임클리닉 차원에서 가족이나 친척 간의 대리모에 대해서는 허용 가능한 것으로 여겨져 왔다. 그러나 합법적인 혼인관계에 있는 의학적 불임부부에 한하여 가족이나 친척이 금전적인 반대급부 없이 대리모를 해주는 경우에만 법원의 허가를 얻어 대리모를 시행하자는 방안 역시 해결책이 될 수 없다는 반론도 만만치 않다.

우선 상업적 대리모와 구별되는 비상업적 대리모를 어떻게 입증할 것인가의 문제가 있다. 실제로 상업적 대리모가 문제시되면서 공공연하게 이루어지던 불임클리닉과 브로커 사이의 유착관계는 드물어졌지만, 불임부부들 사이에서는 여전히 불임클리닉에 가서 친척이라고 말만 하면 대리모 시술을 받을 수 있는 것으로 알려져 있다. 불임클리닉은 불임클리닉대로 직계가족이 아닌 이상 친척 여부를 확인할 수단이 없다고 주장한다. 당사자들이 함구하는 한 "의사가 호구조사하는 것은 아니"라며 "돈을 주고 하는 것은 불법이지만 친인척이라고 하면 되지"라고 하는 의사가 존재하기도 한다.[36] 더구나 뜨내기 환자는 몰라도 오랜 환자가 부탁을 해오는 경우에는 외면하기 어렵다는 것이다.

그렇다면 문제는 의료인이나 브로커이고, 실제의 친인척 간에 이루어지는 대리출산이나, "자궁을 들어낸 여동생을 위해 언니가 나서주는 식의, 누가 보더라도 인도적 차원의 대리출산은 수용이 가능하다"[37]고 봐야 할 것인가. 실상 친족이라는 관계를 탈정치화하여 비금전적이고 인도주의적인 공간으로 상정하는 상상력은 국제적으로 이루어지는 대리출산이나 성관계를 수반하는 대리출산에 대한 선정적인 보도와 동전의 앞뒷면이라고 할 수 있다. "불임부부의 고통"이 많은 부분 가족과 친족에게서 오는 만큼이나,[38] 친인척에 의한 대리출산이 합법화되어 특정한 의학적 증상에 대한 관행적 치료법으로 자리잡게 된다면 한국사회 분위기에서 가족과 친족 중 누군가에 대해 대리출산에 대한 요구나 압력이 몰릴 것을 상상하기란 어렵지 않다.[39] 실제로 대리모 시술에 참가했던 한 의사는 "89년 시누—올케 사이인 두 여성에게 대리모 시술을 해줬다가 두 가정이 다 깨어지는 경우를 경험했다"면서 "상업적이지 않은 가족 간의 대리모 시술도 결코 완벽한 해결책이 될 수 없다"고 강조하기도 한다.[40]

그가 말하는 케이스는 실제로 한국 산부인과학회에서 발표된 첫 대리모 사례 두 건 가운데 하나로서, 1989년 아이를 낳지 못하는 시누이의 부탁으로 남편 동의하에 인공수정을 통해 아이를 출산했다가 남편과 사이가 벌어져 이혼하고 시누이 부부도 이혼한 후, 대리출산 한 아이를 혼자 기르다가 아이의 유전적인 아버지인 시누이의 전남편과 1992년 재혼했으나 그가 폭행을 일삼자 다시 이혼하게 된 사건이다.[41] 친인척관계라고 반드시 금전이 오가지 않는 것도 아니지만, 이 경우에서 볼 수 있듯이 친인척 사이의 대리출산은 대리출산을 결정하게 되는 과정뿐만 아니라 그 이후 양육과정, 사회적 관계에서 금전적인 거래 못지않게 큰 긴장을 발생시킨다. 이는 단지 누가 진짜 엄마인가라는 호칭의 혼란에 그치지 않고 남자형제 간의 정자기증이 재산상속 분쟁으로 이어진 사례에서 볼 수 있듯이 실질적인 분쟁을 가져오기도 한다. 실제로 조선족이나 한국 체류 외국인을 대리모로 원하거나 대리출산을 위해 외국으로 나가는 데는 비용이나 규제 문제 못지않게, 비밀을 보장하고 친권분쟁의 소지를 없애겠다는 의도가 깃들어 있다.[42] 또한 방송에 나오는 한 의뢰여성의 말대로, 돈으로 해결 할 수 있다면 돈으로 해결하지 "내 동생 같으면 안 했으면" 한다는 의견도 만만치 않다.[43]

　혹자는 여러 나라에서 비영리적 대리모를 허용하고 있으며 불임부부의 고통을 완전히 나 몰라라 할 수 없는 다음에야 엄격하게 규제하고 관리할 수 있는 방안을 마련하는 것이 시대적인 흐름에도 맞지 않느냐고 할 수도 있을 것이다. 그러나 비영리적 대리모가 다른 나라에서는 사회가 선택할 수 있는 가능한 대안 가운데 하나였다고 하더라도, 출산 압력이 팽배해 있는 저출산 위기론의 한국사회와 자녀에 대한 집착이 강한 한국의 가정에서 비상업적 대리출산이 어떤 식으로 현실화될 지에 대해서는 좀 더 깊은 고민이 필요하다고 본다.

　대리모 논의에 만연한 선정주의나 손쉬운 인도주의에의 호소를 벗어나는 길은 이들 논의가 대부분 문제 삼지 않는 지점인 불임부부의 고통과 간절한 소망을 성찰하는 데서부터 출발해야 한다. 왜 수많은 고통 가운데 불임부부의 고통만이 입법 과정에서 그렇게 지속적인 배려를 받아야 하는지가 매우 정치적인 문제라는 것은 아무리 강조해도 지나치지 않을 것이다. 따라서 과연 이들의 고통이 사회적 관계를 초월하여 특권화될 수 있는 것인지를 따져 물을 수밖에 없는 것이다. 그러나 불임부부의 고통을 정치적으로 바라보자고 주장한다고 해서 반드시 이들의 고통을 외면하자는 이야기는 아니다.

오히려 불임부부의 고통에 대한 사회적 책임을 외면한 채 이를 단지 "남들 다 있는" 애를 못 낳아서 생긴 불운한 사람들의 고통으로 자연화해서 바라보는 것은, 국가정책, 사회문화, 가족관계 등을 통해 정교하게 구조화되는 이들의 사회적 고통에 대한 예의가 아닐 수도 있다는 점을 말하려는 것이다. 또한 왜 모든 재생산 논의에서 출산의 단위는 여전히 "불임부부"에 묶여 있는가, 대리출산을 둘러싼 남성과 여성, 기혼과 비혼, 이성애자와 동성애자의 정치는 어떻게 다른가 등은 모두 우리가 고민하고 논의의 장으로 끌어들이지 않으면 안 되는 문제이다. 실제로 대리모 논의는 "불임부부"뿐만 아니라 게이나 레즈비언 커플들에게도 출산의 가능성을 열어준다는 점, 그리고 종종 불확정성의 영역에 놓이게 되는 부성과는 달리 낳은 어머니가 유전적인 어머니요 당연히 기른 어머니이기도 해야 한다는 자연화 된 모성의 개념에 대한 도전이라는 점에서 흥미있는 사회적 실험으로 받아들여지기도 한다.

현재 한국사회의 현실은 대리출산이 열어주는 미래의 가능성을 이야기하기에는 지나치게 척박한 것도 사실이다. 그러나 이러한 현실적 문제들이 불임부부의 고통을 자연화함과 동시에 특권화하거나, 선정주의와 인도주의 사이를 오가는 성급한 대안 찾기나 입법 논의에만 머무르는 구실이 되어서는 안 될 것이다. 당면한 문제를 어떻게 규정하느냐는 어떤 답에 도달하는가의 핵심적인 부분이기 때문이다. 없는 것보다는 나을 거라는 기대와는 달리 잘못된 전제에 기반을 둔 법적 규제는 그 자체로 묵은 문제를 악화시킬 뿐만 아니라, 없던 문제를 만들어내기도 한다. 더구나, 사회적 삶의 단위가 지구화되어 일국적 패러다임이 한계를 갖게 된 현실적 조건은 출산과 의료, 윤리의 영역이라고 해서 예외가 아니다. 따라서 대리출산을 둘러싼 논의 역시 성찰되지 않은 전제에 기반을 둔 당위와 규범의 영역에서 벗어나 일상적 현실에 뿌리를 두고 진행되지 않으면 안 된다. 그렇지 않다면 결국 생명윤리란 원칙적으로는 옳으나 내 문제라면 지키지 않아도 좋다는 딜레마의 영역에서 영원히 헤어 나올 수 없을 것이기 때문이다.

FEMINI
BIOTECH
in Every

의료관광
지구화 맥락에서의 인도의 보조생식기술 상품화

N. B. Sarojini | 박정옥·박연규 번역

02

N. B. 사로지니 [1] Sama-Resource Group for Women and Health 여성건강관련 활동가

현재의 지구화 시나리오에서, 상품화 및 상업화의 과정은 단지 '물건'에만 한정되는 것이 아니라 인간의 삶의 다양한 측면까지 건드리기 시작했다. 생명과학기술의 발전과 확장은 이런 시나리오의 전형을 보여준다. 이 글에서 나는 페미니스트 관점을 통해 재생산기술이 상품화되는 과정을 이해해보고자 한다. 상품화라는 현상은 구체적인 맥락을 통해 접근해야만 온전히 이해할 수 있다. 재생산기술은 여성들의 삶과 관련하여 다양한 함의를 지니기 때문에, 재생산기술이 여성의 삶과 사회적 지위에 대해 가지는 사회적·의학적·정치적 함의를 분석하는 데 있어 페미니스트 관점이 필수적이다.

보조생식술ARTs: Assisted Reproductive Technologies은 재생산을 보조하는 데 있어 상대적으로 단순하고 '저기술low tech'인 인공수정에서부터 IVF*및 복잡한 의료과정을 수반하는 IVF의 변형기술과 같은 '고기술high tech'까지 모두 포함하는 포괄적인 용어이다. 보조생식술에 대한 논의는 기술, 건강, 사회가 서로 만나는 경계면에 위치하며 국제적인 지반 위에서 이야기되고 있다. 이 기술들은 단순히 기술을 사용하는 사람들의 신체적 건강하고만 관련이 있는 것이 아니라, 기술개발을 정당화하기 위해 어떤 사회적 규범에 호소하거나 규범을 무효화하는 논의를 만들어낸다. 기술의 주요한 사용자이면서 소위

---

* 인공수정artificial insemination이란 의사가 남성의 정자를 여성의 질에 직접 넣는 수정방법이고, IVF(in-vitro fertilization)는 난자를 여성의 체외로 빼내어 정자와 난자를 시험관에서 수정시키는 방법이다. ARTs는 이런 기술들을 모두 포괄하는 개념이다. −역자 주

기니피그가 되기도 하는 여성들에게 보조생식술이 갖는 함의를 알기 위해서는, 이 기술을 좀 더 광범위한 '기술공학적 개입의 정치학' 내에 위치시켜 여성들이 자신의 몸에 대해 갖는 권력 혹은 권력의 결여를 가늠하는 것이 중요하다. 권력과 그것에 뒤따르는 '통제'라는 이슈는 여성에 대한 보조생식술의 함의와 관련된 다양한 페미니스트 입장에 핵심이 된다.

이 글은 인도에서 행해지고 있는 보조생식기술의 상품화 및 상업화의 의미에 대해 검토하고자 한다. 이렇게 지역적으로 접근하는 것을 통해서, 개발도상국으로 인식되는 나라들에 세계화와 상품화가 어떤 식으로 영향을 끼치고 있으며 그 이익을 증진하기 위해 사회적 규범을 어떻게 조작하는지가 드러나기에 흥미롭다. 나는 먼저 인도 보조생식기술의 역사를 짧게 개괄하고, 현재 상황에 대해서 이야기할 것이다. 그리고 순전히 상업적인 의도를 가진 보조생식기술 옹호자들이 기술의 이용을 확산시키기 위해서 어떻게 인도사회 주류의 사회적 규범들을 조작하고 강화하는지를 보여줄 것이다. 또한 보조생식기술을 둘러싸고 벌어지는 사용자 vs 공급자 논쟁, 그들 사이의 의견의 차이 및 유사성에 대해 사마Sama*의 연구「인도 맥락에서 보조생식기술이 여성에게 미치는 의료적·사회적 함의」를 참조하여 논한 후, 보조생식기술의 상업화로 인해 소홀히 다루어지고 있는 바, 기술의 이용이 야기하는 다양한 위험성에 대해 이야기할 것이다.

인도의 보조생식기술

1978년 세계 최초의 시험관아기 Louise Brown이 태어난 지 채 몇 달도 되지 않아, 인도 최초이자 세계에서 두 번째 시험관아기 Durga가 Subhas Mukherjee 박사의 '보살핌' 아래 캘커타에서 태어났다. 그러나 동료심사 및 과학적 검증이 뒷받침되지 않아 이 사례는 인정되지 않았다. 1986년 8월 6일에 인도에서 첫 번째로 '과학적으로 검증된' 시험관아기 Harsha가 태어났는데, 이는 인도국립생식연구소NIRR: National institute of Research in Reproduction에서 정부 프로그램의 일환으로 진행된 것이다. 보조생식기술에 대한 연구를 수행하는 NIRR의 사업은 인구통제를 목표로 시작되었다. 이러한 이상한 역설의 기저에는 높은 유아, 영아 사망률로 인해 여성들이 피임 시술을 꺼려한다는 근본적인 원인이 있었다. 보조생식기술이 발전한다면 키우고 있는 아이들이 죽더라도 IVF를 통해서 아이를 가질 수 있기 때문에 사람들이 피임 시술을 받게 될 거라는 것이다. 그러나 NIRR의 불임 '치료'는 정부가 주도

---

* Sama(Resource Group for Women & Health)는 몇 년 동안 여성의 권리 및 건강에 관심이 있었던 여성활동가들이 모여서 만든 단체이다. Sama는 자율적인 여성운동의 맥락에서 여성과 건강 이슈와 관련해 활동하고 있고, 건강이라는 주제를 전 세계적인 관점에서 바라보며 여성의 복지와 연결시킬 뿐만 아니라 전반적인 사회문화적·정치적 맥락에 위치시키고자 한다. 또한 일상생활, 권리, (사회적·가족적·지역적·의학적) 폭력, 음식, 등등 넓은 범위의 다양한 주제들에 대해서도 고르게 관심을 갖고 있다. Sama는 여성운동, 공공의료운동, 윤리운동의 능동적인 한 부분으로서 주사가능 피임약, 태아성감별, 성감별 낙태와 관련된 캠페인과 홍보를 하고 있다. 또한 지금은 보조생식술에 대한 연구와 정책에 적극적으로 개입하고 있다. Sama는 교육, 홍보, 연구, 매체발간 및 배포 등을 통해 전국에 걸친 여성단체, 시민운동단체, 건강 네트워크, 지역조직과 밀접한 관계를 맺으며 활동하고 있다. Sama의 목적은 여성들 사이에서 그리고 사회 전반에서 여성 이슈에 관한 인식을 제고하는 것이다.

하여 불임연구에 투자해왔음에도 공적 영역에 속해 있지 않으며, 현재 민간 의료 영역에서 수행되는 사업이다. 인도의료연구위원회ICMR: Indian Council of Medical Research에 따르면, "오늘날 인도에는 250개의 불임클리닉이 있을 것으로 추정된다."[2] 다른 성장지표는 1997년에 세워진 보조생식을 위한 인도협회the India Society for Assisted Reproduction의 회원이 증가하고 있는 것이다. 현재 이 협회는 600명 이상의 회원을 가지고 있다.[3] 현재, 소도시와 지방의 불임센터는 큰 도시의 3차 보건연구소에 있는 ART진료의뢰센터들과 연계하여 운영되고 있다. IVF/ART 모기관에 소속된 산부인과 의사와 발생학자들은 ART연구소에서 공식적으로 훈련받은 숙련된 전문가들이다. 기본적인 검사와 치료는 지역에 있는 불임클리닉에서 수행되지만, IVF와 ICSI(세포질 내 정자 직접주입술)의 경우는 ART센터에서 수행된다.[4] 인도에서는 인공생식기술에 참가하는 무자녀커플의 수가 증가하고 있으며, 이외에도 난자제공자를 찾으려고 외국에서 찾아온 열성적인 엄마들이 밀려들고 있다.

상업화와 상품화

경제적 세계화는 상품에만 한정되는 것이 아니라 서비스 영역도 포함하고 있다. 의료서비스는 서비스 부문에서 가장 최근에 상업화된 부문이다. 이 결과 사람들이 활용 가능한 의료서비스를 위해 세계 곳곳을 여행하는 의료관광Medical Tourism이 엄청나게 성장했다. 놀랍게도 제3세계는 이러한 서비스를 제공하는 선구자이다. 이는 아마도 제3세계 가격으로 제1세계 수준의 치료를 가능하게 하는 가격 효용성 때문일 것이다. 이런 점에서 인도는 의료적 서비스, 특히 보조생식기술 분야에서 새롭게 떠오르는 유력한 행선지이다. 이는 인도정부가 장려해온 것으로, 민간 병원들은 현재 의약품 구입을 위한 보조금 지급, 낮은 금리, 특별한 '의료 비자' 등과 같은 재정적인 인센티브를 쉽게 얻을 수 있다. 현재 인도는 의료영역 민영화 비율이 세계에서 다섯 번째로 높은 국가이다. 인도는 보조생식기술을 포함하여 다양한 의료서비스 분야에서 채산성이 좋은 매력적인 목적지로 여겨지고 있다. 인도산업연맹CII과 맥킨지의 공동보고서에 따르면, 인도는 의료관광에서 매년 30%씩의 어마어마한 성장을 경험하고 있으며, 2012년이 되면 10~20억 달러짜리 사업이 될 수 있을 것이다.[5] 오늘날 의료장비에 대한 낮은 관세, 저금리의 자본조달, 환자가 직면한 어려움을 완화시켜주기 위한 특별한 '의료비자', 보험회사와의 공동운영 등과 같은 재정적인 인센티브를 받는 개인병원들을 찾기란 어렵지 않다.

인도에서 이 부문의 선구자이면서 동남아시아, 아프리카, 중동에서 온 환자만 치료하고 있는 Apollo group은 지금까지 9만 5천 명의 국제적인 환자를 치료해왔다. Escorts와 같은 법인그룹들은 2000년 675명이던 해외 환자수가 현재는 천 2백 명으로 두 배 증가했다고 주장한다.[6] 다른 관광유인요소와 함께 '가격효용성'은 이 산업의 핵심 '판매전략'이 되었다. 나아가 이는 "제3세계 가격으로 제1세계 수준의 치료"로 장려되고 있다. 건강이 가격세일을 할 수 있는 '아이템'이 되고 있다는 바로 이 사실이, 정부에게는 국민 모두에게 포괄적인 보건의료를 공급해야할 책임감/압력을 덜어주는 것이 된다. 과도한 의료관광에 대해서 우려를 표하는 사람들은, 이미 세계에서 다섯 번째로 민영화된 보건시스템을 가진 인도에서 이런 식으로 의료의 상업성이 우선시되는 것은 다시 생각해봐야 할 문제라고 느낀다. 이처럼 상품화 및 의료관광이 증가할수록 보조생식기술에 대한 광고와 옹호도 증가한다. 인도 대도시나 소도시에 ART클리닉의 수가 급격히 불어나는 방식을 통해서 이런 현상을 명시적으로 볼 수 있다. 보조생식기술의 활용이 가능해지는 비용이 어떻게 결정되는가를 검토하는 것이 중요한데, 여기서 단지 금전적인 비용만을 의미하는 것은 아니다.

의료관광을 이면에서 추동하는 힘인 자본주의적 요구는 공급자들이 점점 더 많은 고객을 끌어들이도록 강요한다. 이 때문에, 불임은 지금 싸우지 않으면 빠르게 퍼져 세계를 절멸시키게 될 새로운 유행성 질병이라는 식으로 문제화되고 있다. 이처럼 불임을 신종 질병으로 새롭게 창작하는 것은 의료 전문가들Pharmacrats이 치료라는 미명 아래 인간 신체에 대해 의료적으로 개입하고 실험하는 것을 정당화시켜준다.

이 영역에서의 상업적 이해는 너무 방대해서 인간의 이해를 희생하면서 장려되고 있다. 이러한 기술의 사용이 엄마들과 아기들에게 미치는 위험이 매우 크고 때때로 아주 치명적일 수 있음에도 불구하고, 위험이 미미한 것으로 제시되고 있다. 더욱이 이런 기술들이 실제로는 매우 낮은 성공률을 가진 실험적인 단계에 있음에도 이미 확립된 성공적인 치료법인 양 광고되고 있다.

사마Sama가 직접 조사한 바에 따르면, 공급자들은 시술과정에서 경험할 수 있는 부작용을 최소화하여 이야기했다. 대부분의 경우 그들은 어떤 부작용도 없다고 단언하거나, 위험-이익을 비교분석하려 하거나, 어떤 약에서든 나타날 수 있는 문제 정도로 부작용을 정당화했다. 심지어 몇몇 사람들은 여성에게 그 책임을 떠넘기면서 합병증을 개인의 탓으로 돌리려고까지 했다. 소수의 공급자들만 다태아 임신, 자궁외 임신, 난소암, 비만, 유산 등과 같은 합병증과 위험성에 대해 언급했다. 그러나 이들 역시 이런 일이 일어날 확률은 매우 낮다고 강조하면서 심각하게 여기지 않았다.

여성들 역시 부작용을 소홀하게 취급하는 경향을 보였다. 대부분은 일반적인 부작용으로 몸무게가 늘고 몸이 둔하게 느껴진다고 말했다. 여성들 또한 위험-이익 분석으로 그런 부작용을 정당화했고 대부분 고통 및 합병증과 타협했다. 공급자들과 여성들 양자 모두, 부작용과 합병증을 치료과정에서 있을 수밖에 없는 문제거나, 사소한 문제로 이해하고 있었다. 그러나 여성들이 공급자들과 비슷한 반응을 보이는 것은 좀 더 광범위한 사회적 맥락과 관련지어 생각해볼 문제이다. 자녀가 없는 것을 낙인처럼 여기고 여성은 본래

모성을 지니고 태어났다고 가정하는 사고방식이 너무나 뿌리 깊게 인도사람들에게 내면화되어 있다. 이런 상황에서 사회적 압력은 압력으로 인식되지 못한다. 게다가 현재 이런 압력은 여성에 대한 권력이 그 기원의 측면에서 점점 더 모호해지고 있기 때문에 더욱 위험한 것이다. 이는 여성들이 그것에 대항하여 조직하고 싸우는 것을 매우 어렵게 하는 동시에, 보조생식기술을 둘러싼 운동이 파편화되는 주요한 이유이다. 기술의 옹호자와 그를 비판하는 활동가들 양자가 모두 보조생식기술의 사용을 선택과 행위성의 문제로 보고 있다. 그러나 사회에서 이미 한 집단이 종속되어 있는 상황에서, 기술 발전은 기존의 착취를 경감하기보다는 강화한다는 점을 상기해야만 한다. 바로 이런 면에서 보조생식기술은 남성중심사회의 손에서 여성을 더 많이 착취하고 종속시키는 도구가 되고 있다.

성공률 부풀리기

보조생식기술의 세계화 및 상품화가 증가하면서 공급자들은 이 기술을 아주 성공적인 것인 양 묘사한다. 몇몇 ART클리닉의 브로커들은 60~70% 정도까지 그 성공률을 극단적으로 인용한다. 그러나 이 수치는 진실과는 크게 다르다. 사실 성공률은 너무 왜곡되어서 실제로 진실한 수치를 가늠하기가 매우 어렵다. 대략적으로 25~29세 여성 집단에서 성공률은 약 60% 정도인데, 30~34세 여성의 경우는 24%로 떨어지고 40세 이상의 여성의 경우에는 14.7%로 현저히 떨어진다.

게다가 공급자들이 인용하는 성공률은 아이를 낳아 집에 데려가는 비율이나 출산비율을 말하는 것이 아니다. 그들은 일반적으로 성공적인 이식율을 성공률로 인용하지만, 이식 이후 유산가능성은 매우 높다. 또한 여성들이 스스로 조심하지 않았기 때문이라는 이유를 들어 실패의 부담을 여성에게 전가하려는 시도도 있다. 이는 과학에 대한 장밋빛 환상은 그대로 남겨두면서 실패의 책임을 경감하려는 것인데, 그래야 기술판촉에 도움이 되기 때문이다.

자본주의하에서는 상품을 개선하고 표준화하려는 노력이 끊임없이 지속된다. 보조생식기술의 경우도 마찬가지인데, 이 경우 상품을 개선하고 표준화하려는 시도는 사회가 가장 가치있게 여기는 특성을 가진 바람직한 아이를 생산하는 것이 된다. 이런 측면에서 보조생식기술은 우생학을 부추기는 혐의가 있다. 인도 맥락에서 공급자들은 그들이 공급하는 정자/난자가 키, 체격, 피부/눈/머리카락의 색, 카스트, 종교, 아이큐, 혈액형, 사회의 재정적/인종적 지위라는 면에서 수급자와 일치될 수 있다고 확언하고 광고한다. 한 공급자는 시술을 받는 부부들에게 정자가 릭샤 운전사에게서 나온 것이 아님을 확신시켜야 한다고 털어놓았다. 이런 점에서, 보조생식기술은 카스트, 계급, 인종 등의 계열에 대한 전통적인 관념과 그에 따른 분리를 재생산하고 재강화하는데, 이것이 보조생식기술이 인기있는 기술이자 본래부터 문제적인 기술이 되는 지점이다.

눈속임 광고

보조생식기술을 사용할 커플들을 끌어들기 위해서 클리닉과 센터는 고도로 잘 계획된 마케팅전략과 광고전략을 채택한다. 이러한 전략은 인쇄, 전자미디어와 같은 다양한 정보매체, 그리고 가장 중요하게는 잠재적인 '환자'를 전 세계적으로 연결해주는 인터넷이나 웹사이트를 통해서 드러나고 있다. 다양하게 연결된 웹사이트를 둘러보고 분석해보면 아주 흥미롭다. 모든 웹사이트는 다양한 기술에 대한 약간의 기본적인 정보를 제공하고 내용의 대부분을 높은 성공률 및 선진국 수준의 치료과정을 3세계 가격으로 제공하는 서비스의 훌륭함에 대해서 소리 높여 이야기하는 데 할애한다.[7] 전체 치료과정을 '패키지'로 제공할 수 있다고 광고하는데, 그 패키지는 커플들이 그 특별한 '거래deal'를 선택하면 최대한의 이익을 얻을 수 있는 상품이라는 식이다. 그리하여 너도나도 커플들이 선택할 만한 최적의 '상품제안offer'을 내놓으려고 한다. 사람들은 모든 측면에서 자신들의 기대를 충족할 때까지 이 클리닉에서 저 클리닉으로 혹은 다른 웹사이트 쇼핑으로 '의사쇼핑doctor-shopping'을 하게 된다.

몇몇 광고 문구를 인용하면 다음과 같다.

뭄바이의 불임클리닉 광고

온라인으로 예약 가능합니다. 다음 사이트에서 최상의 상품을 찾으십시오. http://guides.usaindians.com/travel/

미국-인도 간의 왕복비행기 티켓은 1,000~1,500 미국달러 정도. 남편과 동행하거나 질소 운반용기로 냉동정자를 가져오셔도 됩니다(운반용기는 당신이 사는 지역 불임클리닉에서 빌려야 합니다). 클리닉은 국제공항에서 20분 거리이고, 발리우드(인도의 비버리 힐즈!)의 중심부인 Bandra에 위치해 있습니다.[8]

다른 광고

당신의 배아가 페트리접시에서 자라는 동안 당신은 달빛에 빛나는 타지마할을 감상할 수 있습니다. 호르몬치료를 받는 동안 별 다섯 개짜리 호텔에 머물 수도 있습니다.

보조생식기술 산업은 광범위한 소비자에게 호소하기 위해서 '선택'이라는 수사를 전유할 뿐만 아니라, 생식을 위한 신체 부분을 다른 상품처럼 이윤을 위해 사고팔거나 빌릴 수 있게 하는 경제적 등가교환방식 및 새로운 상품을 생산한다. 이 과정은 두 방향에서 전개된다. 한쪽에는 그런 신체부분을 필요로 하는 기술의 공급자들이 있다. 그들은 그런 기술들을 판촉하거나 시장화하고 돈을 벌 수 있다. 다른 한쪽에는 재정적·금전적 이유로 난자, 정자 등을 파는 사람들 혹은 기증자들이 있다. 난자, 대리모(자궁을 빌려주는)의 판매/기증과 같은 과정은 최근에 거대한 규모로 잘 조직화된 산업의 형태를 갖추었다.

뭄바이에서 젊은 여성과 남성들은 재정적인 이익 때문에 그들의 난자와 정자를 팔고 있다. 사례금을 후하게 지급한다는 웹사이트의 유혹적인 광고들이 젊은이들을 돈벌이를 위한 기증에 빠져들게 만든다. 나는 임신하고 싶다, 인간재생산센터The Centre for Human Reproduction인 Rotunda 사이트가 제안한다. "난자를 기증하는 것이 당신의 미래에 해를 끼치지는 않을 것이다. 우리는 당신의 고결한 행위에 대해서 두둑한 보상을 할 것이다." 많은 불임클리닉 웹사이트에서 난자기증에 대한 요구는 기증자들에게 매력적인 신종 돈벌이이다.
- 출처: The Asian Age, June 11, 2004.

의사들이나 전문가들이 보기로는 광고에 쓸 5천 루피도 없는 사람들이 있는가 하면, 반면에 다른 한쪽에서는 구매를 위해서 천만 루피도 낼 용의가 있는 사람들도 많이 있다. 구매소비자를 대상으로 성공률이 과장되고 있을 뿐만 아니라 치료비용(초기검사로 한 사이클 시술받는 비용은 단 2천 루피지만)도 부풀려지고 있다. IVF가 필요한 경우는 10~15% 정도이고 보통 여러 번의 사이클을 반복하므로 6만 5천 루피 정도의 비용이 소요된다. 환자들은 심지어 IVF 시술이 꼭 필요하지 않음에도 클리닉의 충고를 받아들여 종종 10만~20만 루피까지 지불하기도 한다. 이뿐만 아니라 클리닉들은 치료의 효과를 광고하기 위해 모델을 고용해 연출된 사진을 만들기도 한다.

기술의 공급자들만 판촉 및 광고에 관심이 있는 아니라, 보조생식기술을 통해 사용될 약을 판매하는 데 있어서 그 자체의 상업적 이해를 가진 제약회사들이 나날이 늘어나고 있다. 좀 더 넓은 맥락에서 봤을 때는 그로 인한 '이익'이 의문시되는 기술을 발전시키고 판촉하기 위해서, 수많은 회사들이 만들어져 왔으며 더 많은 회사들이 계속 만들어지고 있다. 순전히 이윤을 위해서 특정한 불임 약물을 시장에 파는 것이 명백한 사례들도 많다.

보조생식기술과 성감별: 수익성 있는 사업

불임 '산업'은 보조생식기술을 신종 성감별기술로 이용해 가임커플들에게까지 시장을 확대할 수 있다.[9] 최근에는 원래 유전병을 검사하기 위한 착상전 유전자검사와 같은 기술이 여아를 선별적으로 가려내기 위해 공개적으로 그리고 광범위하게 사용되고 있다. 이것은 별다른 규제도 없이 거대한 시장이 되고 있다.

2006년 8월 7일 『인도 Times』가 보고하기를, 불임커플들은 이제 최근에 만들어진 세계최초 인간 배아은행에서 '맞춤형' 아이를 가질 수 있다. 커플들은 5천 파운드 정도로 그들이 원하는 특정조건에 맞는 기성배아readymade embryo를 살 수 있다. 윤리 캠페인을 벌이는 사람들로부터 이런 관행에 대한 대규모 비난이 나오고 있다. 그들은 이러한 관행을 아이들이 슈퍼마켓의 '특별한 상품'과 같이 취급되는 '인간생명의 절대적 상품화'라고 보고 있다.

성감별 과정은 아들에게 많은 특권을 주는 국가들에서 특히 그 자체로 거대한 산업이 되고 있다. 아들을 갖는 것에 대한 사회적·정서적 의미 때문에 커플들은 필사적으로 그런 기술들을 사용하고 상당히 많은 돈을 거기에 쏟아 붓고 있다.

IVF에서 대리모로: 계약 시장

임신을 보조하는 기술이 사용되는 양상은 IVF를 과도하게 사용하는 것에서부터 불임커플에게 자궁을 빌려주는 대리모에까지 이르렀다. 과거에도 대리모 시술이 존재하긴 했지만, 최근에 대리모는 국내적인 것이 아닌, 국가 경계를 가로지르는 거대한 산업이 되고 있다.

인도에는 350개의 ART클리닉이 있고 대략 10만 IVF 사이클이 매년 이루어지고 있다. 불임커플의 약 3%만 자궁을 빌릴 필요가 있다 해도, 6만 5천~9만 루피가 소요되는 IVF 시술 및 10만~30만 루피 사이의 대리임신 비용을 포함한 대리모 시술은 수천 만 루피의 가치가 있음에 틀림없다.[10] 그러나 전문가들은 엄중한 관리기관과 등록체계의 부재로 대리모 '산업'의 정확한 가치를 알기 어렵다고 생각한다. 영국과 미국 같은 나라에는 대리모에 대한 적절한 규제시스템이 있지만, 점점 더 많은 사람들이 경제적인 요인으로 인도로 오고 있다. 이 경우, IVF를 포함한 대리모 시술의 전체비용은 50만 루피(약 11,000달러) 정도가 된다. 미국에서는 대리모만 15,000달러가 소요되고, 영국에서는 IVF가 한 사이클당 7,000파운드 정도, 대리모에 10,000파운드(약 18,000달러) 정도 경비가 소요된다.

규제체계의 필요성

인도의료연구위원회ICMR 지침에 따르면, 불임치료의 잠재적인 시장은 민간 영역에서 줄잡아 2천 5백억 루피 정도로 추산된다. 재생산기술 시장이 점점 성장하면서, '불임클리닉'과 제약회사들을 규제하고 감시할 필요성은 아주 커진다. 규제와 감시시스템이 잘 완비되어 있는 영국과 캐나다와 같은 나라에서 가격이 싸고 규제가 엄하지 않은 인도와 같은 나라들로 초점이 이동하고 있다. ICMR이 ART클리닉에 대한 지침을 발표했음에도 이러한 지침은 지속적으로 위반되고 있다. 많은 미등록 클리닉이 '불임클리닉'이라는 이름을 달고 여전히 운영되고 있다. 대부분의 이런 기술들이 민간 영역 내에서 제공되기 때문에 이윤을 창출할 수 있다는 점이 추동력이 되고 있다. 정부 또한 인도 경제에 자금이 유입될 필요성이 있다고 여기기에, 입법자들이 자본주의와 기업 이해를 따라 움직이면서 우려스러운 상황을 방치하고 있다. 보조생식기술이 이러한 상황에 있기 때문에 공공의 안전성, 윤리적인 행동을 보장하는 것과 이윤을 내려는 움직임 사이에 균형을 잡는 것이 중요하고도 어려운 과제이다.

우려되는 악순환

새로운 재생산기술과 유전공학의 등장 및 발전은 이윤을 목적으로 추동되며, 불임에 대한 여성들의 공포를 착취하면서 갖가지 기술의 증식이 정당화된다. 모든 여성들이 가져야 하는 정체성인 양 모성을 선전하여 장사를 해 보려는 의도가 '여성을 위한 선택권'을 주거나 확대한다는 식으로 투사된다. 모성의 본질화는 여성의 정체성을 오직 재생산하는 존재로만 동일시하는 것이다. 이렇게 되면, 여성이 자신의 자궁에서 아이를 낳지 않으면 여성으로서 정체성을 충족시키지 못한 것이 된다. 이는 보조생식기술의 발전, 상품화, 사용이 설명되고 이해되는 중요한 맥락이다. 보조생식기술을 통한 착취 가능성은 특히 인도와 같은 나라에서 엄청나게 크다. 인도는 임신을 여성성을 규정하는 것으로 인식하고, 여성성을 엄마가 될 능력으로 규정하는 나라이다. 보통 여성이 되는 것의 의미를 규정하는 이러한 패러다임하에서 아이가 없다는 것은 다양한 형태의 사회적 배제를 가져온다.

이런 맥락에서 보조생식기술의 도입은 입양을 통한 대안적인 부모 되기나 자발적으로 아이를 갖지 않는 방식이 사회에서 생물학적 부모와 동등하게 자리 잡기 어렵게 하며, 그런 방식들이 일종의 선택으로 간주되지 못하는 상황을 만들어낸다. 그리고 이런 상황은 다시 인도에서 향후 보조생식기술의 확산과 표준화의 근거로 작용하게 될 것이다.

FEMINI
BIOTECH
in Every

03

장애·재생산·
유연한 우생학
유전학의 시대에
자기형성의 테크놀로지

Karen-Sue Taussig·Rayna Rapp·Deborah Heath | 박연규 번역[1]

03

카렌-수 타우식 University of Minesota 인류학교수·**레이나 랍** New York University 인류학교수·**데보라 히스** Lewis and Clark College 인류학교수

우리는 우리자신의 본질을 선택할 수 있다.
우리가 운반하고 있는 그것들,
바로 DNA로 우리자신을 지휘하면서 말이다.
- David Barash, 『DNA와 운명』, 1998.

1994년, 존 바스무스 John Wasmuth와 실험실 동료들은 유전자 하나를 발견했다고 『Cell』지에 발표했다.[2] $FGFR_3$라는 유전자가 바로 그것인데, 유전적으로 난쟁이가 되는 경우 중 가장 흔한 형태인 연골무형성증과 관련된 유전자이다. 이들은 연골무형성증이 있는 사람들 중 98%가 모두 성장인자 수용체의 일종인 $FGFR_3$ 분자에 동일한 돌연변이를 가지고 있다는 사실을 밝혀낸 것이었다.*

바스무스의 보고서는 1995년 『Scientist』지에 한해 동안 가장 많이 인용된 논문으로 언급될 만큼 각광받았다. 이 발견은 무엇보다도 소인증 dwarfism 을 산전 유전자검사로 감별해낼 수 있는 가능성을 열어젖혔다. 바스무스의 발견에 이르기까지 수년 간의 과정에는 분자들, 과학자들, 기술자들만 개입한 것이 아니라 환자들, 의사들, 유전상담사들까지 모두 상호협력하며 동참

---

* $FGFR_3$ 돌연변이처럼 연골무형성증을 보이는 모든 경우가 단 한 가지의 동일한 돌연변이에 의한 것인 경우는 유전학에서 매운 드문 경우다. 대개는 하나의 유전자에서 상이한 돌연변이들이 일어나도 똑같은 장애가 일어나는 경우가 일반적이다. 예를 들어 마르팡 증후군(유전적으로 사지가 거미처럼 길어지는 증상-역주)의 경우는 모두 똑같은 결합조직 단백질 유전자인 피브릴린 fibrillin 유전자에 돌연변이가 일어나긴 하지만, 가족에 따라 돌연변이의 종류가 달라진다. 필자들은 마르팡 증후군에 관한 연구도 진행중이다(Heath 1998a,b).

했다. 비단 이 경우뿐 아니라, 유전학적 지식이란 항상 분자기술 및 갖가지 실험실의 관행들로 이루어진 실험실 생활을 통해서 구성됨은 물론, 임상의 진단과 치료체계를 통해서도 생산되는 것이다. 환자집단은 수없이 많은 실험실과 임상에 그들 자신의 조직샘플을 제공하였으며, 환자가족들은 유전적으로 다른 가족구성원과 함께 살면서 축적한 '정서적 지식'[3]을 통해 실험실과 임상의 지식생산에 공헌했다.

   소인증 및 그와 연관된 골격형성이상 증상들에 관한 장기간의 연구들은 이런 증상들을 가진 전 세계의 여러 개인들로부터 채취해서 모은 연구샘플에 의존해왔다. 수집된 샘플들은 연구를 위해 설립된 조직은행에 보관되었다. 이 집단적 연구과정의 이야기에서는 "소인증 유전자"를 찾기 위해 벌어진 경쟁과 협력뿐 아니라, 헌팅턴병* 유전자를 찾는 작업도 한 역할을 했다. 바스무스는 헌팅턴병 유전자에 관한 연구를 먼저 했었고, 결국 두 증상은 똑같은 $FGFR_3$ 염색체와 관련이 있다는 사실이 밝혀졌다. 헌팅턴병 유전자연구는 인간게놈프로젝트를 설립하기 위해 쏟아진 과학적·대중적 지원들을 동원함으로써 성공적으로 또렷한 두각을 나타내었는데 이는 또 다른 이야기가 된다. 우리가 여기서 상술하는 복잡다단한 과학적 발견의 과정은 21세기 초반의 통상적인 과학 science-as-usual이란 어떠한 것인가에 관한 한 예랄 수 있

---

  * 우성유전 되는 치명적인 신경 장애로 인간게놈프로젝트 및 최근의 분자생물학 발전과정에서 중대한 역할을 했다.

겠다.

바스무스의 논문이 발표되고 1년 후, 미 국립인간게놈연구소의 의료유전학 분과 수장인 클레어 프랑코마노 Clair Francomano는 저신장인 사람들의 전국 조직인 the Little People of America(이하 LPA)[4]의 전국대회에 참석했다. 프랑코마노 박사는 유전적 소인증을 오랫동안 연구해왔으며 그들을 위한 건강 서비스를 제공해온 사람으로 LPA 의료자문위원회의 일원이기도 하다. 그녀는 이렇게 이야기했다. "(바스무스의 논문이 발표된 직후) 작년에 나는 이 대회에 오자마자 이 사람들 중 한 명이 '난쟁이, 멸종위기에 처한 종'이라고 쓰인 티셔츠*를 입고 있는 것을 봤어요. 그걸 보고 정말 충격을 받았어요. 걱정이 되기 시작했죠. 우리 연구자들이 대체 무얼 하고 있는 건가, 이 연구결과가 어떻게 이용될 것인가, 이 사람들에게 우리 연구가 어떤 의미를 갖게 될 것인가, 그런 것들이 걱정되었던 거죠"(1997년 프랑코마노 박사와의 개인적인 대화에서).

그래서 프랑코마노 박사는 LPA 회원을 위해 인간게놈프로젝트에 관한 워크숍을 여러 번 열었다. 워크숍에서 그녀는 유전자기술 및 연구 프로그램들에 관해 설명하고 키가 작은 사람들이 토로하는 희망과 두려움을 주의 깊

---

* LPA 연례 모임 박람회에서는 항상 여러 종류의 티셔츠를 판다. 1998년에 팔던 한 티셔츠에는 토미 힐피거 로고를 패러디하여 "Tommy Dwarfiger"라고 쓰여 있었다. Dwarf-U 처럼 대학 티셔츠를 흉내 낸 것도 있었다. "난쟁이, 멸종위기의 종"이라고 쓰인 티셔츠는 근래 몇 년 동안 나온 것 중 상당히 인기를 얻은 것이었다.

게 들었다. 그녀는 유전자연구에 의해 열려 젖혀진 가능성과 관련하여 개인적인 포부를 밝히면서도 새로운 발견이 우생학적으로 적용될까봐 당황스럽다고 이야기했다. 그녀가 가진 포부란 소인증과 관련된 증상들, 귀의 이상이나 호흡이상, 등의 통증, 뼈에 생기는 이상 등 몇몇 특정한 증상들을 유전자 치료할 수 있지 않을까 하는 것이었다. 그녀는 산전 유전자검사에 관해 어떻게 생각하는지 LPA 회원 전체를 대상으로 하는 설문조사를 기획했다. 프랑코마노 박사와 다른 LPA의 간부들처럼 우리 역시, 갑작스럽게 등장한 이러한 유전학적 지식 및 기술과 관련하여 '작은 사람들 Little People' (미국에서 소인증인 사람들이 그들 자신을 지칭하며 널리 쓰는 말인데)이 각자의 다양한 생의학적 상황 및 정치적 입장에 따라서 어떤 것을 원하고, 또 어떤 것은 원하지 않는지 알고 싶었다.

유전학, 정체성, 이데올로기

유전자 수준에서 몸을 설명하는 일이 점점 잦아지고 유전자 수준에서 몸을 개선하고자 하는 욕망이 미국의 공공문화 전반에 걸쳐 날로 증가하는 이 시대에, 우리는 생의학biomedical 전문가들과 건강할 권리를 요구하는 평범한 사람들의 관계에서 어떤 형태의 체현 및 주체성들이 출현하는지 살펴보려고 한다. 우리는 사지연장수술이나 산전 유전자검사 같은 생의학적 테크놀로지뿐 아니라, LPA 같은 자조집단을 조직하는 사회적 테크놀로지에도 초점을 맞춰보고자 한다. 이는 푸코가 "자기형성의 테크놀로지"[5]라고 부른 것들에 주목하면서, 유전학적, 우생학적 사고들이 실질적으로 어떻게 구성되고 작용하는가를 분석하는 것이다. "자기형성의 테크놀로지"란 주체가 제도적인 권력의 틀 속에서 살면서 자기자신을 구성하거나 개선하고자 노력하는 관행들 모두를 의미한다. 오늘날 미국사회에서 광범위하게 출현하고 있는 유전학적인 서사 및 관행들은 역사적으로 이 시기에 특정한 방식으로 '자기임selfhood'을 체현하는 어떤 사유방식을 형성한다. 유전적 소인증이 있는 사람들과 연구자들뿐 아니라 인구일반이 이런 사회적 역사적 과정의 주체이다. 우리는 모두 유전학 담론에 흠뻑 젖은 세계 속에서 살고 있으며 날이 갈수록 유전학화하는 경향은 심화될 것이다. 하지만 유전학화 된 전망 및 관행들 속에서 살면서 모두가 같은 경험을 하는 것은 아니며, 각자의 구체적인 맥락에 따라 매우 다른 경험을 하게 된다.

역사적으로 낙인찍혀온 몸으로 태어난 난쟁이들은, 미국에서 가장 먼저 표현형상의 차이에 기반하여 사회적 연대조직을 형성한 사람들이었다.* LPA는 1957년에 설립되었고, 생의학 분야 연구자들, 특히 유전학 연구자들과 협력한 최초의 보건자조단체였다. 낙인이 되는 차이를 타고난 사람들과 연구자들 간에 이루어진 이러한 생체사회적biosocial 연합은, 곧 정상/비정상을 가르는 사회기제 및 편견들에 대해 생산적으로 저항하는 장이 되었다. 최근 폴 래비노Paul Rabinow[6]는 사람들이 유전학적 서사와 관행들에 의거한 정체성 아래 집결하여 새로운 정체성 정치를 구성하는 것을 일컬어 "생체사회성biosociality"이라는 개념을 사용했는데, 이 작은 사람들은 유전자재조합기술이 등장하기 수십 년 전에 이미 이러한 생체사회의 구성을 실험해보기 시작했던 것이다.

우리는 난쟁이들이 자기형성의 테크놀로지 내지 "자기배려의 윤리"를 전개하는 다양한 전략들에 관해 자세히 서술하고자 한다. 이를 통해서, 개인들이 "근대적인 권력의 정상화normalization 작용에 저항할 수 있다"[7]는 것을 보여주는 여러 유형의 행위성agency이 드러난다. LPA 회원들이 활동하는 이 시대 미국사회는, 오랫동안 개인주의 및 자유로운 선택의 이데올로기가 지속되었고 그런 오랜 특징 위에 점점 강화되는 상품화 경향 및 최근의 신자유주의적 시장지향이 겹쳐들고 있는 사회이다. 이런 사회에서 누구나 그렇듯, LPA 회원들도 적당한 기술을 선택하여 스스로를 완벽하게 만들어야 한다는 담론 속에서 선택의 자유를 강요당한다. 알튀세르가 말한 대로 우리 모두는 지배이데올로기의 자장 안에서 사는데,[8] 이 시기 미국사회의 지배이데올로

★ 평균신장인 사람들을 괴롭히는 사악한 난쟁이 이미지는 대중문화와 전래동화에서 흔히 볼 수 있는 것인데, 이런 재현은 난쟁이들이 맞부딪치게 되는 차별장치와 공명한다. 이런 재현의 예로는, "럼플스틴츠킨 rumplestiltskin" 같은 전래동화나 고전영화 Freaks(1932), 보다 최근에는 (대중을 위한) 오스틴 파워 시리즈, (고급 감상자들을 위한) Red Dwarf라는 영화가 있다. 문학에는 난쟁이 주인공들이 수없이 등장한다. 귄터 그라스의 「양철북」, 「Mendel's Dwarf」(Mawer, 1999), 「Stones from the River」(Heigi 1994), 그리고 노벨상 수상작가인 Par Lagerkvist의 『The Dwarf』(1967)라는 작품이 있다.

기는 바로 선택을 통해 자기자신을 완벽하게 만들어야 한다는 것이다.** 이제 살펴보겠지만 유전학적 정상화 기제와 개인주의가 만나는 과정에서 어떤 긴장이 형성된다. 바로 이 긴장으로부터 **유연한 우생학**이 출현한다. 전형적이지 않은 몸에 대한 오래된 차별이 유전학기술이 불러온 가능성과 위험을 모두 만나게 된다.

우리는 유전학 지식생산에 대해 인류학적으로 연구하는 프로젝트를 통해 LPA 자조집단과 소인증에 관한 유전학을 익혔다. 과학자들, 임상의들 및 전문가가 아닌 건강자조집단을 형성한 평범한 사람들이 나날의 일상에서 어떤 식으로 자기들의 일을 수행하는지 이해하기 위해서 우리는 모바일 연구팀을 구성했다.⁹ 에린 코흐Erin Koch, 바바라 레이Babara Ley, 마이클 몬토야Michael Montoya, 세 사람의 대학원생 연구보조자들이 우리와 함께 작업했다. 프로젝트 기간 동안 우리는 미국의 양쪽 해안과 다섯 개의 연구기관에 흩어져 돌아다니며 작업했고 많은 대화가 인터넷을 통해 이루어졌다. 이런 상황은 문화인류학자들에게는 흔치 않을지 몰라도 프로젝트를 통해 우리가 따라다녔던 유전학 지식을 생산하는 사람들에게는 흔히 있는 상황이다. 우리는 보건자조집단의 전국모임으로부터 기초과학실험실에 이르기까지 유전학

** 미국인들은 개인의 선택이라는 이데올로기에 기대어 완전성에 대한 압박을 더 받는 측면이 있기도 하다. 미국학에서 개인주의에 관한 논쟁은 오랜 역사를 가지고 있는데, 그 논쟁의 시초에 있다고 할 수 있는 토크빌은 개인주의를 미국인의 특징이라고 설명했다(de Tocqueville 1835). 맥퍼슨은 이보다 범위를 넓혀 정치이론에서 개인주의의 서구적인 특성을 연구하면서 "소유 개인주의"라는 표현을 사용했다(C. B. Macperson 1962).

관련자들을 따라다녔고, 임상의들로부터 연골무형성증처럼 유전되는 증상을 가진 이의 가족들까지 인터뷰했다. 프랑코마노 박사와 LPA 회원들과 마찬가지로 우리 팀도 유전학적 발견들이 우생학적인 사고와 관행들을 강화하는 것은 아닐지 염려해왔다. 현장에서 만난 이들처럼 우리 역시 현대 의료유전학이 가져온 것 중에서 무엇이 의원성醫原性 폐해이고 무엇이 반길만한 선물인지 복잡한 상호작용 때문에 구분하기 어렵다는 것을 알고 있다.

유전공학기술 및 자연의 근간을 뒤흔들 수도 있는 그 힘에 관한 이 시대의 논쟁은, 과학기술이 혜택인가 아니면 괴로운 짐인가, 위협인가 가능성인가, 위험인가 기회인가 하는 담론으로 둘러싸여 있다.[10] 과학의 진보가 사회적 동요를 야기하는 일은 물론 어제오늘의 일이 아니다. "신의 영역에 도전한다"는 생의학적 시도들은 항상 공포와 희망을 함께 불러오고는 했었다. 19세기 외과 의료의 발전과정에서도, 20세기에 재생산의학의 발전과정에서도 그랬다. 공공의 열광과 불안을 뒤섞인 채로 불러일으키는 묵은 것과 새것, 혁신과 속박의 서로 얽혀있는 결들이 우리의 공동작업을 통해서 잘 풀려나가길 희망한다. 이 불안정한 지형 위에서, 자연 및 본성(인간본성, 생물학, 분자유전학을 모두 포함)을 보다 완벽한 형태로 개선하거나 지배해야 한다는 관념을 둘러싸고, 여러 가지 강력한 문화적 담론들이 복잡하고도 모순적인 효과를 내며 교차한다.

서구사회에서 우생학은 길고도 질긴 역사를 가지고 있지만, 우리는 역사적으로 지금 이 시점에 특수한 형태의 우생학에 주목하고자 한다. 인간게놈 프로젝트와 함께 떠오르는 생명공학 산업의 그늘 아래서, 인간의 다양성을 유전적 인과율에 의한 것이라 여기는 하나의 세계관 속으로 이질적인 행위자들이 재배치되면서 말려들고 있다.* 여러 측면에서 이 세계관은 구식판본의 생물학적 환원론을 기반으로 세워진 것이며, 이 판본은 가까스로 감추어지고 세속화된 프로테스탄트 예정설에 다름 아니다. 프로테스탄트 예정설은 정신적·육체적·사회적으로 우월한 특권계급이 어떤 이들인지 가려내려고 했다. 현대의 의료유전학자들은 생물학적 우월성과 열등성에 관한 과거의 관념으로부터 최대한 거리를 두면서도, 그와 동시에 몸에 관한 설명과 몸에 대한 당국의 개입을 분자적 수준에 재배치한다. 우리 모두는 과거의 과학적 환원론과 의료화가 야기한 결과에 의해 선택적으로 고통을 받은 만큼이나 수혜도 받았다.

애비 립프만Abby Lippman[12]이 지적하듯이, 대중의 상상 속에서 지능이나 범죄성향 같은 복합적인 사회적 특성이 유전된다는 생각은 그런 특성이 DNA로 전달된다는 가정과 연결되며, 유전적 결정론과 새로운 유전자조작 기술에 관한 강한 믿음은 이런 상상에 기인한다. 그리하여 오늘날도 미국사회에서는 우생학적 사고방식이 끈질기게 유지되고 있다. 폭넓은 스펙트럼

---

* McGill대학의 역학자인 애비 립프만Abby Lippman은 이런 과정을 "유전학화 geneticization"라고 불렀다.[11] 우리는 현장연구를 통해 이 유전학화하는 경향 및 그 개념 자체가 경합되는 것을 볼 수 있었다.

의 사회집단에 속한 많은 사람들이 인간의 미래가 협상될 수 있거나, 협상되어야만 하는 지점이 바로 게놈이라고 생각한다. 하지만 유전학적 세계관은 과학자들과 의사들, 그리고 자조그룹을 형성한 평범한 사람들을 비롯하여 다른 일반인들 사이에서 확산되는 과정에서 변증법적 모순을 통해 구성된다. 한편으로는 환원론적 결정론이 그늘을 드리우고 있는, 유전학적으로 정의된 세계 속으로 점점 더 많은 행위자들과 일상의 관행들이 끌려들어간다. 다른 한편으로는 유전학적 담론과 관행들이 다양한 위치로 확산되는 과정에서 좀 더 넓은 범위의 행위자들을 집결시킴으로써 민주주의의 가능성이 열리게 된다. 이 행위자들 중 일부는 새로이 주어진 다중적인 위치들을 활용하여 지나치게 손쉬운 생물학적 결정론에 맞서거나, 분자수준의 개입기술들을 발전시켜 선택의 폭을 넓혀보고자 할 것이다. 생체사회적 정치의 장에서 그들은 선구자들이며, 다른 이들은 이 선구자들로부터 많은 것을 배울 수 있다.

다음은 1997년, 1998년, 1999년에 열린 LPA 전국대회에 관한 우리의 참관기이다. 이 이야기에서 중대한 역할을 하는 이들이 있는데 그들은 우리로 하여금 이러한 변증법적 과정을 일상의 관행 속에서 추적하고 음미할 수 있도록 해주었다.

사지연장술과 "유연한" 몸

　LPA는 생의학연구의 장인 동시에 사람들이 자기확인을 하는 사회적 장이기도 하다. 대부분의 회원들은 다양한 종류의 유전되는 소인증 중 하나씩은 갖고 있으며, 그들을 하나로 끌어 모은 조직은 잘 구성된 생체사회성의 전형을 보여준다. 사람들의 특성이 유전학적으로 정의되는 과정에서, 사람들은 새로운 유전적 담론과 관행들에 의해 재구성된 범주하에 스스로를 배치하면서 새로운 정체성 정치의 집단을 구성한다. 우리시대, 현대의 사회적 삶은 날이 갈수록 급속히 유전적 서사와 관행들에 의거한 어휘들로 다시 쓰이고 있다.[13] 그러나 생체사회성의 어떤 양상들은 분자유전학이 나오기 이전의 의료화에 기반을 두어 구성되었으며, 개인들이 어떤 집단정체성에 속하게끔 하는 또 다른 구체적인 기반을 제공하고 있다.* LPA는 설립 당시부터 의학적 진단보다는 사람들의 키 높이를 회원가입의 기준으로 하여, 유전자 돌연변이에 의한 것이 아닐지라도 저신장인 모든 사람들을 위한 지원활동을 하면서도 지속적으로 의료유전학적 상황에 개입해왔다. 또, 한편으로는 유전적인 소인증이 있는 사람들 모두가 LPA의 전투적인 활동으로부터 나온 몸 정치학을 받아들이는 것은 아니다.

---

* 재향군인회(Young 1995)[14]나 알콜 중독자 모임(Powell 1987)도 20세기 초반에 형성된 생체사회성의 한 예가 될 수 있겠다.

이 시대에 유전학적 사고와 우생학적 사고가 실제로 작용하는 과정에서 발생하는 긴장을 목격할 수 있는 지점 중 하나는 민간 보건자조집단들이 조직하는 의료자문위원회라고 할 수 있다. 이런 자문위원회는 회원들이 특정한(종종 희귀한) 증상에 관해 전문적인 지식을 가진 의료서비스 공급자나 연구자와 소통할 수 있도록 돕는 일을 한다. LPA의 의료자문위원회는 단체의 간부들이 초빙한 의료 전문가들과 단체 회원들로 이루어져 있다. 1957년에 설립된 이래 LPA는 풀뿌리 민주주의를 강력히 지향해왔다. LPA는 회원들과 연구자들이 함께 의료적인 연구를 수행해온 전통을 지니고 있는데 단체의 지도부는 세심하게 연구를 인가하고 연구수행의 기초 절차들을 조정해왔다. 의료 전문가들과 회원들 간의 계약 및 회원들이 연구결과에 접근할 권리가 주의깊게 협상된다. 우리가 인터뷰한 한 LPA 간부는 단체가 연구자들에게 샘플채취를 지나치게 하는 것을 피하고 연구자들 사이에 협력해서 기존에 축적되어 있는 피와 조직 샘플들을 나누어 쓰라고 요구했다는 점을 강조했다. 그 이야기를 하면서 그는 수년 간 연구자들에게 샘플을 제공하느라고 땡땡이 무늬 피부를 가지게 된 LPA 회원도 있다고 농담을 했다. 특정한 의료적 개입들은 지속적으로 협상되는 관계들 속에서 예리하게 논쟁되며 경합에 붙여진다.

우리가 가장 최근에 가본 의료자문회의에서는 오랫동안 자문위원을 해온 한 의사가 최근에 스페인에 다녀온 경험에 관해 발표했다. 그는 스페인에서 20년간 난쟁이들에게 사지연장수술을 해온 한 외과 의사를 만났다고 하면서 비디오 한 편을 보여주었다. 그 비디오는 수차례의 수술을 통해 키를 30cm 늘렸다는 젊은 미국여성에 관한 것이었다. 이 10분짜리 비디오는 그녀가 한 의료유전학센터의 기금모금 행사에서 연설하는 모습을 담은 것이었다. 키가 116cm이었던 그녀의 예전 모습을 실물크기로 확대해 보여주는 첫 장면 뒤에, 목발(마지막 수술의 결과였다)을 하고 무대에 선 그녀의 극적으로 변화한 모습을 보여준다. 그녀는 왜 사지연장수술이 그저 외모를 보기 좋게 해주는 것 이상의 것인가에 대해 사려깊고도 예의바르게 연설한다. 그녀는 수술을 통해 간단히 12인치를 얻어낸 것이 아니라 2년 동안 휠체어에 앉아 지내야 했으며 그 경험은 좀 더 넓은 범위의 장애에 대해 관용을 가질 수 있게 했다고 말한다. 그리고 청중들에게 말하기를, "나는 더 나은 삶을 얻었고 전보다 더 행복합니다. 예전보다 더 독립적인 사람이 되었고 자신감도 커졌어요. 수술은 몸뿐만 아니라 내면에도 많은 변화를 가져다주었습니다. 내가 원한 것이 바로 이런 변화였음을 깨달았어요." 수술을 하기로 결정했을 때 그녀의 나이는 15세였다. 비디오가 보여주는 것은 도전, 완전성, 그리고 성장의 서사이다. LPA 의료자문위원회에서는 즉각 이러한 서사에 반발하는 반응을 보였다.

 비디오가 상영되는 동안 방안은 웅성거림으로 가득 찼고 비디오가 끝나자 방안은 찬물을 끼얹은 듯 조용해졌다. 처음으로 입을 뗀 사람은 한 의사였는데, 그는 보험적용 여부 및 그토록 복잡한 수술을 수행한 의사들의 능력에 관한 이야기를 꺼냈다. 작은 사람들 중 처음으로 입을 연 한 여성은 "비디오의 여성이 LPA와 관계를 맺고 있는지" 물었다. 발표를 한 의사는 "그렇다"고 답했다. 그러자 그녀는 이렇게 말했다. "놀랍군요. 우리 단체에 와 보면 잘 살고 있는 성인들을 적어도 500명은 만날 수 있는데, 이 사람들한테 수술해서 바꾸고 싶은지 물어보면 대부분은 No! 라고 답할 거예요. 여기 미국에서는 저신장인 사람들의 접근권은 (스페인과 비교하면) 큰 문제가 아니니까요. 수술에 대해 편견을 가지고 싶지는 않지만, 사람을 개선하기보다는 환경을 개선해야 한다고 생각합니다." 그 말이 끝나자 그 자리에 있던 의사들과 작은 사람들은 논쟁을 벌이기 시작했다. 그중 의사 한 명과 작은 사람 한 명은 비디오가 실물크기로 저신장인 여성을 보여준 장면이 불쾌하게 느껴졌다고 했다. 의사는 "비디오 자체가 한 명의 작은 사람을 매력적이지 않고 극복해야 할 상태에 있는 모습인 양 비현실적으로 컷을 처리하여 보여주면서, 수술 후에 키가 커진 모습은 마치 완전한 한 사람인 듯이 대조적으로 찍어 놓았다"고 했다.

의사들 사이에서도 의견이 엇갈렸는데 그 중에는 사지연장수술은 하지 않는다는 정형외과 의사들도 있었다. 그중 한 명은, "나는 일생을 (소인증과 관련된) 의료적 증상들을 치료하는 데 바쳐왔습니다. 하지만 사지연장술은 혐오스럽게 느껴져서 해볼 생각조차 않았어요. 사회의 기준에 맞추려고 사람을 늘이는 짓은 할 수 없어요. 나에게는 사지연장술이 산전 유전자검사보다 더 혐오스럽습니다"라고 말했다. 그의 이러한 비난은, "타고난nature" 차이나 "자연 그대로의natural" 다양성을 바꾸려고 해서는 안 된다는 것을 기본적이고도 도덕적인 기준이라고 가정할 때 정형외과 식의 개입과 유전학적 개입이 어떻게 연속된 것으로 여겨지게 되는지 보여준다. 또한 저 비난은 연구자와 의사들 사이에도 종교나 정치경제적 입장, 시민권과 관련한 다양한 세계관에 따라 여러 가지 이견이 있음을 보여준다.

그날 발표를 한 의사는, 누구든 자신의 상태를 향상시키기 위해 유방확대수술이나 코 성형, 지방흡입을 하는 사회이니 난쟁이들도 의료시장에서 취향에 따라 자유로운 선택을 할 수 있어야 하지 않느냐고 반문했다. 하지만 사지연장술을 지지하면서도 그는 너무 어릴 때는 수술을 해서는 안 된다고 이야기했다. 왜냐하면 부모(부모들 대부분은 평균신장인데)가 아니라 환자 본인이 수술에 동의할 수 있는 나이여야 한다는 것이었다. 이에 더해 대부분의 경우는 이런 수술을 해서는 안 된다고 말하면서 그와 동료들은 지난 십년 동안 딱 13건의 사지연장수술을 시행했을 뿐이라고 강조했다. 그러자 LPA의 한 원로회원은 이렇게 말했다. "그건 정말 좋은 정보군요. 널리 알리는 것이 좋겠습니다. 왜냐하면 사지연장술을 시행하는 의사들은 외과 버전의 '공장생산라인'을 만들고 있다는 인상이 널리 퍼져있는데 그런 잘못된 인상을 뒤집는 사실이니까요." 임상에서 일한다는 다른 작은 사람이 마지막으로 한

마디 했다.

"이건 태도의 문제예요. 문제는 삶을 더 나은 상태로 향상시키는 것이지 몸을 '교정'받을 것인가는 아니라고 봅니다. 난 어디가 잘못된 것이 아니기 때문에 '교정'받을 필요가 없어요. 대부분의 작은 사람들, 특히 이 단체 사람들은 그렇게 여겨요, 당신은 나한테 뭔가 잘못되었다고 말하는데, 나는 더 나은 삶을 선택할 겁니다. 하지만 [평균신장인] 부모들이 [난쟁이인] 자기 아기 때문에 문의전화를 거는 것은 걱정됩니다. 부모들은 2주나 4주, 두 달된 자기 아기들에게서 [소인증에 수반되는 증상들인] 감압증, 무호흡증이 우려된다며 전화를 해서는 사지연장수술에 대해 알려달라고 합니다.* 수술에 관한 정보들을 밖으로 알린다면 우리 모두에게 도움이 될 겁니다."

LPA 간부들과 의사들은 서로 입장이 다르다. 그러나 양쪽 모두 개인 누구나 정보에 접근할 수 있어야 더 이득이라고 생각하며, 현실을 자유시장경제에 비유하는 것이 지배적인 세계에 살고 있다. 외과적으로 몸의 형태를 변화시키는 개입에 관한 이 논쟁은 수술 지지자든 그것을 비난하는 이든 자신의 관점을 피력할 때 자유로운 선택에 호소한다는 것을 보여주는데, 이것이 바로 생명과학기술 개인주의biotechnological individualism이다. LPA 회원들, 의료

---

* LPA 대회 중에 "십대 토론"이라는 제목의 한 세션에서는 평균신장을 가진 부모들의 질문에 저신장인 10대들이 답하는 시간이 있었다. 한 부모가 패널로 등장한 십대들 중에 사지연장수술을 생각해봤거나 생각 중인 사람이 있느냐고 물었다. 그 자리에 있던 10대 소녀 네 명 모두는 강하게 고개를 저었다. 그 중 한 명이 상당히 강한 어조로 말하기를 "아니요. 절대 아니에요. 나는 하고 싶은 일이 너무나 많아요. 그걸 하기에도 시간이 모자랍니다."

자문위원회 사람들, 그리고 우리자신은 바로 법역사학자 로렌스 프리드만 Lawrence Friedman[15]이 적절하게 이름 붙인 바 "선택의 나라"의 시민들에 다름 아닌 것이다.

사지연장술은 유전자형에 개입하지 않고 개인의 표현형을 바꿀 수 있다고 제안하는 기술로, 미학적인 동시에 고도로 기술적인 정상화기술이다. 수술을 택하는 사람들은 의료자유시장에서 선택의 행위성을 강조함으로써 소인증은 열등함을 "타고난" 것이라는 사회적 편견과 "자연 그대로의" 모습을 긍정적으로 강조하는 LPA 같은 생체사회의 판단을 모두 피해 간다. 물론 자기 몸을 지배하고 완벽하게 만들어가야 한다는 식의 관념들은 현대 미국사회 이전에도 널리 퍼져있었던 것이긴 하다. 하지만 이런 관념들은 이제 과학기술의 세계에서 다시 태어나면서 업그레이드되었다. 근대성이라고 느슨하게 이름붙일 수 있는 어떤 규준들로 이루어진 과학기술의 세계에서, 개인들에 의해 구현된 선택은 진보와 완벽성을 추구하는 경향과 결합한다.[16] C. B. 맥퍼슨C. B. Macperson이 "소유 개인주의"라 이른 바 있는 유형의 개인주의가 정체성들, 몸의 영역, 그리고 무엇보다 바로 유전학과 연결된다.[17]

그리하여 우리가 이 글에서 유연한 우생학이라고 부르는 것은 사람이 자신의 생물학적 자산을 선택하고 향상시키는 자기형성의 테크놀로지들을 포함한다.*개인의 몸에 대한 기술공학적 개입을 통해 원하는 자기를 선택하고자 하는 욕망은 오래된 양상들을 새로운 것과 통합한다. 유전자치료라는 먼

미래의 약속으로부터 성형수술처럼 일상화된 기술이나 저기술까지 말이다.** 이는 에밀리 마틴Emily Martin이 푸코에게 영감을 받아 "순치된 몸docile bodies"에서 "유연한 몸flexible bodies"으로의 이행이라고 표현한 종류의 변화이다. 푸코의 분석에 의하면 강력한 외부적 개입에 의해 순치된 몸을 생산하는 것은 초기 자본주의의 성공에 결정적인 요소였다. 에밀리 마틴은 제2차 세계대전 후 신자유주의 체제가 상품화 가능성과 시장성을 점점 강조하게 되면서 강력한 외부적 개입에 의해 만들어지는 순치된 몸을 뒤로하고 "유연한 몸"이 출현하는 것을 볼 수 있다고 논한다.[19] 이때 유연한 몸은 자유에 복종하며 선택의 횡포를 강요당하는 몸이다. 이 생의학적인 자유선택의 시장에서 갖가지 과학기술 및 기교들은 생산자와 소비자, 실험실 연구자들, 임상의들, 환자 개인들이 각자 다양한 의미를 두고 욕망을 투자하는 대상이 된다. 이들 모두는 선택 및 완전성과 자신들의 관계를 각자 상당히 다르게 상상하고 있을 것이다.***

분자생물학의 발전과 함께 유전자들을 몸에서 분리해낼 수 있게 되었고, 어떤 특정한 유전자나 몸을 변형시킬 수 있는 가능성은 점점 더 개인적인 선택의 문제로 상상된다. 이에 따라 개인들은 완벽성을 추구하는 데 있어서 생

---

* 우리는 이 부분을 사회학자 Troy Duster(1990)에게 빚졌다.[18] 선택의 이데올로기를 통해 현대 유전학의 관행들에 이미 우생학이 깊이 스며들어 있다고 지적한 것은 그이다. 더스터에 의하면 새로운 유전학과 함께 우생학은 정부정책을 통해서만 실행되는 것이 아니라 "뒷문", 즉 개인의 선택을 통해서도 스며든다는 것이다.

명과학기술의 개입을 욕망하게 되었다. 사회적인 테크놀로지와 생의학적 테크놀로지 이 양자 모두를 포함하는 "자기형성의 테크놀로지들"은 사람들로 하여금 자연 그대로인 것으로 여겨지는 것들을 변형시키려 상상하거나 실제로 변형시킬 수 있게끔 만든다. 무엇이 자연 그대로의 것인가는 우리의 개인적·집단적 이해관계에 따라 항상 재협상되는 것이다.[20] 날이 갈수록 더욱 더 유연한 우생학에 의해 특징지어지는 이런 세계에서, 자기실현은 유전적 특성과 관련된 문제로 여겨지고, 유전적 특성은 개선하거나 선택할 수 있는 특성으로 여겨지게 된다.

그리하여 오랫동안 지속되어온 개인주의 및 선택에 관한 담론들은 약제학이나 외과 의학이 예전부터 제공해온 개입들뿐 아니라, 보다 새로운 종류의 유전학적·분자적 개입들을 통해 새로운 형태를 갖추게 된다. 개인의 몸이 욕망과 선택의 대상이 되는 식으로, 유연화된 몸이 우생학적 사고 및 관행에서의 혁신을 가로지르게 되는 것이다.

** 생명과학기술 개인주의와 자유시장에서 '선택'이라는 이데올로기는 다음의 예화들에서 명백히 관찰할 수 있다. Eugenia Kaw(1993)의 책에서는 자신의 문화적 뿌리에 깊게 동일시하면서도 눈을 영국계처럼 보이도록 성형수술하는 아시아계 미국인 여성들의 사례를 볼 수 있다.[21] Joan Brumberg(1998,1997)의 책은 도덕적인 자기조절로부터 몸을 조절하는 것으로 흐름이 바뀌고 있는 것을 보여준다.[22] 특히 여성들의 경우 다이어트, 운동 그리고 가능한 경우 성형수술이 개인으로 하여금 몸을 선택할 수 있게 해준다.

*** 생의학 내지 생명과학기술적 개입들은 당연히 국가나 지역에 따라 다른 의미를 지닌다. 예를 들어 Taussig(1997)의 작업은 네덜란드에서는 유전학적 의료가 완벽함보다는 정상적임normalcy을 추구하는 것과 강하게 연결되어 있다고 논한다.[23] Lynn Morgan(1997)은 에쿠아도르에서 초음파기술에 관해 분석했는데 이 또한 생명과학기술의 개입에는 맥락에 따라 다른 해석들이 결합됨을 보여준다.[24]

표준화된 기술과 다른 몸 - "난쟁이 아기를 환영합니다"

LPA에서 어떤 사회적 가치들은 가려지는 반면 또 다른 사회적 가치들은 강조되는 속에서 생명과학기술 개인주의가 어떻게 유지되는가? 이 질문은 우리가 LPA의 많은 워크숍 및 평소의 대화에 참여하면서 엮여져 나왔다. 사랑, 결혼, 가족형성, 아이가 이 대화들 속에서 주요한 욕망의 대상이었다. 또한 세대 간의 관계 및 고전적인 의미에서 우생학 및 미학적인 문제도 여기에 포함된다. LPA에서 난쟁이 아이를 희망하거나 난쟁이 아이가 태어난 것을 축하하는 것은 평범하고 흔한 일이었다. 또한 우리는 난쟁이가 아이를 갖는 것의 가치에 대해 특히 주목했다. LPA에서 난쟁이 아이를 지지하고 긍정하는 분위기는 우리에게 저항적인 생체사회성의 신호로 느껴졌다. 전통적으로 난쟁이들은 사회에서 무시당하고 불완전한 존재로 분류되어 왔음에도 불구하고, LPA에서 세대를 가로지르는 난쟁이와의, 난쟁이들에 의한 친족관계는 세상의 차별을 견딜만한 것으로 희석시킬 정도의 지지를 받고 중요성을 인정받고 있었다.

저신장인 부모와 평균신장인 부모가 모두 참석했던, 부모가 될 사람들을 위한 한 워크숍에서 모든 참가자들은 자신들이 어디서 왔는지와 자기 아기가 어떤 종류의 소인증인지를 말하면서 자기소개를 했다. 새로 온 평균신장인 부모들은 난쟁이 아기를 갖게 되었다는 충격에 적응할 수 있도록 도움을 받고 싶어 했다. 다른 저신장 및 평균신장의 부모들은 그런 도움을 주기 위해 거기에 참석하고 있었다. 한 연골무형성증 난쟁이가 아기가 태어나기를 기다리고 있는 중이라고 자신과 부인을 소개하면서, "우린 난쟁이 아기가 태어났으면 한답니다!"라고 말하자 좌중은 이에 커다란 박수로 답했다.

우리 연구팀 중 두 명은 고위험 산과유전학자인 두 명의 여성이 주관한 여성건강워크숍에 참석했다. 그 자리의 청중은 스무 명의 키가 작은 여성들과 두 명의 평균신장 인류학자였다. 첫 번째로 말을 꺼낸 캐서린[25]은 손을 든 후 이렇게 말했다. "제가 시작하죠. 난 임신 4개월인데,……" 이 말을 꺼내기 무섭게 그 방의 모두로부터 열광적인 박수와 환호가 터져 나와 그녀의 말은 잠시 중단되었다. 캐서린은 출산에서 그녀가 선택할 수 있는 것들이 어떤 것이 있는지 물었고, 난쟁이 여성의 출산에서 세부사항에 대해 극도로 긍정적이고 지지하는 어조로 긴 토론이 이어졌다. 의사들과 청중들 모두 임신과 출산은 굉장히 해볼 만한 일이라는 관점으로 하나로 뭉쳐있었고, 양측 모두 생의학테크놀로지가 임신과 출산을 좀 더 안전하고 수월한 것으로 만들어 줄 수 있기를 기대하고 있었다.

캐서린은 임신한 여느 미국여성처럼 얼마나 금방 아기를 품에 안아볼 수 있을지 궁금해 했다. 의사는 요추협착이 있기 때문에(소인증에 흔히 수반하는 중세인데) 그녀가 선택할 수 있는 것은 전신마취를 하고 제왕절개수술을 받는 것뿐이라고 이야기했다. 소인증인 여성의 골반은 아기의 머리가 지나갈 수 있게끔 생기지 않았기 때문에 사실상 모두 제왕절개술을 받는다. 미국에서는 제왕절개술시 전신마취를 하기보다는 척수마취를 하는 것이 일반적이다. 의사들 중 한 명이 척추가 다르게 생긴 사람들의 경우에는 척수마취가 간단치 않다고 설명했다. "이건 정말 논쟁적인 주제입니다.…… 마취과 의사들은 (척추의) 비정상을 정말 두려워하는데, 이유가 있습니다. 미지의 영역이거든요.…… 마취과 의사가 편안한 마음으로 전신(마취)을 할 수 있어야…… 당신도 좋은 결과를 얻을 수 있습니다. 그리고 협착이 있는 등에 바늘은 꽂는 것은 위험해요. 저는 그런 위험을 감수하고 싶지 않습니다." 그러자 캐서린이 물었다. "작은 키가 시술을 위험하게 만드는 건가요?" 의사는 일반적인 의학적 절차라 여겨지는 것들이 표준화된 몸을 중심으로 고안되어 왔다는 사실을 강조했다.

"척추든 경막이든 간에 의사들이 부분마취를 할 때 의사들은 그 작은 공간에 카데터를 꽂을지 바늘을 꽂을지, 그 공간이 얼마나 되는지, 공간이 있기는 한지 등을 판단해야 합니다. 작은 사람들의 경우에는 자주 그럴 공간이 거의 없지요.…… 의사들에게는 어떤 표지가 필요합니다. 보이지 않는 채로 해야 하니까……환자의 등을 눌러 볼 때는……그 표지를 찾으려는 겁니다. 그러다가 '여기 표지가 있군'하고 말하지요. 하지만 그 표지가 변형되어 있는 경우에는 마취를 시작할 수가 없습니다."

의사들이 저신장인 여성을 위한 출산의 기본절차에 초점을 맞추면서 대화는 이어졌고, 청중들은 거기에 자신들의 경험을 비추어 보았으며 캐서린은 출산 직후 가능한 한 빨리 아이를 품에 안아 보고 싶어서 얼마나 걸릴지 확실히 알고자 했다. 소인증 여성들과 의사들의 이 만남은 세 가지 중요한 지점을 보여준다.

첫째, 이 모임의 주제는 소인증 여성들이 아이를 가져야만 하는가에 관한 것이 아니라 임신과 출산의 세부사항에 관한 것이었다. 우리가 생각하기에 이런 토론은 새로운 것이다. 20년 전에는 저신장의 여성이 아이를 낳는 것을 도와줄 고위험 산과유전학자가 존재하지도 않았을 것이고, 난쟁이가 아이를 낳으려는 것은 지금보다 훨씬 더 편견에 맞서야 하는 일이었을 것이다.

둘째, 이 모임에서 볼 수 있는 산과학에 관한 관심은 표준적이지 않은 몸을 가진 사람들에게 표준화된 의료기법을 적용할 때 맞닥뜨리게 되는 도전들을 드러내준다. 정상적인 것과 병리적인 것[26]이 대비되면서도 항상 나란히 가는 익숙한 구도를 통해서, 표준화가 수반하는 숨은 비용들이 드러난다.[27]

마지막으로, 토론 참가자들은 서로 입장에 따라 재생산에 관한 관심사가 다르게 형성된다. 의사들은 표준화된 의료를 척추형태가 다른 사람들에게 적용하는 문제에 열중하고 있다. 그들의 행위성은 임신을 보다 안전하게 만들 수 있는 전문성을 계속 향상시키려는 데서 가장 잘 표현된다. 이에 반해 캐서린은 친족관계 및 사랑이라는 주제에 몰두하고 있다. 그녀는 수술 후에 어머니와 아기의 긴밀한 유대를 만드는 것에 관심이 있기 때문에 임신과 출산이 의료적으로 실행가능한지 알고 싶어 한다.

다른 유형의 소인증을 가진 여성의 경우 임신과 출산은 훨씬 더 어려워질 수 있고, 어떤 여성들에게는 지나치게 부담이 되는 일일 수 있다. 아마 이 때문에 LPA에 활발한 입양네트워크가 조직되어 있는 듯하다. 전국 LPA 소식지인 『LPA today』에는 이렇게 쓰여 있다. "이 서비스의 목적은 모든 난쟁이 아이들에게 따뜻한 가정을 찾아주려는 것입니다.…… 입양기관들, 의사들, 병원들, 유전 상담가 및 여러 사람들에 넓게 손을 뻗쳐서 입양할 난쟁이 아이들을 찾고, 입양에 관심 있는 부모들에게 연결합니다. LPA 입양서비스는 난쟁이 모임에만 한정되어 있지 않습니다. 평균신장의 부모들도 환영합니다."[28]

우리는 LPA 대회에서 입양에 관한 세 개의 세션에 참가했는데, 거기서는 유연한 우생학이 규범이었다. 두 개의 세션은 난쟁이 아이를 입양하려하는 사람들에게 정보를 제공했고, 다른 하나의 세션은 입양경험에 관해 토론하는 장을 제공하는 것이었다. 세 세션 모두 입양을 해봤거나 입양에 관심을 가진 저신장 부모 및 평균신장 부모가 모두 참석해 있었으며, 모두들 자조self-help의 긍정적인 모델을 보여주었다. 모든 세션에서 미국에는 입양할 수 있는 난쟁이 아이가 희귀하지 않느냐는 질문이 제기되었다. 입양 프로그램의 진행자는 외국아이를 입양해야할 것이라고 답했다. 그리고 나서 아주 드물게 미국에서 태어난 난쟁이 아이를 입양할 수 있게 될 경우 어떻게 하는지 설명했다. LPA 소식지의 입양란은 입양네트워크에 외국아이들이 훨씬 더 많다는 것을 강조하면서 인도, 불가리아, 콜롬비아로부터 입양을 기다리는 아이들의 리스트와 난쟁이 부부가 아이를 입양하려고 러시아로 여행을 갔던 이야기를 상세히 묘사한 긴 기사를 싣고 있다.[29]

미국아이는 입양하기 어렵다는 이야기가 나올 때마다 항상, 미국 부모들이 산전감별검사를 해서 난쟁이 아이를 중간에 낙태하지 않고 낳는 것을 택했으면 좋겠다는 희망을 피력하는 사람들이 있었다. 소인증과 입양, 산전검사에 의한 낙태에 관한 담론들은, 최근 일어났거나 앞으로 기대되는 과학적 발견들 및 그 발견의 임상적인 응용에 비추어 참가자들이 미래를 어떻게 인식하고 상상하는지 보여준다. 바로 여기서 개인의 선택에 대한 고양된 의식과 생명과학기술 미래주의가 한데 모이게 된다.

산전검사는 나쁜 기술인가?

우리가 LPA에서 만난 많은 저신장 및 평균신장의 사람들은 난쟁이 아이를 환영하면서도 소인증 유전자의 발견으로 우생학적인 선택의 가능성이 생겼다는 것에 대해 매우 잘 알고 있다. 소인증 유형 중 하나인 연골무형성증의 유전자가 이미 발견되었고 산전검사도 가능하지만 지금까지는 일상적으로 행해지는 검사는 아니다. 산전감별검사를 보편화하기에는 연골무형성증이 너무 희귀하기 때문이다. 오히려 아직은 정기적인 초음파검사를 받다가 우연히 알게 되는 식으로 산전감별이 이루어지는 경우가 일반적인데, 때로는 낙태가 불법이 되는 임신 3개월에 발견하였음에도 임신중절을 하는 경우도 있다.

유전적 비정상성을 가진 많은 사람들과 의사들은 과학자들이 산전진단의 판도를 극적으로 바꿀 고효율 바이오칩을 개발하고 있다는 것도 알고 있었다. 이미 미세배열기술을 이용해 작은 실리콘 칩에 극소량의 DNA샘플을 여러 번 집적할 수 있도록 만들어진 바이오칩들이 시장에 나왔는데, 자동화된 전산기술을 통해 DNA를 빠르게 식별해낼 수 있게 된 것이다.* 바이오칩기술은 상대적으로 싼 가격으로 신속하게 좀 더 넓은 범위의 유전적인 증상들에 대한 산전진단을 가능케 할 것이다. 연골무형성증은 그에 대한 산전 바이오칩검사가 개발되어야 한다고 자주 언급된 증상이고, 앞으로 개발될 예정이다. 바이오칩이 개발되면 이제 연골무형성증의 산전검사는 일반적으로 널리 행해질 수 있게 될 것이다. 이 칩에 대한 LPA에서의 논의들은 다시 한 번, 생명과학기술 개인주의의 힘과 시장에 의해 추동된 유연한 우생학에 대한 이해할만한 두려움을 잘 보여준다.

고도로 효율적인 진단용 칩에 대한 전망으로부터 알 수 있는 것은, 우리

---

* 데보라 히스가 1992년과 1994년에 현장연구를 했던 분자생명과학기술 연구실은 그 때쯤 바이오칩의 원형을 개발하고 있었다. 같은 기술을 개발하는 경쟁집단들 중에는 생명과학기술 기업인 Affymetrix가 있었는데, 그 회사는 지금[1999년] 미세배열기술의 선두에 있다.

시대의 상상력 속에서 더 나은 미래란 더 빠른 속도를 의미한다는 점이다.[30] 후기 자본주의라는 감옥은 실리콘으로 된 감옥이며, 그 속에서 산업기계의 속도[31]는 컴퓨터테크놀로지의 나노 초 단위까지 가속화된다. 이러한 근 미래의 테크놀로지가 제시하는 변화는 심히 마음을 불안케 하는 것이다. 하지만 우리는 현재의 시점에서, 실상 모든 이들이 이미 빠른 속도로 이루어지는 과학기술적 혁신의 내부에서 살고 있다는 점을 강조해야겠다. 가톨릭교회로부터 몇몇 창조적이고도 존경받는 페미니스트들[32]에 이르기까지 많은 사회집단들은 산전검사로 대표되는 새로운 재생산기술들이 자연상태를 악화시키는 것이며 자본주의의 억압적 양상이라고 꼬리표를 붙이며 그런 기술들에 저항해야 한다고 주장한다. 하지만 그런 식으로 말하기에는 구체적인 현실이 너무나 복잡하다는 것을 알아야 한다. 유전학적 지식과 그와 연관된 기술들은 사람들을 속박하기만 하는 것이 아니라 어려움과 고통을 덜어주기도 한다.[33]

우리는 LPA와 함께 한 인류학적 연구가 준 통찰을 통해 바로 이런 입장에 이르렀다. 과학기술이 단순히 속박만은 아니라는 점은 다른 어떤 기술보다 산전검사에서 잘 드러난다. 역사적으로, 그리고 지금도 소인증 부부들은 입양을 더 선호한다. 왜냐하면 양쪽 다 유전적 소인증이 있는 커플이 아이를 낳을 경우 이중우성 효과가 나타날 수 있기 때문이다. 설명하자면, 연골무형성증은 간단한 멘델법칙에 따라서 우성 유전된다. 그러므로 연골무형성증이 있는 두 사람이 아이를 낳을 경우, 난쟁이 아이를 낳을 확률이 50%,[34] 연골무형성증이 없는 유전자만 두 개가 조합되어 평균신장 아이가 태어날 확률이 25%, 연골무형성증 유전자들 둘이 조합되어 "이중우성" 아이가 태어날 확률이 25%이다. 그런데 이중우성의 경우는 대단히 치명적이고, 유전 상담가의 기준에 따르면 25%는 대단히 높은 확률이다. 산전검사는 난쟁이 커플로 하여금 태아가 이중우성인지 알 수 있게 해주며, 죽어가는 아기를 낳는 대신 임신중절을 택할 수 있게 해준다.

    LPA 대회의 재생산 건강세션에서도 이중우성에 관한 이야기가 나왔다. 한 여성이 의사들에게 둘 다 저신장이지만 각각 다른 종류의 소인증을 가진 경우에도 이중우성 문제가 생길 수 있는지 물었다. 다른 여성이 자신은 척수골단이형성증(SED, 소인증의 일종)이고 남편은 연골무형성증인데, 이중우성인 아기를 다섯 번 가졌었으며 모두 죽었다고 이야기했다. 의사들 중 한 명은 혼성 이중우성이 어떤 결과를 빚는지에 대해서는 거의 알려진 바가 없다고 답하면서 앞서 말한 여성을 향해 손짓을 해보이며 "(어떤 결과가 나오는지에 대해서는) 바로 여기 훌륭한 증거가 있네요"하고 말했다. "증거"라는 표현은, 우리로 하여금 희귀한 상태를 가진 개인들이 일상을 살다가 의도치 않게 과학자에게 유용한 데이터를 제공하게 되는 일을 『실험실 생활Laboratory Life』[35]과 연결지어 상상하게끔 만들었다. 실험실 생활에서는 인간가계를 통해서는 연구될 수 없는 희귀한 상태를 연구하기 위해 동물 모델이 만들어진다. 여기서도 역시 우리는 유연한 우생학이 작동하는 것을 본다.

LPA 세션의 의사들은 임신을 하기 전에 각자의 소인증이 어떤 종류인지 정확히 진단받는 것이 중요하다고 강조했다. 한 의사는 본인들이 둘 다 연골무형성증이라고 생각하고 있었던 한 커플에 관해 이야기 해주었다.

> "막상 보니 그게 아니었어요. 한 명은 연골무형성증이 맞았지만 한 명은 아니었죠. 하지만 다른 한 명의 증상이 무엇인지 알아낼 수가 없었고……이미 임신 중이었고……. 만약 당신이 그런 상황……당신은 SED를 가지고 있고 배우자는 연골무형성증인데 임신해 있는 상황이라면, 이중우성이 걱정될 거고, 양수를 뽑아 검사해보길 원하게 되겠죠. 어떤 사람들은 중절을 택할 거고, 또 어떤 이들은 그렇게 안 할 테지만, 산전검사는 되도록 임신 초기에 해야 한다는 것을 알아야만 합니다.…… [자기 증상에 대해 정확한 진단을 받지 않고 만약 임신을 하게 된다면, 상황이 훨씬 어려워집니다."

이 논의에서도 역시 선택이라는 관념이 중요한 전제가 되고 있다. 의사들은 난쟁이 부모들에게 스스로 재생산에 관한 선택을 할 수 있으려면 유전자 진단을 받아야 한다고 제안하고 있다.*

이중우성에 관한 이 이야기는, 재생산에서의 선택 및 우생학적 낙태와

---

* 현재 미국에서 유전자 상담의 기본 기조는 직접 지시하지 않고 자발적으로 극복하도록 유도하는 것이다. 이런 기조는 개인들이 충분한 지식을 가진다면 정보에 기반하여 스스로 적절한 선택을 할 수 있다는 생각에 기반하고 있다. Taussig(1997)은 상담을 통해 이러한 지식들을 얻는 것이 항상 선택을 가능케 하는 것은 아니며, 종종 선택을 제한하는 것으로 경험되기도 한다고 논한다.

관련되어 논란을 일으키는 한 과학기술이 어떻게 특정한 집단에서는 다른 의미를 가지게 되는지 잘 보여준다. LPA 사람들은 일반대중들이 사산을 막기 위해서가 아니라 난쟁이 아이가 태어나는 것을 막기 위해 산전검사를 사용할까봐 두려워한다. 프랑코마노 박사 역시 우리와 유전자치료에 관해 대화를 나누면서, 산전검사는 이중우성으로 죽는 아이가 태어나는 것을 피하기 위해서만 사용되어야 한다고 단언했다. 우리는 난쟁이 부부들이 평균신장의 아이가 태어나는 것을 방지하기 위해 산전진단을 이용한다는 출처가 불분명한 이야기를 여러 번 들었는데, 어쨌든 이 이야기에서도 선택이 중요한 가치로 전제되고 있다.*

생산적이면서 동시에 문제적인 이러한 모순들을 강조하기 위해 우리는 유연한 우생학이라는 용어를 사용한다. 위의 예들은 개인의 선택에 높은 가치를 두는 시장중심의 사회에서 삶의 복잡성을 잘 보여주고 있으며, 유전학적 정상화에 의해 구성되는 새로운 표준들을 드러내준다. 하지만 또 한편으로 이 예화들은 개인의 유전자와 특정한 우생학적 사고의 관계가 그렇게 단순한 것만은 아니라는 것을 보여준다. LPA에서 우리가 만난 사람들은 우생학적인 사고의 위험에 대해 잘 알고 있었고, 그 중 많은 사람들이 생의학적으로 자기를 완전하게 만들어야 한다는 압력에 의식적으로 저항하고 있었

---

* 우리 팀이나 정보제공자들 중 누구도 이런 얘기의 증거를 찾지 못했다. 이 글의 서두에 등장한 프랑코마노 박사는 그녀의 위치상 만약 정말 그런 경우가 있었다면 그것을 알고 있었을 것이다.

다. 그럼에도 다른 모든 이들처럼 그들도 다른 방식을 통해 자신의 삶을 향상시키거나 완전하게 만들고 싶어 하며, 이는 우리 문화에 공통된 특성이다.

지성의 비관주의, 의지의 낙관주의

LPA에서 돌고 도는 유전자 상담 및 다른 조언들은, 유연한 우생학과 그에 대한 저항이라는 이 양자가 서로 부딪치며 함께 작동하는 장을 제공한다. 유전자 상담에 관해 현장연구 중인 우리 팀원 한 명이 LPA 모임에서 흔치 않은 타입의 유전자 상담사를 만났다. 그 상담사는 골형성부전증(뼈가 잘 부서지는 증후군)이 있는 사람인데, 유전자 상담사가 되기 위해서 어떤 싸움을 해야 했고 어떤 지지를 받았는지 대단히 성찰적으로 이야기해주었다. 어떤 의사들은 장애인임이 분명한 휠체어에 앉은 사람이 임신한 여자들을 상담하기를 원치 않았다. 그 임신한 여성들 중에는 그녀와 똑같은 증상의 여성이 있을 텐데도 그랬다. 한편 다른 이들은 그녀의 모습이 주는 시각적인 충격을 견딜 수 있는 사람뿐만 아니라 다른 모든 의뢰인과 일할 수 있어야 한다면서 직업인으로서 그녀의 권리를 옹호했다. 이 젊은 여성의 개인적인 삶과 직업상의 경험에 관한 이야기에서는 온정주의, 권리를 위한 적극적 조치, 우생학, 여성주의 사상 등이 갖가지로 뒤섞여 소용돌이치고 있었다. 이 속에서 그녀는 장애가 있는 사람들과 관련된 재생산 주제들을 전문적으로 상담하는 상담사가 되기로 결심하게 되었다. 확실히 그녀는 분자유전학기술이 삶에 가져올 결과에 가장 직접적으로 영향을 받게 되는 사람들의 기대와 두려움에 대해 잘 들을 수 있는 입장에 있다. 이들만큼은 아닐지라도, 실상 우리 모두는 분자유전학기술과 이해관계가 있다.

    로스앤젤레스에서 열렸던 LPA 모임에서 집으로 돌아오는 길에, 우리는 LPA 미팅이 열렸었던 지역에 가족이 살고 있다는 비행기승무원과 이야기를 나누게 되었다. 우리가 어디에 다녀오는 길인지 듣자마자 그녀는 자기 동네가 소란스러웠다고 말을 꺼냈다. 그녀의 어머니와 어머니의 친구들은 모두들, 여행객과 지역주민이 섞이는 장소인 쇼핑몰과 음식점에 작은 사람들이 있는 것을 여러 번 봤다고 이야기했다고 한다. 이들은 작은 사람들이 "귀엽고", "흥미롭다"고 여겼다. 그러나 그 승무원은 가장 친한 고등학교 친구와 난쟁이에 관해 말다툼을 했다고 한다. 친구는 큰소리로, "나 방금 정말 역겨운 걸 봤어. 두 명의 난쟁이가, 커플인데, 유모차에 난쟁이 아기가 있잖아. 그런 사람들이 왜 애는 낳는 거야?" 하고 말했다고 한다. 승무원은 우리에게, "난 친구에게 그 사람들도 너나 나처럼 아이를 갖고 싶었을 거라고 말했어요. 다들 아이를 가지고 싶어 하는데 그 사람들은 왜 안 돼? 그리고 그들의 삶도 그렇게 나쁘지 않을 거야. 너는 안면신경통이 있잖아. 그 사람들보다는 네 인생이 더 힘들 걸." 우리의 하늘의 정보원님은 몇 분 동안 계속해서 친구의 잘못된 자세에서 그녀가 받은 충격과 분노에 대해 이야기했다.

만약 우리가 현대 미국에서 유전학적 사고 및 관행들이 가져온 충격을 경험적으로 이해하고자 한다면, 유연한 우생학이라고 부를 수 있는 사고 및 관행들은 단지 실험실이나 LPA뿐 아니라 이 세계의 모든 곳에 있는 것이라고 문제의 틀을 재설정해야 한다. 실험실 연구자들, 임상의들, 증상을 가진 사람들뿐 아니라 승무원의 이야기에서 지역주민들, 공무원들, 그리고 그들을 나날의 일상에서 만나 공감해보고자 하는 인류학자들에 이르기까지 그 충격은 넓게 스며들고 있다.

우리 모두는 유전학적 담론의 세계에 빠르게 진입하고 있다. 유전학적 담론의 세계에서는 이해관계가 다른 집단들 간의 반향들, 충돌들, 여러 가지 협상들이 점점 더 빠른 속도로 발생한다. 물론 모든 역사적인 순간들은 과도기적이지만, 유전학을 둘러싸고 과학적·사회적 사고방식이 모두 변화하는 이 시기를 어떻게 이해할 것인가의 문제와 관련해서는, 특히나 고민거리가 많은 시대에 우리는 살고 있다. 다소 진부하게 들릴 위험을 무릅쓰고 굳이 그람시의 표현을 빌어보자면, 우생학적 정치의 역사에 관한 살아있는 지식은 우리에게 지성의 비관주의가 될 필요성을 알려주지만, 현실이 여러 복잡한 모순들을 품고 있기에 오히려 한 방향으로만 치닫도록 닫혀있지 않다는 것을 알려주는 민족지학적 조망은 의지의 낙관주의여야 할 이유를 보여주는 듯하다.

FEMINI
BIOTECH
in Every

04

성장호르몬
행복을 약속하는 약과
생물학적 시민권의 정치

박연규

04

LG생명과학 김 사장은 "**의약품은 감성적인 상품**"이라고 했다.
"요즘 아이들은 키에 무척 민감하지 않나요. 1년 성장호르몬을 맞으면 10cm가 크지요. 아이들의 자신감이 달라지고, 사람의 인생까지 바꿀 수도 있습니다."[1]

성장호르몬 약품은 더 큰 키나 노화의 지연을 약속하면서 몸을 통해 부과되는 기존의 속박과 차별로부터 사람들을 벗어나게 해주겠다고 유혹한다. 2002년 갱년기 여성호르몬요법의 부작용 및 효과에 대한 WHI연구* 발표로 여성호르몬요법 열풍은 한풀 꺾였지만, 최근 들어서 성장호르몬이 갱년기 호르몬 대체요법으로 선전되기 시작했다. 이는 여성의 폐경기에 더해 점차 남성의 갱년기도 의료화되어 가는 양상을 보여주는 것이다. 또한 호르몬 약품들의 악명 높은 부작용의 역사에도 불구하고, 약물을 통해 노화과정을 개선하거나 지연시키고자 하는 제약기업 및 의사, 소비자들의 욕망은 줄어들지 않았다는 사실을 보여준다. "업계에 따르면 현재 인간 성장호르몬 세계 시장규모는 22억 달러(2조 2천억 원)에 달하며 국내 시장은 지난해 350억 원 정도로 비급여 중심으로 매년 급신장하고 있다."[2] 일단 노화나 성장이 약물을 통해 조작할 수 있는 과정이라는 이해방식이 자리를 잡은 이상, 부작용

---

* Women's Health Initiative 연구. 미 국립보건원은 1993년부터 「건강한 폐경기 여성에 대한 호르몬 대체요법의 편익과 위험에 관한 임상연구」를 수행했다. 5년 이상 장기간 복합호르몬을 투여하는 것이 수반하는 전반적인 편익과 위험을 평가하기 위해서였다. 연구는 16,000명을 대상으로 당초 8년 반으로 예정되어 있었으나 5년여 만에 부작용으로 인한 건강 위험 때문에 중단되었고, WHI는 폐경기 호르몬요법이 유방암과 뇌졸중 등을 일으킬 위험이 높다고 발표했다. 이 여파로 전 세계적으로 복합호르몬제를 복용하고 있었던 수많은 여성들이 복용을 중단하게 되었다.

여부는 특정상품의 소비를 줄일 수는 있겠지만 점점 많은 사람들이 점점 더 인생의 많은 시간에 걸쳐 약물을 일상적으로 사용하게 되는 경향을 제어하지는 못한다.

성장호르몬 제재는 대표적인 '바이오신약' 중 하나이다. 바이오신약이란 기존의 화학적 합성방법이 아니라 새로운 생명과학기술, 이를테면 미생물 유전자재조합기술 같은 기술을 통해 대량생산되는 약들을 의미한다. 인간 성장호르몬의 경우, 유전자재조합기술이 등장하기 이전에는 기증된 시체의 뇌하수체로부터 추출했다. 기증받을 수 있는 시체의 숫자에도 한계가 있었고, 많은 양을 추출할 수도 없었으므로 인간 성장호르몬 제재는 비싸고 희귀했다. 그래서 심각한 성장호르몬 결핍증이 있는 환자에 한해 사용되었는데, 그나마도 질이 좋지 않아서 결국 많은 사람들이 크로이츠펠트-야코프병 Creutzfeldt-Jakob disease ('인간광우병'이라는 이름으로 더 잘 알려져 있는)으로 사망하게 되었다. 이 때문에 미국 FDA는 1985년에 시체의 뇌하수체로부터 추출한 성장호르몬의 판매를 금지시켰는데, 절묘하게도 같은 해에 생명공학기업 제넨텍 Genentech사가 재조합 인간 성장호르몬을 세상에 내놓았다. 미생물을 이용한 유전자재조합기술로 만들어진 인간 성장호르몬은 크로이츠펠트-야코프병을 유발할 가능성이 없었고, 덕분에 유전자재조합기술은 호르몬 약품을 생산하는 데 있어 "깨끗하고 부작용 없는" 기술이라는 이미지를 가지게 되었다. 그리고 무엇보다 중요한 차이는 성장호르몬을 잠재적으로 무제한, 대량생산할 수 있게 되었다는 점이었다.[3] 이는 단지 기술적인 진보만을 의미하는 것이 아니었다. 기업들은 확보된 생산력에 걸맞은 더 많은 수요를 창출하려 노력하게 된다.[4]

오늘날 한국에서 LG생명과학 등의 제약사들은 성장호르몬 제재를 '해피 드러그happy drug'라는 이름으로 선전하는데, 우울증 개선제에서 온 이 명칭은 이제 아픈 사람을 치료한다기보다는 건강한 사람을 더 행복하게 만들어준다는 모든 약들을 통칭한다. 성장호르몬 약품은 이런 트렌드의 대표상품으로서, 건강한 아이의 키를 더욱 키워줄 수 있다거나, 예전에는 어쩔 수 없는 노화의 한 과정일 뿐이라고 여겼던 증상을 없애거나 완화시켜줄 수 있다는 식으로 선전된다. 기업들이 시장에서 새로운 수요를 창출하는 과정에서 전통적인(?) 환자들뿐 아니라 '건강한' 사람들도 약품의 소비자가 된 것이다. 이 과정에서 제약회사들과 병원들은 '환자'라는 표현보다는 '고객'이라는 표현을 점점 더 많이 사용하고 있다.[5]

한편 '고객'의 입장에서도, 건강에는 별 문제가 없지만 키가 작아서 차별을 겪고 스트레스를 받는 사람에게 일리자로프 사지연장술* 같은 수술기법

---

* 1951년 러시아의 정형외과 의사 일리자로프(G.A. Ilizarov: 1921~1992)는 독창적인 원통형 외고정기구를 만들었다. 그는 자신의 기구를 써서 신경이나 혈관, 근육뿐 아니라 뼈도 하루에 1mm씩 서서히 늘릴 수 있다는 사실을 입증하였고, 기형이 있거나 다리가 짧은 동물의 다리를 늘이는 수술을 실시해 성공을 거두었다. 1970년대 말 이탈리아를 통해 서방에 전파되었고, 우리나라에는 1989년에 처음 알려졌다. 원래 심각하게 한쪽 다리만 짧아 걸어다니는 데 문제가 있거나 한 경우에 시술하기 위한 것이었지만, 현재는 작은 키를 늘려준다며 '키 크는 수술'로 선전하는 정형외과도 상당수 있다.

은 키를 늘려줄 수 있다고 해도 지나친 부담이 되는 시술이다. 이에 비해 실제로 얼마나 키를 키워줄 지는 불확실하다고 해도 성장호르몬 약물주사는 한결 덜 부담스러운 선택항이 된다. 수술처럼 뼈를 생으로 부러뜨리는 고통도 없고, 긴 회복기간 때문에 일상생활을 포기해야 할 필요도 없는 것이다. 성장호르몬 요법은 매일매일 일정시간에 주사를 맞아야 하는 불편이 있는데, 최근에는 일주일에 한 번만 맞으면 되는 서방형(서서히 방출되는) 성장호르몬 제재가 개발, 시판되기 시작했다.* 몸에 대한 분자적 지식의 발전은 점점 더 편리한 약물들을 개발하는 개가를 이루어내고 있는데, 이러한 기술적 진보가 한편으로는 일상이 점점 의료화되는 양상을 더욱 촉진하고 있다.

이 속에서 생명과학기술의 개입을 거부하고 최소한의 상품만 사용하며 '생긴 대로 살자'는 식의 자세는 말처럼 당연하고 간단한 해결책이 아니며, 윤리적인 대안도 되지 못한다. 몸의 차이가 곧 정체성, 낙인, 특권이 되는 사회에서 '생긴 대로' 산다는 것은 사람들마다 엄청나게 다른 의미를 띤다. 이런 사회에서 사람들은 식이요법, 운동요법, 생활습관 고치기, 약물, 수술 등 어떤 방법을 써서든 몸을 개조함으로써 더 나은 삶을 꾀하기 마련이다. 우리 모두는 할 수만 있다면 최대한으로 몸을 정상적인 범주에 들거나 이상적인

---

* 2007년 3월에 세계최초 '서방형' 호르몬제인 디클라제가 LG생명과학에 의해 출시되었다. 디클라제는 성장호르몬 결핍증이 있는 성인용 성장호르몬제이다. LG의 디클라제 런칭기념 심포지엄에서 한 내분비과 의사는 이렇게 말한다. "성공적인 노화를 위한 호르몬 보충요법의 기본은 성장호르몬 요법이다. 성장호르몬 요법은 사지의 근육을 늘이고, 복부지방을 감소시켜 동맥경화증을 비롯한 뇌졸중, 협심증, 심근경색증과 같은 성인병을 예방하고, 삶의 질을 개선시키는 호르몬 요법이다."

기준에 맞게 기획하고 개조하는 것이 미덕이자 규범이 되는 사회에 살고 있다. 아래에서 살펴볼 성장호르몬을 사용하는 사람들의 이야기는 특이한 소수의 이야기가 아니라, 생명과학기술의 시대에 우리 모두의 일상에서 나타나는 어떤 지배적인 경향의 한 예랄 수 있겠다. 성장호르몬 약물을 투여할 것인가 말 것인가의 선택은 단지 약물이 실제로 효과가 있는가, 그 효과가 더 나은 삶을 가져다주는가 하는 차원에서만 이루어지는 것이 아니다. 몸을 개조함으로써 더 행복한 삶을 약속하는 약물을 두고 낙인, 정체성, 특권, 더 나아가 공동체의 구성원 자격을 건 협상이 이루어지게 된다.

150cm와 의료보험제도 – 낙인과 장애

"댁의 아이가 키 150센티미터까지만 자라도록
법이 정해져 있다면 승복하시겠습니까?"
– 터너증후군 아이를 둔 한 부모의 청와대 민원[6]

병리적인 성장호르몬 결핍증, 터너증후군, 프리더 윌리 증후군, 뇌하수체 절제수술을 받아 성장호르몬 분비에 문제가 있는 경우와 소아 만성신부전증의 몇 가지 경우에 한하여 성장호르몬을 투여할 때 보험급여를 받을 수 있다. 그런데 보험제도는 이러한 경우에도 "역연령 만2세 이후부터 골단이 닫히기 전까지 투여하나, 골연령이 여자의 경우 14~15세, 남자의 경우 15~16세 범위 내에서 급여하고 동 범주 내에 포함되더라도 현재 신장이 여자의 경우 150㎝, 남자의 경우 160㎝가 초과되는 자는 전액 본인부담"하는 것으로 제한을 두고 있다.[7] 보험적용을 받지 않을 경우 한 달에 40kg 정도의 몸무게 당 100만 원 가량의 돈이 들어가게 되는데, 이 정도의 비용을 부담 없이 감당할 수 있는 부모들은 많지 않다. 그래서 터너증후군 환우회나 여러 관련 희귀질환 환아의 부모들이 150, 160㎝의 상한 제한을 없애고 아이의 성장판이 열려있는 동안은 보험급여를 받을 수 있게 해달라고 요구하는 중이다. 터너증후군 환우 인터넷 커뮤니티나 건강보험심사평가원의 홈페이지 민원란에 가보면 이런 항의들을 여럿 볼 수 있다.

    물론 보험제도는 사람들이 어떤 행위를 하지 못하게 강압하거나 부적절한 행위를 한 자를 처벌하는 강제력을 가진 사법기구는 아니다. 항의하는 부모가 느끼는 압력은 보험제도가 부과한 것이라기보다는 '돈'이 부과한 것이다. 하지만 비용의 문제와 보험제도가 만난 결과 150cm는 묘한 의미를 띠게 된다. 150cm는 바로 한 사회에서 '정상'으로 받아들여질 수 있는 키와 '비정상'으로 여겨지는 키를 명시적으로 가르는 경계가 되는 것이다. 터너증후군은 유전자변이로 정의되는 희귀질환으로, 성장호르몬제를 투여해 키를 키우는 것이 터너증후군 자체에 대한 치료법은 아니다. 하지만 터너증후군에 관한 보험규정을 통해 150cm 이하까지는 '병리적' 경우로 취급, 보험적용을 받을 수 있는 것이 된다. 키가 150cm에 이르렀는데도 성장호르몬 투여를 계속한다면 이는 더 이상 정상적이지 못한 신체를 '치료'하는 행위가 아니라, 보다 완벽하고 이상적인 신체를 위한 미용성형의 일환이 되는 셈이다.

그런데 사정이 이렇다보니, 건강보험심사평가원 민원란을 살펴보면 또 한 종류의, 자신은 억울하다고 여기는 사람들이 생기게 된다. 보험제도가 정하고 있는 터너증후군 등의 증상명을 가지고 있지 않지만, 워낙 가족이 키가 작다거나, 아직 증상명을 가지지 못한 극히 희귀한 증후군을 가진 사람들 중에 자신이나 자녀의 예상키가 150cm가 안 될 거라는 이야기를 들었음에도 보험적용을 받지 못하는 경우가 생기게 되는 것이다. 부모가 워낙 작고 자신도 150cm를 못 넘길 거라는 '진단'을 받았다는 어떤 중학생은 보험심사 민원란에 '가난이 죄입니까?', '유전이 무슨 죄입니까?', '150cm까지로 정했다는 것은 분명 150cm 이하의 키는 뭔가 문제가 있어서가 아닙니까?'라고 항의하고 있다. 이 사람들은 자신의 현재 상태를 병리적인 것으로 판정받고 보험지원을 받기를 원하는 것이다. 결국 미래에 예상되는 작은 키에 대한 사회적 낙인으로부터 벗어나기 위해 현재에는 낙인이 되는 명명을 자처해야 한다는 역설이 발생한다.

이미 존재하는 온갖 수술뿐 아니라 새로이 연구중이라는 갖가지 '바이오 신약'들이 모두 좀 더 정상적이거나 완벽하다고 여겨지는 상태로 몸을 바꿔주겠다고 약속하는 세상에서, 사람들이 이전에는 거스를 수 없는 타고난 운명이라 여겼던 지점들을 바꾸고자 기대하는 세상에서, '장애'라는 개념은 일방적인 낙인인 동시에 의료보험지원을 위해 전략적으로 얻어내야만 하는 이름이 되기도 한다.

> 작은 키와 약한 체력 등으로 취업에도 어려움이 많다. 일반적인 취업의 길이 사실상 막혀 있는데, 터너증후군만으로는 장애 등록도 해주지 않아 장애인 취업 지원의 혜택도 받을 수 없다.…… "지난해 보건복지부 관계자를 만났더니 성장호르몬 맞고, 여성호르몬치료 받으면 되는 것 아니냐고 하더군요. 굳이 장애인 등록을 해줄 필요가 없다는 말투였어요. 저야 이미 성장이 끝났지만, 더 자랄 수 있는데 월 200만 원에 달하는 치료비 부담 때문에 중도에 치료를 포기하는 어린 환아들을 생각할 때 마음이 참 아팠어요." 진현씨는 그래서 "터너증후군의 장애인 등록이 받아들여질 때까지 지속적인 환우들의 권익운동을 펴나가겠다"고 굳은 의지를 다졌다.
> ─"터너증후군 진현씨 가족", 『주간한국』, 2007.3.19.

터너증후군은 몸의 전체나 혹은 일부(모자이크 식으로)에서 XX염색체 중 X염색체 하나가 결손된 유전자변이를 뜻한다. 왜 X염색체 결손이 일어나는지는 아직 알려지지 않았다. 평균 최종신장이 142cm 정도로 아이 때 키가 잘 자라지 않아 성장클리닉에 가서 터너증후군임을 알게 되는 경우가 많고, 저신장 외에도 골격기형, 골다공증, 중이염 등 여러 가지 증상 등을 수반하는 경우가 많다. 유방과 난소, 자궁이 발달하지 않는 경우가 많으므로 '간성intersex'이라고 불리기도 했다. 요즘은 여성호르몬을 투여 받아 난소와 자궁의 발달을 돕기도 하므로 간성이라고 불리기보다는 '여자아이들 중

2,000~2,500분의 1의 확률로 나타나는 질병'[8]으로 표현된다. 유전자검사를 통해 같은 터너증후군이라는 판정을 받는다 하여도 표현형에서는 개인차가 크다. 어떤 경우에는 신장이 168cm이고 규칙적으로 생리하여 자신이 터너증후군인지 모르다가, 임신이 되지 않아 불임클리닉에 가서야 터너증후군임을 알았으며 호르몬제 투여 없이 임신과 출산에 성공한 사례가 있다.[9] 그런가하면 평생 여성호르몬을 투여 받아야 하고, 이에 더해 난자공여를 받고 (타인에게 받을 수도 있지만 본인의 난모세포를 미리 떼어내어 발생시켜 얼려서 사용하는 기술이 개발 중이기도), 대리모를 고려해야 하는 경우도 있다. 그러니까 현존하는 거의 모든 종류의 보조생식술이 필요한 경우도 있다. 하지만 터너증후군에 수반되는 불임증상의 경우에는 성장호르몬과 달리 다른 불임부부와 같은 보험기준을 적용받는다.

몇 명의 터너증후군 환우들은 인터넷을 중심으로 모임을 만들어 여러 가지 수반되는 증상들에 대해 포괄적이고 안정적으로 의료보험의 혜택을 보장받고자 터너증후군 자체를 '장애'로 판정해달라고 요구하고 있다.[10] 하지만 의사들과 보험기준을 정하는 기관의 입장에서는, 유전자검사를 통해 터너증후군이라는 동일한 병명으로 진단할 수 있다고 해도 개인 간 표현형상의 차이가 다양하기 때문에 터너증후군 자체를 '장애'로 판정하기 어렵다고 여긴다. 때문에 터너증후군 커뮤니티에서는 여자의 경우 140cm가 안 되면 장애 6급 판정을 받을 수 있는 현행 장애등급판정기준[11]에 따라 장애 판정을

받는 것이 터너증후군에 대한 의료보장을 받는 '방법'의 하나로 언급되기도 한다.[12]

의료보험제도상에서 터너증후군은 '희귀난치질환'으로 분류되는데, "'장애'와 '비장애' 사이"에 있다고 불리기도 한다.[13] 희귀질환을 가진 사람들은 국가나 정부가 전체인구 수준에서 건강을 관리하기 위해 관심을 두면서 '장애'나 '주요질병'으로 분류하는 인구군에서 빗겨나 있는 사람들인 것이다. 이로 인해, 몸의 형태가 다르면 여러 가지 불편과 차별을 감내해야 하는 사회에서 좀 더 '정상'의 범주에 가까운 키를 얻기 위해 노력하는 동시에, '장애'라는 이름을 얻어내기 위해 노력할 수밖에 없게 된다.

187168과 '부모의 도리' – 유전의 의미

"남보다 큰 게 아니라, 남만큼 만을 원하는 거예요. 남만큼만"

"키가 150같으면 사회생활 얼마든지 할 수 있지요.
근데 저희 아이 같은 경우는 그러지 않아도 인지도 떨어지는 아이가,
키가 150이면 남들한테 놀림감이 될 수도 있는 거잖아요.
자기가 사회생활하는데 혼자 헤쳐나가기도 힘든데,
작은 키를 가지고 살아가는 거는 너무 힘들 거 같아요."
– 지능발달장애가 있는 딸을 둔 어머니[14]

우리사회에서 매력적이라고 여겨지는 키는 과연 몇 cm일까? 여자 168cm, 남자 180~187cm이다. 성장촉진을 돕는다는 갖가지 음료와 음식들, 어린이 성장영양제 광고들이 모두 입을 모아 이 수치를 말한다. 코카콜라에서는 성장기청소년을 위한 아미노 음료라면서 '187168'이라는 상품명의 음료를 출시한 적도 있다. 제약회사 내지 기능성식품 기업들이 내세우는 이 기준은 현재 성인 평균키보다 7cm 이상 크다.[15] 한 성장영양제 회사의 자체조사에 의하면, 자녀의 외모에서 키가 중요하다고 답한 부모들이 전체의 84.7%로, 얼굴이 중요하다고 한 경우보다 6.5배 많았다고 한다.[16] 물론 이런 조사발표 자체가 일종의 성장영양제 판촉광고나 다름없으니 신빙성 있는 수치는 아니지만, 시사하는 바가 있는 수치이기는 하다.

내가 이야기를 나누어본 부모들은 하나같이 얼굴이야 다 큰 다음 고치면 되지만, 키는 일찍 손을 쓰지 않으면 바꾸기가 힘들지 않느냐는 이야기를 했다. 키 성장은 일종의 '조기교육'이 요청되는 분야인 것이다. 또한 평균키보다 7cm 이상 큰 수치가 이상적인 것으로 여겨지는 마당이니, 그저 키가 평균에 미치지 못할 뿐인 사람들 역시 키를 키워야한다는 압력을 더욱 심하게 받게 된다.

그리하여 성장호르몬 분비에 이상이 없고 전반적인 건강에 별 다른 이상이 없는데도 단지 아이가 평균보다 키가 많이 작다는 이유로 성장클리닉을 찾는 부모들이 늘어나고 있다. 이에 부응해 종합병원 소아과에서 성장클리닉을 따로 두어 선전하고 성장호르몬 처방을 해주는 동네 소아과가 늘어났으며, 성장을 돕는다는 한약재를 선전하면서 성장클리닉으로 특화한 한의원들이 생겨났다. 내분비과 의사들은 키 높이가 같은 나이, 성별의 하위 3%에 드는 경우 '특발성 저신장증'이라는 이름을 붙였는데, '특발성'이란 증상이 나타나는 이유가 알려지지 않은 경우, 혹은 병이라고 정당화해서 부를만한 이유가 없을 경우에 사용하는 용어이다. 전체 아이들의 3%가 모두 '특발성 저신장증'으로서 치료받아야 할 대상으로 정의되면 가장 큰 이득을 얻는 것은 성장호르몬 약품이나 여타의 성장보조제를 개발해서 파는 제약사이다. 이는 이미 상당한 규모의 시장을 형성하고 있고, 기업들은 이 시장이 앞으로도 더욱 성장하리라 점치고 있다. '특발성' 저신장의 경우에는 성장호르몬 투여 시 보험적용을 받을 수 없어서 한 달에 80~100만 원의 약값이 든다.*

부모들이 성장클리닉을 찾게 되는 것은 부모들 자신이 키가 작은데, 아이도 키가 잘 자라지 않는 경우가 많다. 부모들 자신이 키 작은 몸으로 지내온 삶에 비추어, 자식들은 좀 더 큰 키로 좀 더 나은 삶을 살기를 원한다. 많은 부모들이 그렇듯이, 자녀에게 성장호르몬을 투여하기로 결정하는 부모들도 자신이 지내온 삶에 비추어 아이들이 더 나은 삶을 살도록 해야겠다고

---

* 성장호르몬제 투여량은 체중에 따라 달라지는데, 현재 초등학교 3-4학년 정도의 아이가 보험적용 없이 성장호르몬 요법을 받으려면 한 달에 80만 원 정도의 약값이 든다. 여기에 더해, 성장클리닉들은 8,9세 이전에 가슴이 나오는 등 2차 성징을 보이는 경우를 또 '특발성 조숙증'이라고 정의해서 여성호르몬을 억제하는 약물도 함께 투여하라고 권하기도 한다. 이 경우 성호르몬 억제약물의 가격이 한 달에 20만 원 정도이다.

여긴다. 내가 이야기를 나눈 한 어머니는, 부모가 양쪽 다 키가 작은 편이고 아이도 반에서 계속 1번이라 걱정이 되어 초등학교 3학년 때 성장클리닉을 찾았다가 아이가 '성조숙증'으로 4학년 10월이 되면 생리를 시작할 것이고, 생리가 시작되면 곧 성장판이 닫혀 키가 자라지 않을 것이며, 예상키는 149~152cm라는 이야기를 들었다. 그래서 의사와 상의 끝에 아이에게 여성호르몬을 억제하는 약물과 성장호르몬을 모두 투여하기로 했다.

이 어머니의 목표는 아이가 160cm는 넘었으면 하는 것이다. 사실 특별히 병리적인 성장호르몬 결핍증이 아닌 아이의 경우에도 성장호르몬제가 정말로 최종 키를 더 늘려주는지는 논란이 분분하며 아직 정확히 확인된 바가 없다.[17] 하지만 경우에 따라 최종 키는 몰라도 당장 일정기간에 키가 자라는 속도가 빨라지는 가시적인 효과가 있다. 이 어머니는 "성장호르몬 주사를 맞으면서 1년 동안 10cm가 자랐고, 반에서 1번이던 것이 학년이 바뀌면서 3번이 되었다"고 이야기한다.

이 가족의 시어머니는 호르몬치료를 받았다는 것이 되도록 알려지지 않게 말조심을 해야 한다는 데 신경을 쓴다. "난 꼭 비밀이어야 할 필요는 없다고 생각하는데, 시어머니 생각이야 성형수술과 비슷하게 알려져서 좋을 거는 또 없다는 거지." 성형수술을 하지 않은 못생긴 여자보다 성형수술을 해서 예쁜 여자가 낫다며 과정이 어쨌든 결과로서의 외모가 좋으면 관대한 사회라고 해도, '자연미인'이냐 '성형미인'이냐의 구분이 중요해지는 지점이 있다. 바로 결혼시장이다. 결혼시장에서 배우자의 외모는 그 자체로도 우열이 갈릴 뿐 아니라 2세의 외모를 가늠해보는 기준이 된다. 결혼정보회사에서 외모별로 고객의 등급을 매길 때 키는 무엇보다 중요한 기준이 된다.

회사원 김 모 씨(32)는 소개받은 여성에게 '차인 적'이 한두 번이 아니다. 그는 "165 cm의 작은 키 때문에 여자들이 얕보는 듯해 스트레스가 크다"고 말했다. 김 씨는 결혼정보업체에 회원으로 가입하려다 업체 직원으로부터 '물 관리'를 위해 남자는 170cm, 여자는 158cm가 넘어야 회원으로 가입할 수 있다는 말을 듣고 '폭발 일보직전'까지 갔다."[18]

남자

5: 키 175이상, 호감 가는 인상

3: 키 175이하, 호감 가는 인상

여자

40: 키 165이상, 미인, 안경 미착용자, 몸무게 50킬로 미만 마른형

35: 키 163이상, 미인, 안경 미착용자, 몸무게 50킬로 미만 마른형

30: 키 160이상, 미인, 안경 미착용자, 몸무게 50킬로 미만 마른형

25: 키 155 이상, 미인, 안경 미착용, 몸무게 50 킬로 미만

20: 키 155 이상, 호감가는 인상, 마른형

15: 키 150-155, 마른형

0: 키 150 미만

- 인터넷에 괴담처럼 돌아다니던 D결혼정보회사의 회원등급 점수기준 중

상황이 이러하니 만약 성장호르몬 시술을 통해 평균 이상의 키를 얻게 된다고 해도, 배우자 선택 시에는 비밀로 하는 쪽이 바람직하다. 몸의 형태나 크기가 다른 것이 낙인이 되는 과정은 그저 낙인찍힌 몸을 가진 한 사람에서 끝나지 않는다. 피부질환이 있는 사람의 경우 전염성이 없는 질환이라 해도, 사람들은 눈에 보이는 모습만으로 일단 접촉을 기피한다. 이와 비슷하게 유전에 대한 상상력은, 실제로 한 사람이 어떤 신체적 특성을 띠게 된 연유가 유전에 의한 것이든 아니든 간에, 그 특성이 자식에게까지 '전염'될 수 있다고 여기게 만든다. 낙인을 극복하려는 노력은 한 사람의 수준에서 끝나는 것이 아니라 낙인이 자식에게까지 재생산되지 않도록 하는 것으로 연결된다. 본인자신이 저신장으로 고민하다가 성장클리닉을 방문했으나, 이미 성장판이 닫혀 성장호르몬 요법을 포기해야 했던 경험이 있는 한 어머니는 이렇게 말한다.

"처음에 뭐 성형수술하면 쉬쉬했지만 요즘에는 성형수술하는 거를 이렇게 떳떳하게 얘기하고 뭐 자랑삼아 얘기한다고 하지만 아직까지 뭐 약으로 했다 뭐 이렇게 해서 컸다 이런 거는 주변에 친한 친척이나 친척도 시댁 쪽에는 말 못하겠더라고요. 왜냐면 남편이 벌어온 돈을 나한테 그런데다 쓴다는 것 자체가 왠지 그러니깐. 인제 내가 작다보니까 그런 얘긴 못하고 친정에 친정식구들 정도 아는 거고……."
— 임영순(2003)에서 발췌[19]

앞서 언급한 가족의 경우 아이의 부모가 양쪽 모두 키가 작고, 친가와 외가의 친척들이 모두 성장호르몬 시술을 받는 데 대체로 호의적이었다. 하지만 이 경우는 어머니쪽만 특히 키가 작기 때문에, 시댁으로부터 이중의 낙인을 받게 되는 것을 피하려고 시댁에는 아이에게 성장호르몬 시술을 한다고 알리지 않는다. '특발성' 저신장인 아이에게 비싼 약값을 감수하여 성장호르몬을 투여하는 부모들은 시술을 통해 아이의 성장이 촉진되었든 아니든 간에 '부모의 도리를 다하여 만족'[20]했다고 이야기한다. 하지만 이 사례에서 볼 수 있듯 '부모의 도리를 다'했다고 주장한다 해도 항상 누구에게나 당당할 수 있는 것은 아니다. 부모들이 성장호르몬 시술을 택하게 되는 이유는 단지 아이가 키에 따라 차별 받을 것을 걱정해서일 뿐만이 아니라, 작은 키에 가해지는 낙인이 아이를 통해 부모자신에게 한 번 더 낙인이 되어서이기도 한 것이다.

신문을 보면 비만이나 최종신장 등 사람들이 관심을 가진 형질을 결정하는 유전자를 발견했다는 식으로 특정 실험결과를 허황되게 과장, 왜곡보도하는 기사를 흔히 접할 수 있다. 2007년 4월 『Science』지에 실린 개의 성장인자에 관한 한 실험을 '롱다리 유전자를 발견'했다는 표제로 일부 언론이 보도했다. 당시 보건복지부는 국민의 오해가 우려된다며 "사람의 최종 성인신장은 유전요인과 환경요인 등의 종합적인 상호작용에 의해 결정된다"고 해명발표를 했다.[21] 그런데 이런 '과학적인' 사실은 비용의 부담을 감수하면서까지 성장호르몬 투여를 고려하게 되는 부모나 아이들이 사로잡혀있는 바

사회적으로 작동하는 유전에 대한 상상력을 가로막지는 못한다.

성장클리닉 홈페이지나 성장클리닉을 운영하는 의사들이 각종 매체에 기고하는 광고성 기사들에서 호소하는 바는, 키는 "99% 노력의 산물"[22]이라는 것이다. 한동안 신장 유전자검사 상품을 파는 회사들이 있었다. 하지만 이런 회사들이 신장 유전자검사라면서 일반에게 판매했던 검사는, 보편적으로 예상키를 알아볼 수 있는 검사가 아니라 연골무형성증처럼 유전적으로 난쟁이가 되는 희귀한 돌연변이들을 찾아내는 검사였다. 이런 검사들 중에는 키 관련 유전자검사뿐 아니라, 비만검사, 호기심검사, 대머리검사까지 있었다. 결국 국가생명윤리심의위원회에서 이런 종류의 검사들이 근거 없으며, 윤리위가 정한 소수의 경우 외에 이런 검사를 시행하는 기관은 법적으로 처벌하겠다고 발표하기에 이르렀다.[23] 그런데 이즈음의 한 언론보도에 따르면, 부모들을 설득할 유전자검사 자료를 사용하지 못하게 되었다고 안타까워한 성장클리닉 의사들이 있었다.

> "병원에서 나름대로 환자를 위한 차별화 전략이었던 유전자검사가 금지되면, 그나마 전문적인 검사를 믿고 찾아오던 환자도 줄어들 게 분명하다." 그동안 아동의 지능, 호기심 등의 유전자검사를 관련기관에 의뢰, 아동의 성장 프로그램을 진행해온 강남의 한 소아정신과 원장의 말이다.[24]

유전자검사 상품을 파는 회사와 몇몇 의사들은 부모들에게 아이들의 유전자를 검사하여 미리미리 아이의 미래에 대비하라고 설득했던 것이다.* 여기서 중요한 것은 검사가 근거가 있든 없든 간에 우생학적 상상력이 어떻게 작동하는가 이다. 어떤 강력한 우생학정책을 펴는 정부가 열등한 유전자를 가진 태아를 낙태시키는 식으로 우생학이 작동한 것이 아니다. 오히려 그보다 훨씬 더 일상적이며 평범한 개인의 행위들, 오늘날 많은 부모들이 평범하게 행하는 바 태어난 아이가 어떻게 성장할지 예측하여 그에 대비하고 아이의 인생을 지원하는 실천들의 수준에서 우생학이 작동한다. 유전자검사가 아니라도, 성장클리닉들은 성장판 X레이검사, 성장속도와 성장곡선을 통한 예상키 추정 등의 방법을 제공하고 있다. 만약 성장호르몬제 투여가 정말로 효과를 가진다면, 키가 작지만 그런 방법을 시도할 여건이 못 되는 누군가는 더욱 키를 두고 정상과 비정상 및 우열을 가르는 정치에서 밀려나는 셈이 된다.

부모들은 아이에게 적당한 환경을 제공하며 노력을 하면 아이의 키를 더 키울 수 있다는 믿음하에, 좀 더 일찍 아이가 얼마나 클지 알아내어 조기에 대처해야겠다는 생각에서 미래를 예측해주는 검사를 원한다. 유전자로 사람의 이런저런 미래를 예측할 수 있다는 선정적인 기사들은 끊임없이 보도되고 있고, 생명과학 실험실과 기업들은 예산지원과 투자를 위해 정식논문

* "요즘 한창 유행하는 어린이 유전자 분석", 『여성동아』, 2001.5. 이 기사에는 유전자분석을 해주는 회사 및 관련 병원들의 연락처까지 실려 있다. 한동안 각종 근거 없는 유전자분석을 해준다는 검사기관의 홈페이지를 쉽게 찾아볼 수 있었고 유전자검사 패키지 상품까지 인터넷을 통해 판매되기도 했으나, 2007년 생명윤리위 발표 이후에는 거의 사라졌다.

발표 이전에 이런 식의 보도를 재빨리 이용하며, 사람들은 역설적으로 생물학적·사회적으로 주어진 운명을 받아들이기 위해서가 아니라 운명을 바꾸기 위해 그러한 예측과 개조의 기술을 필요로 한다.

성조숙증 – '정상적인' 키와 섹슈얼리티

"성조숙증은 2차 성징이 평균치의 2 표준편차보다 빨리 나타날 때로 정의되며, 일반적으로 2차 성징이 여자에서는 8세 이전 (또는 유방발달이 8세 이전, 음모발달이 9세 이전, 초경이 9.5세 이전), 남자에서는 9세 이전에 나타나는 경우를 의미합니다. **성조숙증이 갖는 임상적인 중요성은 저신장증을 초래하므로 이에 대한 치료가 필요하다**는 점과, 기질적 이상으로 발생한 경우 그 원인 질환에 대한 치료가 필요하다는 점입니다. 임상현장에서 접하는 성조숙증에는 정상 성적 성숙과 사춘기 발달의 정상변이에 의한 증상이 더 흔하므로, 성조숙증의 정확한 진단을 위해서는 이들을 먼저 감별 진단하는 것이 필요합니다." (강조 필자)
– 세브란스 병원 소아내분비과 성조숙증클리닉 홈페이지에서 발췌

'성조숙증' 진단을 받는 경우 중 많은 수가 키가 걱정되어 성장클리닉을 찾은 경우이다. 기질적 이상, 즉 뇌·고환·난소·성선·부신 등에 종양이 생겨 성호르몬이 과잉분비되어 나타나는 경우도 있지만, 위의 인용에서 드러나듯이 대부분은 정확한 이유는 알려지지 않았으나 2차 성징이 빨라진 소위 '특발성 성조숙증'이다. 가슴이 나오고 고환이 커지는 등의 2차 성징은 키

가 아니라 체중에 비례하여 발현되는데, 여자의 경우 보통 체중이 40kg이 넘으면 성호르몬 분비가 왕성해지면서 2차 성징이 시작된다고 알려져 있다. 고칼로리의 음식을 섭취하여 예전보다 이른 나이에 40kg에 도달하면서 초경연령이 전반적으로 내려가는 추세이기는 하다. 하지만 '특발성 성조숙증'은 대중매체를 통해 환경호르몬, 소아비만, 밤늦도록 TV를 시청하는 습관 등이 원인이 된다며 새로이 주목받게 되었다.

2007년 10월에 방영된 한 국내방송 시사프로그램[25]에서는 성조숙증을 "너무 일찍 어른의 몸을 가지게 된 아이들의 신종질병"으로 정의한다. 이 프로그램에서는 한국부모들이 아이의 키가 크지 않을 가능성에만 너무 연연한다며 또래에 비해 2차 성징을 빨리 맞아 당황스러워하는 아이들의 심리를 보살피는 것이 더 중요하다고 충고한다. 그러면서도 한편으로는 키가 150cm인 건강해 보이는 23세 여성을 인터뷰하면서 애잔한 음악과 함께 "이 여성도 어렸을 때 성조숙증인 줄 알았으면 치료를 받아 키를 키울 수도 있었을 텐데"라는 내레이션을 덧붙인다.

부모들의 입장에서 아이가 작은 키에 머무를 가능성과 아이의 성적 조숙을 어떻게 받아들여야 하는가 하는 문제는 서로 분리될 수 있는 문제가 아니다. 앞서 살펴보았듯 성인남녀의 평균키는 11cm 차이가 나고, 사회에서 이상적이라고 여기는 키는 남자냐 여자냐에 따라 15cm 이상 차이가 난다. 아이의 예상키가 160cm 정도라는 진단을 받았을 때 남자아이의 부모와 여자

아이의 부모는 대단히 다르게 느낄 수밖에 없다. 앞서 딸을 가진 부모의 목표치가 160cm이었다면, 저 TV 프로그램에서 성조숙증으로 아들의 예상키가 160cm라는 진단을 받은 한 어머니는 고액의 약값을 위해 편의점 아르바이트를 나가면서 "자식에게 10억을 물려주는 것보다 10cm의 키를 키워주는 게 지금으로서는 더 중요하다고 생각한다"고 말한다.

언급한 프로그램은 키 성장을 방해하는 성조숙증이 오는 이유 중에 하나로 환경호르몬의 영향을 들고 있다. 아이들이 키가 크지 않는 것은 환경호르몬에 의한 성 교란 문제의 일부이기도 한 것이다. 저 시사프로그램은 앞서 2006년 9월에 환경호르몬과 아이들의 성적 발달이상의 관계를 다루어 화제를 끈 바 있었다.[26] 환경호르몬들은 남성호르몬이라 불리는 안드로겐의 작용을 억제하거나, 여성호르몬으로 불리는 에스트로겐과 유사한 작용을 한다. 때문에 여아의 경우에는 2~3세에도 가슴이 나오는 성조숙증을 유발하고, 남아의 경우에는 가슴이 나오는 증상 및, 음경이 작아지고 요도 끝이 항문 쪽으로 가까워져서 항문부터 요도 끝 사이의 길이가 남성보다 여성의 길이에 가깝게 되는 요도하열을 유발한다는 것이다. 요도하열이 있는 남자아이들은 항문에 가까운 쪽으로 나와 있는 요도를 페니스의 끝 쪽으로 당기는 수술을 받게 된다. 하지만 요도하열 증상이 심한 경우 외생식기만 봐서는 의사들도 여자아이와 구별할 수 없는 정도인 경우가 있다. 이런 경우 여러 번에 걸쳐 성형수술을 하거나, 아이가 감수해야 하는 고통과 위험을 생각하여 부모에 따라 수술을 포기하기도 한다. 혹은 수술을 통해 남성 성기를 성형하는 것이 어려워 염색체가 XY일지라도 외생식기를 여성 쪽으로 고정시키는 수술을 하기도 한다.

항문과 요도의 간격을 일정한 수치에 맞추는 교정과 키를 일정한 수치에 가깝도록 하기 위한 노력은 섹슈얼리티의 견지에서는 같은 목적을 띠는 실천들이다. 호르몬제로 키를 키우는 것은 관습, 교육, 의료적 개입 등의 갖가지 장치들을 통해, 사회적으로 '정상적'이라 여겨지는 성적 차이를 띠는 몸의 범주에 들도록 성을 고정하는 과정의 일환이다. 생물학적으로 성차를 설명하는 담론들 및 간성에 대해 연구해온 앤 파우스토–스털링 Ann Fausto-sterling 은 저서 『몸을 성에 따라 고정하기 Sexing the body』에서, 정도와 종류에 차이가 있으나 모든 사람은 간성인데 사회가 요구하는 여성/남성의 이분화된 양극에 다가가기 위해서 끊임없이 노력하고 있는 것이라고 이야기한다.[27] 생물학적으로 여성과 남성의 차이가 분명한 것 같지만, 유전자에 따라서 호르몬에 따라서 외형에 따라서 심리에 따라서 모든 사람이 항상 어느 정도의 교정을 필요로 하고, 여성과 남성이라는 이분법적 기준은 누구나 무한히 가까이 접근하려고 하나 실은 아무도 거기에 이르지는 못하는 점근선과 같다는 것이다.

우리가 이제까지 살펴본 것은 성장, 성적 성숙, 생애주기에 대한 이해와 보살핌 자체가 점차 의료화되는 커다란 경향의 일부일 뿐이다. 8세에 가슴이 나오기 시작한 여아가 여성호르몬 억제제를 맞아야 한다면, 생애주기의 다른 한편에서는 폐경이 '여성호르몬 결핍증'으로 정의되어 여성호르몬 제재를 투여 받아야 한다고 권장된다. 한편으로 아이들이 일정한 키에 이르기 위해 성장호르몬을 맞아야 한다면, 노인들에게는 피부재생을 돕고 근육을 강화시켜준다며 성장호르몬이 권장된다. 호르몬제를 비롯한 생명과학기술에 의한 새로운 의료적 개입들이 실제로 얼마나 효과가 있는지, '건강'을 해치는 심각한 부작용은 없는지를 따지는 것도 물론 중요하다. 하지만 효과와 부작용을 따지는 과정에서 잊히기 쉬운 것은 바로 의료생명과학기술을 정당화하는 '건강'과 '정상'의 담론 자체가 가지는 문제이다. 파우스토 스털링이 묘사하는 성차의 점근선처럼 '건강'이나 '정상'이라는 기준 역시 모두가 무한히 가까이 가려고 노력하나 아무도 이르지 못하는 점근선일지도 모르기 때문이다.

'살게 하는' 권력의 장에서 생물학적 시민권의 정치

성장호르몬 약품들은 몸을 통해 가해지는 낙인과 차별에서 사람들을 과연 자유롭게 해주는가? 설혹 몇몇 사람들이 생물학적 유전의 운명 내지 낙인 찍히는 몸으로부터는 자유로워질 수 있다고 해도, 결국 정상적인 키를 표시하는 150, 160과 성적으로 가장 매력적인 키를 표시하는 168, 187이라는 숫자들로부터는 자유롭지 못하다. 성장호르몬 약품은 기존의 사회가 만들어 낸 이 숫자들 자체는 바꾸지 않으며 오히려 그에 기댄다.

행복을 약속하는 약의 세계에서 누군가는 좀 더 '정상'의 기준에 들거나 특권을 가진 신체를 얻는 데 성공한다 해도 다른 누군가는 상대적으로 밀려나게 된다. 개인들 각자가 '자유롭게' 선택하여 신체를 개조하려는 것이 전체 인구집단의 수준에서는 우생학적인 효과를 띠게 될 수 있고, 일상은 점점 더 속속들이 의료화된다. 성장호르몬의 대량생산을 가능케 한 미생물유전자재조합기술이라는 기술적 진보가 개인들에게는 정상/비정상 및 우/열을 가르는 차별적인 기제에서 좀 더 자유로워질 수 있다는 환상을 제공하지만, 실은 그런 기제를 재생산한다. 그런데 심지어 그 약이 '효과'가 없을 때조차도 그 기제는 '효과'적으로 재생산될 수 있다. 내분비학회에서 발표된 한 설문조사결과에 따르면 "성장클리닉을 방문하는 아동의 반수 이상에서 대체요법을 사용하고 있는데 절반 이상에서 기대한 만큼의 효과가 없다고 했음에도 효과에 관계없이 계속 대체요법을 사용하겠다는 경우가 많"았다.[28]

성장호르몬 제재가 이미 커다란 시장을 형성하고 있고, 제약기업들이 앞으로 더욱 커다란 시장이 되리라 기대할 수 있는 것은 무엇보다도 개인이 일정한 기준 내에서 자신의 신체를 더 나은 상태로 개조하기 위해 노력해야 한다는 것이 일종의 '규범'으로 작동하기 때문이다. 그러니, 소비자가 약물의 효과와 부작용에 대한 정확한 정보를 가지는 것도 중요하겠지만 좀 더 근본적으로는 일상에서 개인들의 선택을 구성하는 규범들 및 차별화기제에 대해 생각해봐야 한다.

푸코는 『성의 역사1-앎의 의지』에서 근대 이전 군주의 권력이 '죽게 하든가 살게 내버려두는' 것이었다면, 근대적인 권력의 메커니즘은 '살게 하든가 죽게 내버려두는' 것으로 바뀌었음을 보여준다.[29] 의료과학기술은 이러한 '살게 하는' 권력의 전형을 보여준다. 이는 아픈 사람을 살만하게 해주거나 죽을 사람을 '살게 하는' 것뿐 아니라 몸과 정신을 특정한 지식으로 재구성하면서 모든 사람들을 특정한 방식으로 '살게'하는 권력이다. 한편에는 이런저런 병으로 고통 받으며 거기서 벗어나고자 하거나, 꼭 아픈 것이 아니더라도 자신의 몸을 좀 더 나은 상태로 개선하고자 욕망하며 스스로 이런 권력을 작동시키는 개인들이 존재한다. 또 한편에는 전체인구집단의 수준에서 성별 연령대별로 어느 정도의 키가 적절한 키인지, 노화에 수반되는 변화 중 어떤 것이 정상적인 변화인지, 어떤 상태가 정당하게 치료받을 만한 상태인지를 따지는 담론들과 갖가지 제도가 존재한다.

그리하여 개인들이 치료를 받거나 몸을 개선하고자 할 때, 돈과 시간 그리고 한 사회에서 어떤 상태를 '정상'으로 여기는가 하는 담론들이 그런 개인의 선택을 가능케 하는 동시에 제한한다. 이런 담론들은 일상에 스며든 의료생명과학기술 언어로 구성된다. 이 글에서 다룬 성장호르몬 약품도 '특정한 방식으로 살게 하는 권력biopower'이 구사되는 여러 방식 중의 하나인 셈이다.

정상과 비정상을 가르며 특정한 방식으로 삶을 관리하는 권력의 장에서 의료보험은 약품과 함께 중요한 행위자가 된다. 터너증후군환자 및 부모들의 경우에서 우리는 사람들이 '장애'라는 타이틀 및 그 분류기준, '정상적인' 신체의 범주에 들 권리, 그를 통해 보다 나은 삶을 누릴 권리를 두고 보험제도와 협상을 벌이게 되는 것을 볼 수 있었다. 공적의료보험제도는 한 사회에서 개인들과 집단들 간의 형평성을 고려하여 꼭 치료가 필요한 경우가 무엇인지 기준을 정하고 일정한 비용을 지원한다. 즉, 전체인구집단의 수준에서 무엇이 꼭 치료가 필요한 증상이고 무엇은 아닌지 분류하는 제도적 장치의 일종인 것이다.

인류학자 아드리아나 페트리나Adriana Petryna는 체르노빌 원전 폭발사고 이후 방사능에 노출된 사람들이 국가사회보장제도를 두고 시민권을 협상하게 되는 과정을 연구한 바 있다. 체르노빌 사고 위에 자유시장화와 함께 찾아온 인플레이션, 취업난 등이 겹쳐 일차적인 사회안전망을 잃은 사람들은 어떻게든 체르노빌 원폭 피해자로 분류되어 사회보장 혜택을 받는 것을 생존의 관건으로 여기게 된다. 원폭보상금을 받아 자식과 가족을 먹여 살려야 하는 경우도 있다. 이때 사람이 공동체의 구성원으로서 일정한 수준의 삶을 누릴 권리로서 시민권은 "생물학적 상해 및 그에 대한 보상을 승인하는 의학적·과학적·법적 분류기준에 기반하여 사회복지 혜택에 대한 선택적인 접근을 요구하는 것"³⁰이 된다. 어떻게든 법적으로 요구되는 생물학적 분류기준에 드는 것이 시민권의 기본요건이 되는 것이다. 이를 두고 페트리나는 "생물학적 시민권"이라는 표현을 사용한다. 그러나 그녀가 살펴본 바에 의하면, 이때 생물학적 분류기준은 그저 의사나 관료들에 의해 일방적으로 부과되는 것만은 아니다. 사람들은 그런 분류기준을 부과하는 의사나 관료들과 협상하고 그들을 매수하는 등의 거래를 하며, 자신의 증상명을 사회적 자원을 더 유리하게 분배받게 해주는 '커리어'의 일종으로서 관리하게 된다.³¹

우리가 성장호르몬을 통해 살펴본 한국의 현실도 이런 상황에서 멀지 않다. 터너증후군을 비롯해 정상범주의 바깥이거나 평균 이하의 키인 사람들은 학교에서 따돌림을 당하거나, 취업이나 결혼시장에서 기회를 제한당할 가능성에 더 많이 노출된다. 그래서 터너증후군 환우회의 환자 및 부모들은 '장애'라는 "의학적·과학적·법적 분류기준에 기반하여 사회복지 혜택에 대한 선택적인 접근을 요구"하게 된다.

'특발성 저신장증' 아이의 어머니들의 경우에서 볼 수 있듯, 개인의 어떤 신체적 특성을 미리 예측해준다는 유전학적 지식이 발달할수록 아이의 미래에 미리 대비하려는 부모들의 선택이 중요해진다. 이 경우에는 의료적 개입에 '동의'하는 이가 당사자인 아이라기보다는 부모이다. 아이의 상태를 통해 공동체에서 부모자신의 지위도 다시 규정될 때, 생물학적 시민권의 문제는 생물학적으로 규정되는 어떤 특성을 가진 당사자만의 문제가 아니라 부모, 친족이 연루된 문제일 수밖에 없다.

실은 국가나 사회가 성별, 인종, 신체형태 및 지능 등을 생물학적으로 규정해 개인들을 분류하고 구성원으로서의 의무 및 권리, 자원을 차별적으로 분배하는 생물학적 시민권의 정치는 근대 민족국가의 형성과 역사를 같이 한다. 이 케케묵은 정치 위에서 생명과학기술 지식이 대중에게 확산되는 과정에서 생물학적 시민권은 '아래로부터' 협상되고 있는 중이다. 이런 사태는 양가적인 의미를 띤다. 제약회사가 자신이 약을 먹을 만큼 병리적인 상태는 아니라고 생각하는 사람들을 설득하기 위해 의사를 거치지 않고 직접 약품정보를 제공하고 광고를 하는 일이 증가하는 것은 우려할 만한 일이지만, 때로는 전문가가 아닌 사람들이 점차 많은 지식을 얻고 일정한 약품명과 새로운 병명아래 모여들어 기존 사회의 차별에 저항하는 사회적 집단을 구성하는 과정이 되기도 한다.[32]

AIDS환자들은 HIV나 AIDS라는 이름아래 모여서 약품의 정보를 주고받으며 투병경험을 나누고 정부나 사회의 지원을 요구하며 AIDS에 대한 사회적 편견과 낙인에 저항하는 운동을 펼친다. 미국의 사례에서 간성으로 태어난 아이를 둔 부모들은 평생에 걸친 여러 번의 수술을 감수하게 하느니 아이가 나중에 성인이 되어서 수술여부를 결정할 때까지 기다리는 것을 택하기도 한다. 이 부모들은 모임을 만들어 서로 경험을 나누고 도우며 간성으로 살아가는 아이들 편에 서서 사회적 편견에 저항한다.[33] 생물학적 시민권이 그저 개인들에게 일방적으로 부여되는 것이 아니라 끊임없이 협상될 수밖에 없는 것이라는 점에서 우리는 여러 사람에게 보다 나은, 더 행복한 삶에 대한 희망을 엿볼 수 있을지도 모르겠다.

어느 정도의 키가 정상적인 키인가, 어떤 몸이 정상적인 몸인가, 누구를 배제하고 누구에게는 특권을 부여할 것인가, 혹은 어떻게 지금보다는 몸을 통해 개인을 덜 차별하는 사회를 만들어 갈 것인지를 결정하는 것은 법제도나 생명과학기술 전문가들이 아니라 바로 이 글에 등장한 아이들과 환자들, 부모들을 비롯하여 평범한 우리 자신들의 손에 달려있다.

FEMINI
BIOTECH
in Every

05

감시테크놀로지로서 정기검진
자궁경부암검사와 유방조영술

Patricia A. Kaufert | 박연규 번역 1

05

패트리샤 A. 카우퍼트 캐나다 University of Manitoba 사회학교수

과학사회학이라 불리는 학문 분야에 종사하는 연구자들. 이들은 과학을 철학적·이론적으로 흥미로운 주제로 여길 뿐 아니라, 과학자들에 대해, 또 그들이 무엇을 하는가에 관해서 대단히 관심이 많은 사람들이다. A.S.바이어트의 소설 『천사와 벌레-벌레편 Morpho Eugenia』(1992)에서, 아이들과 여자 가정교사가 개미들의 행렬과 개미집단 간의 전투를 관찰하여 기록하는 것처럼, 과학사회학 연구자들은 과학자들에 관해 관찰하고 기록한다. 이 연구자들은 과학자들의 연구소를 참여관찰하고, 과학자들의 모임에 참석하며, 과학자들이 쓴 것을 모으고, 과학자들로 하여금 자신이 한 일과 동료들에 관해 이야기하도록 한다. 이 개미들의 비유를 라투어 Bruno Latour가 표현한 방식으로 블랙박스에 관한 비유로 바꾸어본다면, 과학사회학 연구자들은 블랙박스의 뚜껑을 열고 그 속을 들여다보면서, 그 내용이 밖으로 드러나게 하고 싶어 하는 사람들이다. 일단 관찰기간이 끝나면 이들은 불을 끄고 상자의 뚜껑을 도로 덮은 후 떠난다. 블랙박스 안에서 무슨 일이 벌어지고 있는가를 이해하는 일은 그냥 박스 안쪽에서 벌어지는 일에 한하여, 이해했다는 것 그 자체만으로 끝나게 된다. 그러다가 세계가 박스 안으로 침투하여 사건을 일으킬 때에만, 좀 더 넓은 세계와의 관계에서 이 박스가 어떻게 위치해 있는지 관심을 가지는 것 같다. 상황이 이러한 고로, 몇몇 평자들은 "실험실 과학자들이 앉은 자리로부터 환자의 침상까지 혁신적인 지식이 전달되는 과정"(Batchelor et al. 1996:48)에 관한 연구가 너무 없다고 불평해왔다.

물론 나는 지금 과학사회학을 지나치게 단순화하고 있다. 하지만 지나친 단순화도 대체로는 진실에 뿌리내리고 있기 마련이다. 넬리 우드슌 Nelly Oudshoorn은 과학사회학 분야의 초기 연구들 상당수가 하나의 대학 실험실이나 하나의 산업연구개발단위에만 초점을 맞추는 종류의 연구들이라고 이야기한다(Oudshoorn 1997:42). 그녀가 보기에 "(이렇게 한 연구집단에만 한정하는 식의) 선택은 분석의 시야를 실험실의 작업의 거시사회학적 역학에만 한정하는 경향이 있다." "(이런 식의 연구에서) 실험실 바깥의 세계가 형태를 드러내는 경우란, 과학자가 바깥 세계를 실험실 안의 행위자로 등록했을 때뿐이다(1997:42)."

이런 문제점에도 불구하고, 현장연구의 지점을 과학자들의 실험실로 한정하여 집중해서 살펴보는 것은 과학사회학연구의 약점보다는 강점이 될 수 있다. 또 비난받을 만한 것이든 존중받을 만한 것이든 간에, 과학자들에게 초점을 맞춰 실험실을 중심에 놓는 이런 유형의 연구는 매우 드물다. 대부분의 연구자들은 실험실의 벽 바깥에 놓인 어떤 입장을 취한다. 예를 들면, 비키 싱클턴 Vicky Singleton과 수잔 레이 스타 Susan Leigh Star의 연구처럼 과학자들을 중심에 놓기보다는 여성을 중심에 놓는 페미니스트연구의 전통 위에서 글을 쓰는 경우도 있고(Singleton 1996; Star 1991), 또 다른 연구자들은 과학기술이 응용되는 좀 더 넓은 세계로 자신을 끌어내줄 문제들에 관심이 있어서 초점을 과학자의 실험실에 제한하지 않으려고 한다.

나의 관심사는 유방X 레이조영술mammography과 자궁경부 세포진단검사 the Papanicolau smear test라는 두 가지 검진기법이 (Batchelor의 표현을 빌자면) 실험실로부터 환자의 침상까지, 좀 더 정확히는 실험실로부터 검사가 실행되는 임상까지 어떻게 전달되는가에 있다. 암 조기검진에서 가장 먼저 초점이 맞춰진 지점이 자궁경부와 유방이었다는 사실은, 종양이 발생하는 부위, 검진 테크놀로지의 속성, 자궁경부와 유방에 대해 이미 확보된 접근성 간의 복잡한 관계를 반영할 뿐 아니라, 이 두 암이 어떤 식으로 진전되는가에 관한 특별한 이해방식과도 관련이 있다. 질병이란 숨어있는 것이므로 모종의 방법을 써야만 그 존재를 찾아낼 수 있다는 발상은, 발상 그 자체로는 새로운 것이 아니다. 매독 및 폐결핵과 관련된 문학작품들에서 이런 발상의 초기 판본을 발견할 수 있다. 하지만 숨어있는 질병이라는 발상은 다른 어떤 질병보다도 암에 특히 잘 어울린다. 암은 몸속에서 보이지 않게 조용히 퍼져나가는 이미지로 그려진다. 그런데 자궁경부암과 유방암의 경우에는 몸속 깊숙한 곳에서 자라나는 다른 암들과는 다르게 몸의 표면과 가까운 곳에서 시작되므로 접근이 좀 더 쉽다.

나는 유방암 검진 프로그램을 계획하는 캐나다 지방정부위원회의 일원으로 시간을 보내면서 이 글을 구상하게 되었다. 방사선과 의사, 종양학자, 역학자epidemiologist와 관료들로 이루어진 이 위원회의 회원들은 여성들이 검진을 받아야만 하는지, 검진은 어떤 식으로 조직되어야 하는지, 검진의 정확한 비용과 이득은 얼마나 되는지, 어떻게 해야 비용과 이득이 정확하게 평가될 수 있는지에 관해 논쟁을 벌였다. 나는 이런 논쟁들에 귀를 기울임으로써, 동시에 진행되고 있지만 서로 다른 어조와 다른 언어를 통해 진행되는 두 개의 담화들에 주목하게 되었다. 한 종류의 담화는 유방X레이검사가 공식적인 검진 규칙에 어느 정도나 부합하는가에 초점을 맞춘다. 이 담화는 비율, 생존시간, 위험, 사망률, 비용대비 효율성의 계산 등에 관한 언어로 이루어지고 있었다. 다른 종류의 담화는 감정, 신뢰, 책임, 도덕에 (공공과 개인 양자가) 부합하는가, 죄책감, 두려움과 죽음 등에 관련된 주제들을 다루었다.

　이런 담화들을 들으면서 나는 검진이라는 것이 단지 공공건강의 측정이나 기업화된 의료의 한 양상일 뿐만이 아니라, 여성과 여성의 몸에 관한 매우 특수한 견해와 건강과 질병에 관한 매우 특수한 관점을 반영한 철학적·역사적 구성물임을 알게 되었다. 그리하여 나는 여성의 몸이 검진을 통해 지속적으로 관찰, 평가, 감시되어야 하는 몸으로 규정되는 것이 여성들에게 어떤 함의를 가지게 될지 점점 더 관심을 가지게 되었다. 대중적인 건강관련 문헌들은 여성들이 자신의 몸에 무슨 일이 일어나고 있는지를 자신의 눈으로 보거나 만져봐서 알 정도가 되면 때는 이미 늦었다고 표현한다. 그때는 이미 골격이 무너지기 시작하고, 암 덩어리는 다른 곳으로 전이되었으며, 온몸에 독소가 퍼진 후라는 것이다. 그리고 최선의 방책은 몸의 소모나 질병이 막 진행 중이거나 앞으로 진행될 가능성이 있는 시점을 알 수 있도록 정기적으로 검사를 받는 길뿐이라고 여성들에게 경고한다. 정기검진을 받는 것은 의무가 되고, 그것을 회피하는 것은 무책임한 행동이자 도덕적 태만이 된다.

자궁경부검사와 유방X 레이검사는 북미 대부분의 의료관리제도에서 관례화되어 있는 검진임에도, 유전병 감별검사처럼 뭔가 첨단과학의 분위기를 풍기는 매력은 없기 때문에 소수의 페미니스트 학자들을 제외한 대부분의 의료인류학자들은 이 두 검사들을 대체로 무시해왔다. 아델 클라크Adele Clarke와 모니카 캐스퍼Monica Casper (1996)는 자궁경부검사의 발전 및 진화과정을 분석해왔다. 이들의 연구가 실험실에 좀 더 초점을 두었던 데 비해, 린다 맥키Linnda Mckie의 연구는 검사를 받는 여성의 입장을 중심에 두고 잉글랜드 북부 노동계급여성의 검사경험을 분석하고 있다(McKie 1995). 비키 싱글턴은 자궁경부암검사가 뿌리박고 있는 조직 구조에 주목한다(Singleton 1996).

이 두 검사가 모든 여성들의 삶에서 지속되고 있고, 여성들에게 자신의 몸이 감시하에 있음을 매년 상기시키는 장치들이라는 점을 대부분의 연구자들이 무시해 왔다는 점은 다소 놀랍다. 자궁경부검사, 유방X 레이검사와 관련한 과학기술이 현재 의료과학기술의 최전선과 거리가 멀다는 것은 명백한 사실이다. 나는 유방암과 자궁암 검진이 그 자체에 고유한 담론들과 고유한 블랙박스들, 과학자들, 역학자들과 임상의들, 그리고 여성 및 정부와의 관계들, 과학적 정당성에 관한 그 자체의 논쟁들, 그 자체에 고유한 정서적 이데올로기적 관여지점들을 가지고 있다는 것을 발견하기 위해 사회과학 문헌보다는 의료 문헌들을 읽어야만 했다.

검진의 가장 중요한 사례이자 의료적 시선이 여성의 몸에 침투하는 대표적인 사례로서 유방X레이검사와 자궁경부검사를 재구성하는 과정에서, 나는 이를 감시라는 주제에 관해 생각해 볼 수 있는 기회로 삼았다. 따라서 이 글은 암, 검사, 여성을 각각 분리해서 읽어내기보다는, 하나의 검진 프로그램이라는 형태로 함께 연결되어 있는 관념들, 관행들, 행위자들과 이데올로기들의 복잡한 그물망에 초점을 맞춘다.

역사와 감시 – 마녀사냥에서 정기검진까지

미셸 푸코에 의하면 감시surveillance란 훈육체계에서 권력이 표현되는 방식이다(Foucault 1978[1976]). 하지만 데이비드 암스트롱(Armstrong 1995)은 19~20세기 의료의 역사를 세 단계로 분류하면서 그 중 한 단계를 분류하기 위한 표지로 감시라는 용어를 사용했는데, 그 세 단계란 "환자 침상의 의료bedside medicine", "병원의료 Hospital medicine", "감시의료surveillence medicine"였다. 암스트롱은 감시라는 용어를 추상적인 개념으로 내버려두기보다는, 공공보건 및 예방을 위해 예산이 배정되며 검진 프로그램과 건강증진 캠페인이 실행되는 매일 매일의 일상에 효과적으로 적용했다. 하지만 그 결과 푸코의 원래 개념이 살짝 품고 있던 카프카적인 뉘앙스가 벗겨져 나가면서, 원래의 개념이 가졌던 어떤 도덕적·철학적 힘이나 역사적 기원에 대한 감각은 다소 옅어지게 되었다.

    검진은 20세기 후반에 고유한 감시의료의 특성이라고 암스트롱(1995)은 규정했다. 그러나 사실 검진은 위험과 낙인, 오염에 관한 훨씬 더 오래된 관념들에 뿌리를 두고 있다. 누군가가 페스트나 나병, 매독 혹은 모종의 전염성 광기를 품고 있으면서도 들키지 않고 활보할 수 있다는 두려움은 의료의 역사를 관통하는 오랜 주제들 중의 하나이다. 조지 로젠(Rogen 1993)은 검진의 기원을 추적하면서 병에 걸리지 않은 사람들의 무리로부터 병에 걸린 몸을 찾아내어 내쫓는 초기의 시도까지 거슬러 올라간다. 그는 성서의 레위기를 인용한다. "그에게 역병이 있는 모든 날들 동안, 그는 더럽혀진 자이며 부정한 자이므로 그가 기거해온 무리의 거처에서 떠나 혼자 지내야 할 지어다(레위기 14:6, Rosen 1993:40에서 재인용)." 로젠은 또한 문둥이들이 건강한 사람들과 자유롭게 교제하는 것을 금지했던 583년의 리용 종교회의를 예로 든다. 중세시대 동안 교회와 국가는 문둥이들이 무엇을 입어야 하는지, 어디서 살아야 하는지, 그들 자신을 어떻게 식별하기 쉽도록 드러내야 하는지에 관한 규정들을 만들어냈다. 나병환자에게 가해진 통제는 후일 페스트 희생자들의 통제 모델이 되었다. 그리고 페스트의 전례는 다시 천연두, 콜레라, 장티푸스, 결핵을 퇴치하자는 운동들의 모델을 제공했다. 각각의 질병퇴

치운동들은 격리와 배제라는 비슷한 원리에 기반하고 있었지만, 그 중에서도 매독을 통제했던 시도는 검진을 통해 질병에 따라 여성을 감별해내려는 현대의 관행에 가장 가까운 모습을 보여준다.

로젠은 매독이 이미 1507년부터 성적으로 전염되는 질병으로 인식되었다고 주장하면서 이탈리아에서 1507년에 통과된 법을 인용한다. 그 내용은 매춘부가 되려는 모든 여성은 우선 감염의 징후가 보이는지 검사받아야 한다는 것이었다. 르네상스시기의 이탈리아 도시들에서 시작하여 19세기 후반의 거대도시들-토론토(MacDougall 1990), 런던(Smart 1992), 뉴욕(Corea 1992)-에 이르기까지 계속해서, 시당국들은 마치 매춘부들을 통제하는 것이 병을 확실히 통제하는 방법인 양 행동했다.

예를 들어, 뉴욕 주 입법부가 1910년에 통과시킨 법은 다음과 같이 명령하고 있다. "매춘 호객행위로 유죄를 받은 여성들은 진찰을 받아야 한다. 성교에 의해 감염된 여성들은 전염성이 사라질 때까지 격리하여 치료한다(Corea 1992:176)."

캐롤 스마트 Carol Smart 는 그냥 질병뿐 아니라 외국의 질병까지 퍼뜨리므로 "국가 건강의 토대를 직·간접적으로 갉아먹는 음란한 노동계급여자"라는 관념을 빅토리아시대의 의사들이 구성하는 과정을 묘사한다(Smart 1992:28). 그리고 공공건강의 수사는 변화하여 이제는 "음란한 노동계급" 여성뿐 아니라 모든 여성들이 검진의 대상이 되었다. 섹스와 죄악, 비난이라는 똑같은 주제가 요즘의 검진관련 문헌에서, 특히 자궁경부암과 관련하여 반복되고 있다.

19세기 후반과 20세기 초반에는 감별 검진의 수사가 새로운 도덕적 뉘앙스를 얻게 되는데, 병든 자와 몸에 이상이 있는 자는 국가의 군사적·경제적 안녕을 위협하는 요소로 여겨지게 된다. 스크라바넥에 따르면 "질병검사는 이익을 추구하는 보험회사의 관점에서든, (약골을 솎아내려는) 군대의 관점에서든, (생산성을 유지하려는) 고용자의 관점에서든 간에 건강하고 쓸모있는 사람을 병들고 쓸모없는 사람들로부터 분리하여 걸러내는 체로 사용되었다(Skrabanek 1990:188)."

19세기 후반 공중보건운동이 힘을 얻으면서 그와 관계된 공무원들이 시민의 건강을 보호할 책임을 도맡았으나, 아무런 반대 없이 일을 진행한 것은 아니었다. 캐나다에서는 토론토 의료자유연맹이 천연두 예방접종에 대해 강력한 법적 도전을 시도했다. 토론토의 의사들은 결핵사례를 보고하는 데 비협조적이었으며, 일반시민들은 가능한 한 검사를 피하려고 했다(MacDougall 1990). 저항에도 불구하고, 공중보건 공무원들은 점차 대중의 승인과 정치적 지원 및 의료계의 협력을 얻어냈다. 1930년대에 이르면 이미 감시의료가 도래하는 단계에 이르고, 전쟁이 그러한 변화를 가속시키게 된다. 암스트롱은 "질병관리기술의 주요한 확장이 이루어진 기간은 제2차 세계대전 이후이다. 이때부터 포괄적인 건강관리를 강조하면서,…… 감별 검진 같은 명백한 감시기법들을 배치할 토대가 만들어진다"고 논한다(Armstrong 1995:398).

전쟁이 끝날 무렵 국가의 공중보건부서들은 사례보고와 통계기록 보관을 의무화하고 교육적인 미디어 프로그램들을 개발하는 등 감시기제를 정비해 나갔다. 최근에는 정보를 전자기록화하면서 감시의 기술적 기반이 그 형태를 바꾸었다. 엄청난 양의 데이터들을 저장 및 축적할 수 있게 되고, 같은 한 명의 개인으로부터 나왔지만 각각 다른 지점에서 얻어진 정보들을 한데 모아 연결·재분류하는 일이 가능하게 된 것이다. 새로운 유전자과학기술은 새로운 정보처리능력과 연결지어 생각해야 한다. 유방암과 자궁암 검진은 새로이 도래하고 있는 현상의 원형이라 할 수 있으며, 이런 점에서 두 암의 검진에 관해 연구하는 것은 흥미로운 일이 된다.

푸코(1978[1976])의 논지를 따르자면 체계적인 기록 보관방식의 출현은 시민의 건강을 관리하는 국가권력을 엄청나게 증강시켜주는 것이 된다. 하지만 자궁경부암검사와 유방조영술의 역사는, 개인을 추적하고 수치를 기록할 수 있는 능력이 배가되는 속도는 엄청나게 빠른 데 비하여, 보건시스템에 의해 집단검진 프로그램이 실제로 전파되는 속도는 상대적으로 느리다는 의외의 양상을 보여준다. 미국의 경우에서 볼 수 있듯이, 유방조영술이 전파되는 과정에서 복잡하게 얽힌 정치적·경제적 요인들이 걸림돌이 되었을 뿐 아니라(Kaufert 1996), 몸과 질병을 관찰하는 새로운 방식에 대해서도 상당한 저항이 있었다. 현대적인 검진이 기반하는 철학과 관행들은, 사람들이 자신의 직관에 반하는 방식으로 질병을 다시 이해해야만 받아들일 수 있는 성질의 것들이기 때문이었다. 본인이 괜찮다고 느끼면 괜찮은 거라고 가정하는 오랜 상식과 달리, 현대의 감별검사를 받아들이려면 본인이 괜찮다고 느낄지라도 몸 어딘가에 질병이 숨어있을 수 있다고 전제를 바꾸어야 했던 것이다.

    유방암 및 자궁경부암검사가 가치있는 것이라고 의사들이 확신하도록 하기 위해서는, 그들이 이전까지 몸의 변화를 확인해왔던 방법보다 새로운 검사기법이 좀 더 이른 시점에서의 변화를 포착해 보여준다는 확신을 심어주어야 했다. 뿐만 아니라, 질병을 통제하고 무찌르는 데 있어서 새로운 검사기법의 가시성이 의사들의 권력을 더욱 강화시켜주는 것이어야만 했다. 여성들의 경우, 스스로 알아챌 수 없더라도 몸에 암이 존재할 수 있을 뿐 아니라 암을 얼마나 조기에 발견하느냐에 그녀들의 삶이 걸려있다고 설득해야만 했다. 국가 혹은 보건정책입안자들의 경우, 몇 명의 목숨을 더 살릴 수 있는지를 검진에 대한 투자의 보상으로 계산할 때, 결과적으로 검진이 보건예산을 늘어나게 하는 것은 아니라는 것을 확인할 수 있어야 했다. (미국의 경우처럼) 캐나다에서 유방암과 자궁경부암 검진의 승자는 감별검사 연구자들, 건강증진운동 실천가들, 암 협회들, 그리고 몇몇 공중보건 공무원과 관료들이었다. 여성들도 능동적으로 움직였는데, 특히 유방암 검진과 관련하여 능동적이었다. 다른 이들(임상의, 검사기술자, 실험실 소유자들과 설비생산자들)은 암 검진의 실질적인 실행자들로서 금전적 수익을 얻었다.

역학자들은 감별검사의 장에서 고위 사제 내지는 신학자 격의 과학자가 되었다. 이들은 『마녀재판론』(Kramer and Sprenger 1971[1489])을 쓴 남자들이 가졌던 것과 똑같은 확신에 따라 움직였다. 그 남자들은 농노들이 마녀들에게 속기 쉽고 규제를 맡은 당사자들은 지나친 열광에 빠져있다고 질책하며 마녀를 찾아내어 감별하는 기준과 방법을 지시하는 매뉴얼을 만들어나갔다. 역학자들은 질병을 찾아내는 기준 및 방법을 지시하고자 저들과 비슷한 헌신의 행태를 보여 왔다. 그들은 증거도 없이 행동하는 이들이 잘 속고 어리석다고 비난하면서, 검진이 성공적인지 판단할 기준을 정하고 어떤 것이 믿을 만한 증거인지에 관한 규칙을 정의하고 질병을 찾아내어 구분하도록 지시하는 검진 매뉴얼을 저술하고 다시 좀 더 정교하게 고치는 데에 수년의 시간을 보내왔다. 역학 문헌들마다 그 규칙들은 약간씩 달라지지만, 그 공통된 핵심은 다음과 같이 정리될 수 있다. "질병은 흔하면서도 심각한 것이어야 한다. 질병이 진전되는 속성이 이해되어야만 한다. 좋은 검진기법이 있어야 한다. 치료방법은 받아들여질 만하고 이용 가능해야 한다. 그리고 이 치료방법은 알맞은 성과를 내야 한다(Mant and Fowler 1990:916)."

내가 유방X레이검사에 관한 지방위원회의 일원으로 있는 동안 위원회에서 벌어진 논쟁의 많은 수는 검진 프로그램이 어떠해야 하는가에 관한 기준

(앞에 언급한 규칙들 같은)과 여성에게 실제로 유방암감별 프로그램을 적용할 때의 현실 간의 간극을 드러내준다. 뿐만 아니라, 이 논쟁들을 따라가면서 나는 그러한 간극이 검진과정의 속성에 내재해 있는 것이어서 제거가 불가능하다는 점을 통찰할 수 있었다.

실험실의 진단기법에서 대규모 정기검진으로

지방위원회에서 유방암이 위의 첫 번째 규칙―흔하면서도 심각한 질병이어야 한다―을 충족시키는지에 의문을 품는 사람은 아무도 없었다. 캐나다에서 유방암 발병률은 1981년에 10만 명당 86.1명이던 것이 1995년에는 102.7명까지 증가했다. 하지만 이에 비해 연령표준사망률은 크게 변하지 않았다. 1970년에 사망률은 30.6명이었고 1995년에도 30.6명이었다(캐나다 국립암연구소 1995). 위원회가 의문을 품었던 문제는 전 지역에 걸쳐 유방조영술 검진을 도입함으로써 사망률을 의미있는 수준으로 줄일 수 있는가 하는 것이었다. 검진 프로그램 지지자들은 유방암 검진으로 예상되는 이익을 보여주는 증거로 자궁경부암에 관한 통계를 이용했다.

자궁경부암 사망률은 1969년에는 10만 명당 7.4명이였던 데 비해 1995년에는 2.2명이었다. 발병률은 1969년에 21.6명, 1995년에 7.8명이었다(캐나다 국립암연구소 1995). 사망률과 발병률의 이러한 감소를 자궁경부검사의 덕으로 돌리면서 그들은 유방X레이조영술도 같은 효과를 가져다줄 수 있다고 주장했다. 회의론자들은 이론적으로는 검진을 지지했지만 실제로 실행하는 것은 못미더워했다. 그들은 유방조영술과 자궁경부암검사의 역사로부터 증거를 취하면서, 검사기법을 실험실에서 임상의 진단영역으로 옮기거나 임상에서 일괄적인 검진 프로그램으로 옮기는 과정의 복잡성에 초점을 맞추었다.

자궁경부검사와 조영술 이 두 가지 모두, 실험실에서 진단을 위한 도구로 개발되어 임상으로 옮겨간 역사를 갖고 있다. 예를 들어, 조지 파파니콜라우 George Papanicolaou 는 원래는 기니피그의 발정주기를 관찰하기 위해 자궁경부 팝 도말검사 Pap smear 를 개발했다. 비교적 간단한 검사기법이었으므로 파파니콜라우는 이 검사기법이 한 몸의 구멍에서 통하면 다른 몸의 구멍에서도 통할 수 있고, 한 종에서 통하면 다른 종에서도 통하리라고 보았다. 1941년에 그는 자신의 검사기법이 자궁경부암을 판정하는 방법으로서 잠재적 가치를 지닌다는 내용의 논문을 발표했다. 몇몇 산부인과 의사들이 이 기법을 자신의 임상 진단절차로 도입했으나 이 기법은 몇 년간은 과학자의 실험실과 연구를 위한 임상이라는 블랙박스 속에 한정되어 있었다(Clarke and Casper 1996). 유방조영술도 비슷한 역사를 가지고 있다. X레이는 1930년대부터 유방암 판정기법으로 사용되어왔는데, 1950년대에 크레멘 Kremen 이 가능성을 예상하기 전까지는 보편적인 검진수단의 가치를 가지는 것으로까지 여겨지지는 않았다.

미국암협회(이하 ACS)는 이 두 검사를 진단클리닉 바깥으로 끌어내어 보편적인 검진제도로 이끌어내는 촉매역할을 했다. ACS는 이미 "색출하여 무찌른다"는 철학에 깊이 빠져있었던 고로 질병이 모습을 드러내기 전에 찾아내서 소탕한다는 발상은 ACS에게 철학적으로나 이론적으로나 강렬한 매력이 되었다. 파파니콜라우의 친구이며 ACS의 지도자였던 찰스 카메론 Charles Cameron은 팝 도말검사가 보편적인 검진제도가 될 가능성이 있다는 사실을 깨닫고, 1945년에 자궁경부암을 효과적으로 예방할 수 있는 방법으로서 이 질세포 검사기법을 ACS가 권장하도록 만들었다(Koss 1993).

이보다 나중에 유방X레이검사도 임상의 진단기법에서 일반적인 검진기법으로 변천을 겪는데, 무작위로 표본집단을 뽑아서 유방암검사를 실시한 최초의 사례였던 HIP연구 Health Insurance Plan study의 영향을 받으면서 그렇게 되었다. HIP연구의 결과는 유방X레이검사가 사망률을 줄일 수 있을 것인지에 관한 증거로는 빈약했으나, ACS가 자궁경부암검사를 권장함으로 해서 상대적으로 확실한 증거처럼 여겨지게 되었다(Kaufert 1996). 자궁경부암의 경우 HIP테스트 비슷한 것도 없었던 것이다. 레오폴드 코스 Leopold Study 처럼 유방X레이검사의 가치를 확신하고 있는 사람조차도 다음과 같은 점을 인정했다. "자궁경부검사기법을 가능한 한 가장 많은 수의 여성들에게 적용하려고 급히 서두르는 와중에 자궁경부검사 및 그에 수반하는 기술적·임상적 요소들이 얼마나 효과가 있는 것인지를 알아보기 위한 대조군 실험은 전혀 이루어지지 않았다(Koss 1993:1407)." ACS는 두 진단법을 건강검진용으로 쓸 것을 권장하면서 그 검사들의 기술적 논리와, 질병을 가시화할 수 있는 능력에 매력을 느꼈다. 다시 말해, ACS는 임상의 진단기법이 집단을 위한 건강검진으로 적용될 때 실제로 어떤 일이 일어나게 될지에 대해서는 거의 생각지 못한 채 단지 진단기법으로서의 장점만을 높이 샀던 것이다.

진단과 검진사이의 차이는 미묘한 것이다. 유방암 검진에 관한 한 정부문서는 둘 간의 차이를 다음과 같이 정의하고 있다.

> 검진기법으로서 유방조영술은 유방암의 증상을 전혀 보이지 않는 여성들의 유방을 X레이 촬영하는 것이다. 진단기법으로서 유방조영술이란 유방에서 어떤 이상이 발견되어 암이 의심될 때 유방을 X레이 촬영하는 것을 일컫는다(캐나다 유방암 검진 구상안 1997:5).

만약 한 여성이 가슴에 생긴 혹을 검사하려고 방사선과를 찾는다면, 그때 유방조영술은 진단기법이 된다. 이때 유방X 레이촬영은 이미 의심되거나 짐작되는 암의 존재를 확인하기 위한 목적으로 사용되는 것이다. 만약 한 여성이 유방조영술을 '검진'의 일환으로 받게 된다면 그것은 그녀의 몸이 건강하다는 뜻이기보다는 아직 가시적인 암의 신호가 없다는 뜻이다. 이런 구분은 실질적인 것이라기보다는 말장난 같은 수사임에도 불구하고 검진을 정당화하는 철학의 핵심을 이루고 있다. 하지만 검진과 진단의 차이가 그저 말장난에 머무는 것은 아니다. 진단에서 검진으로 변하는 과정에서 유방조영술과 자궁경부검사의 속성은 변형을 겪게 되고, 그 과정에서 두 암이 어떻게 진전되는가에 관한 이해도 변화하며, 방사선과 의사들과 역학자들은 서로 대립하게 되고, 여성들이 자신의 몸과 맺는 관계도 극적인 변화를 맞게 된다.

이 변형의 과정에서 결정적인 요소는 규모의 변화이다. 의심될 만한 증상을 보여서 진단을 받아야 할 여성의 수는 한정되어 있는 데 비해, 아무런 증상도 없지만 정기검진을 권장할 수 있는 여성의 수는 엄청난 규모가 된다. 유방조영술을 검진을 위한 기술로 활용하자는 결정은 시장의 규모를 엄청나게 바꾸어놓았으며 의도치 않았던 결과들을 가져왔다. 이 중 어떤 결과들은 한눈에도 확연히 드러나는 반면, 어떤 결과들은 은폐되어 잘 드러나지 않는 것이었다. 시장이 더 커지고 더 경쟁적으로 되면 될수록 기술의 변화가 촉진되는 경향이 있다는 것은 경영·경제학자라면 누구나 예측할 수 있는 바다. 그리하여 유방조영술 기계에 대한 수요가 증가하면 계속해서 더욱 정확한 검사기법을 개발하려는 경쟁이 일어나게 되었다. 방사선과 의사들은 더욱 질 높은 사진으로부터 좀 더 정교한 정보를 얻어냈고, 유방조영술 기기는 점점 더 사용하기 편리한 형태로 변화해갔다. 규모의 변화가 유방조영술에 미친 영향은 적어도 기술적인 견지에서만큼은 긍정적인 것이었으며, 유방조영술은 ACS가 초기에 후원한 형태와는 무언가 다른, 좀 더 나은 기술로 발전하게 되었다.

하지만 자궁경부검사의 경우는 경영·경제학자가 예측할 수 있는 것과는 다른 경향을 보였다. 자궁경부검사는 파파니콜라우가 초기에 개발한 형태를 많이 벗어나지 않았다. X레이기계와 기계를 작동하는 기술자와 사진을 판독하는 방사선과 의사가 필요한 유방조영술에 비해 자궁경부검사는 상대적으로 간단한 기술이다. "이 검사는 자궁경부의 세포를 조금 긁어내서 유리 슬라이드에 묻히는 절차로 구성된다. 채취된 표본은 실험실로 보내지고, 실험실에서는 표본을 염색한 후 현미경으로 비정상세포가 없는지 관찰한다 (Russell 1994:6)." 자궁경부 검진이 대중적인 시장에서 손익을 내는 과정은 유방암 검진의 그것과는 다른 양상을 보인다. 자궁경부검사가 자궁암 검진 기법으로 활용되면서 임상에서 진단용으로 쓰일 때보다 훨씬 더 많은 수의 의사들과 기술자들이 필요하게 되었다. 검사기법 자체는 간단함에도 불구하고, 검사결과가 정확하게 나오도록 검사과정의 질을 일정하게 유지하는 것은 끔찍하게 어려운 일이었다. 검사과정에서 기다란 목록의 오류들이 생겨났다.

> 자궁경부에서 비정상세포가 없는 부분에서만 표본을 채취할 경우 비정상세포가 존재하는 데도 불구하고 검사에는 드러나지 않을 가능성이 있다. 또, 전문적인 기술자나 의사들이 채취된 표본을 판별해야 하는데, 전문가들이 검사한다 해도 비정상적인 세포를 놓치거나, 아니면 정상적인 세포를 비정상적인 세포로 오인할 가능성이

있다(Skrabanek and McCormick 1989: 104).

최근 미국에서 의사들을 상대로 실시된 설문조사 결과는 의사들이 자궁경부검사에 대해 가지고 있는 지식과, 그 검사를 실제로 적절히 수행하는 데 필요한 기술 사이에 서로 불일치하는 결정적인 간극이 있음을 보여준다 (Morrell et al. 1996). 시장규모가 커지고 경쟁이 심화되면서, 기술자들에게 급료를 박하게 주면서 이윤을 추구하는 실험실들이 양산되었다. 이 때문에 암이 있는데도 음성판정을 내리는 실수를 범해 암은 방치되고 여성들은 죽게 된다. "1990년에 『월스트리트 저널』지가 자궁경부암검사가 종종 부정확하다는 사실을 일깨우는 기사를 발표하면서, 연방정부는 검사의 정확성을 향상시키기 위해 검사를 실행하는 연구소들을 노인의료보험Medicare 과 저소득층 및 장애인 국민의료보조제도Medicaid 에 속하도록 하는 새로운 법령들을 제정했다"(Russell 1994:101). 자궁경부암검사에서 오류가 생기는 문제를 역학epidemiology의 언어로 번역하면, 문제는 임상에서 전문의들이 진단기법으로 사용할 때는 큰 오류 없이 잘 실행되던 기술이, 그와는 차원이 다르게 돈과 시간을 다투는 질 낮은 환경에서 덜 숙련된 사람들이 실행할 때도 적절한 결과를 낼 수 있느냐 하는 것이 된다. 감시체제의 비효율성은 여성에게는 죽음을 의미하거나 몸이 망가지는 것을 피할 수 없는 대수술을 의미하게 된다.

혹자들이 말하듯이, 건강보다는 이윤획득을 중심에 두는 상업적인 실험실 및 숙련되지 못한 기술자들의 문제에 대한 해결책은 자본주의를 타도하고 보건의료의 영역에서 자본주의 기업들을 몰아내는 것일지도 모른다. 어떤 면에서는 혁명이 도움이 될 수도 있겠지만, 위의 부정적인 문제들은 진찰과 집단검진 사이의 차이에 근본적으로 내재한 속성이어서 혁명이 일어난다고 해도 해결될 수 없다. 임상에서는 혹이 만져진다거나 여성들이 골반의 통증을 호소하는 것을 근거로, 암이 있을 가능성이 높은 경우가 일차적으로 걸러진 상태에서 검사가 시행된다.

하지만 건강검진의 경우, X레이 사진을 판독하거나 슬라이드를 관찰하는 기술자나 의사들은 양성을 띄는 극소수의 경우를 찾아내기 위하여, 찾아낼 것이라고는 아무것도 없는 사진이나 표본들을 관찰하면서 대부분의 시간을 보내야만 한다. 이때 기술자나 의사들은 대부분의 시간을 의미 없이 소모하는 것이나 마찬가지가 되고, 점점 정신은 무감각해진다. 그리하여 실수가 생기게 되는 것이다. 즉, 검사에서 생기는 오류가 여성들에게는 비극을 의미함에도 불구하고, 규모의 문제에서 생기는 이런 오류는 피할 수가 없다.

정기검진이 질병에 대한 이해를 어떻게 변화시키는가?

진단기법 내지 검진기법이 존재하기 이전에도 유방암과 자궁암이 존재했다는 것은 명백한 사실이다. 여성들은 대체 어떤 병이 자신을 죽음에 이르게 하는지 진단명을 아예 모르거나, 의사 및 의료적 처치를 접하지 못한 채 유방암이나 자궁암에 의해 사망해왔다. 두 암 모두 추상적인 구성물이 아니라 확실히 포착되고 측정될 수 있는, 실제로 존재하는 실체들이다. 유방암 종양은 제거되거나 도려낼 수 있고 현미경 아래서 관찰할 수도 있는 실체이다. 자궁경부에서 채취한 병든 세포 역시 눈에 보이며 그 숫자도 셀 수 있는 실체이다. 그러나 한편으로 이들은 진단용 사진이나 유리 슬라이드 위에서만 "보여지는" 존재이다. 다시 말해, 똑같은 유방이라고 해도 어떤 사진에서는 암이 없는 유방으로 "보여질" 수 있고, 좀 더 숙련된 기술자가 찍었거나 새로운 장비로 찍은 사진에서는 암에 걸린 것으로 드러날 수 있다. 자궁경부 검사의 경우에도 마찬가지로, 같은 자궁에서 채취한 표본들일지라도 어떤 경우에는 양성으로 판독되지만 다른 경우에는 암이 없는 부분에서만 표본을 채취하여 음성으로 판독될 수 있다.

    이런 일은 임상의 진단과 정기검진 양자에서 모두 일어날 수 있고, 암의 임상적 모델을 구축하는 데 극적인 효과를 야기한다. 자궁경부암이 진전되는 과정에 관한 새로운 자연사는 수 천, 수 만의 표본채취로부터 나온 정보들을 집적하여 만들어진다. 여기서 문제는, 각각 다른 곳에서 나온 표본들이 마치 하나의 자궁경부에서 암이 진전되는 연속적인 과정을 통해 채취된 것처럼 취급된다는 점이다. 각각 다른 자궁에서 나온 이미지들을 정상적인 상태부터 암이 심각하게 진전된 상태까지 일렬로 연결해서 만들어진 궤적은 이론적인 구성물일 뿐이다.

　의학교과서들에는 자궁경부암검사에서 얻어진 표본들이나 유방X레이 사진들이 정상적인 상태에서 암으로 발전하는 병의 자연스러운 역사를 보여주는 것처럼 묘사되어 있지만, 검진의 역사는 문제가 교과서처럼 그렇게 단순하지는 않다는 것을 보여준다. 조지 파파니콜라우는 자궁경부암검사를 개발한 과학자로서, 세포가 정상에서 질병이 심화된 상태로 진전해가는 패턴을 명료하게 "보았다"고 묘사했다. 그의 시각으로는, 병이 진전되는 이런 궤적은 다섯 단계로 구분될 수 있다고 했다. 자궁경부검사기법이 그의 실험실에서 나와 일반적인 정기검진 종목 중 하나가 되면서, 다른 여러 실험실들은 점차 병의 단계를 구분하는 고유한 분류기준을 발전시켜 나갔다. 같은 표본이 어떤 실험실에서는 2기로 판독되지만, 다른 실험실에서는 3기로 판독되었다. 몇몇 실험실들은 파파니콜라우가 정의한 2기를 다시 3~4개의 하위 단계로 나누었다. 각각의 실험실들은 어떻게 하나의 단계를 다른 단계와 구분되는 것으로 정의하고 판독해낼 수 있는가에 관한 자체의 고유한 관점들을 만들어내면서 자궁경부암이 몸속에서 진행되는 역사를 다시 쓰는 데 관여했다.

　정기검진은 암의 진행과 관련하여 과거와 미래에 대한 이해방식을 모두 변화시켰다. 조직적인 정기검진이 등장하기 전에는, 눈에 띠는 증상을 나타내는 시점이 암의 시작점으로 받아들여졌다. 하지만 검진은 분류체계를 변화시키면서 자궁경부암의 성장사에 일종의 선사시대를 부여했는데, 암의 기원을 종전보다 훨씬 앞쪽의 시기로 끌어내렸다. 아래 인용하는 문단은 파파니콜라우의 논문으로부터 50년 뒤에 쓰인 글인데, 건강한 상태에서 병이 진전되기까지의 기간이 "수십 년"으로 늘어났고 자궁경부암의 성장사를 전이되는 단계와 전이되지 않는 단계로 나누고 있는 것을 볼 수 있다.

> 대부분의 편평상피암세포들은 수십 년 간의 잠복기를 거친 후 전이되기 시작한다. 전이를 시작한 암세포뿐 아니라 전이되지 않는 시기의 비정상세포들도 검진을 통해 채취한 후 파파니콜라우기법에 따라 염색하여 현미경으로 찾아낼 수 있다(Sedlis 1991:107).

암으로 전이되기 전의 단계까지 찾아내는 판이니, 이미 암이 진전된 상태에서 임상을 찾은 여성들 대부분은 사망하게 된다는 식의, 정기검진이 새로이 구성한 미래관이 다시 한 번 확실해지는 듯하다. 하지만 정기검진의 딜레마 중 하나는 암이 진전되는 과정에 관한 이론적 모델이, 아무런 처치도 않고 내버려두었을 때 실제로 벌어질 상황과 정말 일치하는지 확인할 수 없다는 점이다. 혹시 어떤 경우에는 암이 반대방향으로 진행하는 것은 아닐까? 각각의 여성마다 암이 진전되는 패턴이 다르지는 않은가? 뉴질랜드에서 이런 의문들을 확인하려 했던 악명 높은 실험이 하나 있긴 했지만(Sherwin

1992), 이 경우 말고 의사들이 개인에 따라, 자궁경부에 따라 암이 진전되는 궤적이 어떻게 달라지는가를 관찰한 경우는 없는 것 같다. 특정한 패턴을 보이는 세포들이 암이 될 가능성이 있는 세포라고 일단 규정되면, 의사들의 입장에서는 가능한 한 빨리 치료를 시작해야 한다는 도덕적 책무에서 벗어나기가 어렵기 때문이다. 의사들은 치료를 시작함으로써 암이 진전되는 것을 중단시키지만, 이는 한편으로는 암의 진전과정에 관한 이론적 모델이 정확한 것인지 확인할 기회를 놓치는 것이 된다. 만약 암이 될 가능성이 있는 세포를 그냥 내버려둔다면, 암은 이론이 예측한 대로 진전될 수도, 진전되지 않을 수도 있다.

이런 딜레마는 유관상피내종DCIS: Ductal Carcinoma In Situ의 경우에서도 나타난다. 미 국립보건연구소는 DCIS를 가진 사람이 1983년 742명에서 1993년 4,676명으로 빠르게 증가하는 것에 대응하여 DCIS에 관한 워크숍을 조직했다. 유관상피내종을 가진 사람의 수가 이토록 빠르게 증가한 이유는 방사선과의 기술이 예전에는 잡아내지 못했던 변화를 잡아낼 수 있게끔 향상되었기 때문이라는 것이 일반적인 추측이었다. 워크숍에서 쟁점이 된 문제는 과연 전에는 포착되지 않던 이런 변화들을 정말로 유방암의 전조로 볼 수 있는가 하는 점이었다. 다음은 워크숍 이후 발행된 글의 일부이다.

유관상피내종DCIS은 40~49세의 여성들을 유방조영술로 검진했을 때 흔히 발견된다. DCIS는 그것이 어떻게 진전되는지, 임상적 의미와 예후, 치료방법은 무엇인지 등이 불확실한 이질적인 실체이다. DCIS가 전이되는 암으로 발전하지 않는 경우도 있기 때문에, 과잉치료의 위험이 존재한다(NIH Consensus Conference Committee 1997:4).

문제는, 병을 초기에 "발견"하면 할수록, 치유될 가능성도 높다는 것이 검진의 전제라는 점이다. 의사들은 암의 초기시점을 점점 더 시간상 앞쪽으로 끌어내려서 병을 더욱 더 이른 단계에서 발견해내고자 하는 유혹을 느낀다. 역학자들은 이런 경향을 걱정스러워하면서 시점을 점점 앞으로 끌어내리다가 "정상"적인 상태의 세포까지 암으로 판정하게 될 가능성은 없을지 의심한다. 위에 인용한 NIH 발행물에는 역학자들의 시각이 반영된 것으로 보인다. 의사들의 딜레마는 일단 DCIS가 암의 전조라고 확인된 사례가 있으면, (암으로 진전된 것이 모든 여성의 경우가 아니라 몇몇 여성의 경우뿐이라고 할지라도) 치료를 시작해야 하는 도덕적 책무를 회피할 길이 없다는 것이다. 임상의와 역학자들은 이렇게 서로 화해하기 힘든 다른 관점을 가지며, 이런 관점의 차이가 계속해서 둘 사이에 긴장을 야기하게 된다.

사진 vs 통계 – 방사선과 의사들과 역학자들의 싸움

내가 유방조영술에 관한 지방위원회의 일원으로 지내던 기간 동안, 캐나다에서 유방조영술을 대규모로 무작위 임상시험한 국가유방검진연구

NBSS의 결과를 두고 역학자들과 방사선과 의사들이 격한 싸움을 벌였다. 연구의 결과는 1992년에 발표되었는데(Miller et al. 1992a; Miller et al. 1992b), 한 해에 한 번씩 유방조영술 검진을 실시하는 것이 50~59세의 여성들에게는 약간의 이익이 되지만 40~49세의 여성들에게는 별로 의미가 없다는 내용이었다. 이런 결과는 유방 정기검진 프로그램을 50~59세의 여성들에게만 한정해야 한다는 것을 의미했다. 이에 격분한 방사선과 의사들은 의료관련 출판물 및 갖가지 대중 출판물, TV를 통해서, 그리고 의학 컨퍼런스들과 합의회의 등에 등장하여 NBSS를 공격했다. 그들은 NBSS가 질 낮은 기기와 기술들을 사용했다고 비판했다(Kopans 1993). 또한 무작위로 대상을 추출한다는 규칙이 깨졌다고 주장하면서 NBSS는 과학적 사기라는 암시를 했다. NBSS의 옹호자들도 비슷한 방식으로 대응했다. 예를 들면, 그들은 NBSS를 공격하는 방사선과 의사들이 좀 더 젊은 여성들을 검진대상으로 삼아 돈 되는 시장을 보존하고 싶어 안달이 난 자들이라고 비난했다(Kaufert 1996).

이 싸움(전쟁이라고 불릴 수준까지는 아니었지만)의 결과는 미 국립암연구소가 40~49세 여성에 대한 암 검진을 지원하던 것을 철회하는 것으로 귀결되었다. 하지만 ACS는 계속해서 좀 더 젊은 집단도 암 검진을 받아야 한다고 주장했다. 이 논쟁으로 의학 문헌들 및 의학 컨퍼런스들이 5년간 떠들썩했다. NCI는 강도 높은 정치적 압력을 받은 데다 스웨덴에서 새로운 연구

결과가 나온 것을 기화로 결국 문제를 다시 생각해야만 했다. 새로운 증거를 검토할 위원회가 소집되었고 그 검토결과가 1997년 1월 새 합의회의에서 보고되었다.

하지만 방사선과 의사들에게는 경악스럽게도, 그 보고는 "유방조영술을 모든 40대 여성에게 보편적으로 권장"하는 것에 반대하는 내용이었다(NIH Consensus Conference Committee 1997). 위원회는 그 회의에서 당장 공격을 당했고, 나중에는 TV를 통해서도 비난을 받았는데, 보고가 사기이며 "미국여성들을 죽음으로 몰고 간 혐의"로 위원회를 고발한다는 것이었다. NIH는 한 국회위원회 앞에서 그 보고를 변호해야만 했고, 결국 미국 상원은 좀 더 젊은 여성들에게 유방조영술을 권장하는 쪽에 표를 던졌다.

40대 여성들에 대한 유방 검진을 재개하는 것에 반대하는 보고를 했던 위원회의 위원장 수잔 플렛처 Susan Fletcher 는 『New England Journal of Medicine』에 자신의 경험을 기고했다. 그녀는 그 글에서 "강력한 금전적 이해관계들"이 연루되어 있고 "사용되는 기기 및 전문가들의 수입과 관련하여 헤아릴 수 없는 돈"이 걸린 문제라서 이런 논란이 벌어지는 거라고 썼다. 그녀는 "감정적·정치적·금전적·법적 이해관계들에 의해 공공보건의 문제가 왜곡되고 있다"면서 다음과 같은 주장으로 글을 마친다. "과학적 증거에 근거하여 임상의료정책을 공식화하려고 수십 년 간 노력해온 우리 같은 사람들로서는, 이 사태를 슬프고도 경악스러운 것으로 보지 않을 수 없다"(Fletcher

1997:1181). 정치적·대중적 논쟁에서 수세에 몰렸으니 그녀의 분노는 충분히 이해할 만한 것이다. 여기서 조금 놀라운 점이 있다면, 검진확대 옹호자들은 무시하는 경향이 있는 검진의 어떤 양상, 즉 상업화 양상을 고발하는 글을 뉴잉글랜드 의료저널이 실어주었다는 점이다.

검진 프로그램이 기업이나 상업적인 이해관계, 건강보다는 이윤을 추구하는 동기에 영향을 받지 않았다고 여기는 것은 확실히 순진한 처사다. 하지만 그런 이해관계들이 이야기의 다는 아니다. NBSS를 공격하거나 수잔 플렛처에 대항해 워싱턴에서 로비를 했던 방사선과 의사들의 동기가 오직 돈뿐이었던 것은 아닌 것이다. 나는 방사선과 의사들의 이야기에 귀를 기울이면서, 그들의 입장에서는 암이 어디 있는지 볼 수 있고 다른 이들에게도 보여줄 수 있다는 것이 강렬한 현실성을 가지는 데 비해, 사망률의 변화에 관한 역학자들의 통계는 숫자놀음으로밖에 보이지 않는다는 것을 알 수 있었다. 방사선과 의사들은 검진이 없으면 여성들이 죽게 될 것이고, 필름을 판독하는 자신들의 기술과 능력이 여성들을 살려낸다고 확신하고 있었다.

한편으로 역학자들에게는 숫자들이야말로 진실이며, 궁극적인 현실이다. 수잔 플렛처의 주장은 그녀 말고 다른 역학자들도 공유하고 있는 신념을 표현한 것일 뿐이다. 그녀가 분노하는 이유는, 여성들에게 이득이 된다는 것을 보여주는 통계적 증거 없이 치료가 진행된다면 여성들은 외모를 상하고 감정적·육체적으로 상처 입게 될 뿐이라고 여겼기 때문이다. 많은 역학자들처럼 그녀도 정량화야말로 자기기만을 피하게 해주는 미덕이라고 여기면서 검진에 대한 의사들과 일반대중의 열광을 괴로워했다. 미국 역학자인 루이스 러셀Louise Russell은 검진에 관해 논평하면서 다음과 같이 쓰고 있다.

> 미국에서 검진 프로그램이 발전하는 과정에서는 잘못된 양성판정으로 인해 개인에게 도움이 안 되는 치료를 함으로써 치르게 되는 인간비용이 사실상 무시되고 있다. 질병이 있는데도 찾아내지 못하는 경우는 없어야 한다는 점에만 초점이 맞춰지고 있는데, 이런 경향은 좀 더 자주 검진을 받으라고 권장하는 것으로 이어진다. 그런데 검진횟수가 많아질수록 잘못된 양성판정과 불필요한 치료도 상당한 수로 늘어나게 된다. 얼마나 많은 수의 사람들이 잘못된 양성판정을 받고 불필요한 치료를 받게 되는지를 계산할 수 없다는 단순한 사실로 인해, 저런 식의 편향이 지지받고 선동될 수 있었던 듯하다(Russell 1994:79).

영국의 역학자인 월터 홀랜드Walter Holland 역시 검진이 그 자체로 "이로운"것으로 여겨지면서 어두운 면은 무시되는 경향이 있다면서 비슷한 감상을 표현했다.

> 질병 검진은 지나치게 인기를 얻어왔다. 어떤 분야에서는 만약 질병이 있는데도 진단이 안 된 경우가 있다면 어떻게든 그것을 찾아내어 몰아내는 것만이 의료 전문가의 책임이라고 믿는 듯하다. …… 어떤 검진들은 이득이 된다는 증거가 부족할뿐더러 검진이 불안만 가중시키고 희소한 보건재정을 소모한다는 증거까지 있음에도 불구하고 그런 전도주의가 맹위를 떨치고 있다(Holland 1993:1222).

플렛처와 홀랜드, 러셀은 역학자라는 존재를 중세 신학자와 비슷한 무엇으로 그려내고 있다. 그들의 규칙과 관점에 의해 정의된 진리를 용감하게 수호하며, 일반인들이 너무 쉽게 속는다고 경멸하면서, 속기 쉬워서 착취당하고 있다고 격하게 분노하고 충분한 증거도 없이 돈의 유혹 때문에 행동하는 동료들을 믿지 않는다. 이와 대조적으로 임상의들은 자신들을 질병을 찾아내서 무찌르는 자로 여기며, 잘못된 양성판정이 얼마나 높은 비용을 치르게 만드는지 논하며 숫자를 이용해서 질병을 무찌르는 일을 가로막는 자들을 불신한다. 의사들에게 한 생명의 가치란 현금으로 환산되거나 양성판정으로 인한 고통과 정량적으로 비교될 수 있는 것이 아니다.

역학자들과 방사선과 의사들 사이의 논쟁은 가시성에 대한 서로 다른 두 정의를 보여준다. 역학자들의 입장에서 검진은 가시적인 이득이 있을 때만 정당화될 수 있다. 역학자들에게 "가시적"이라 함은 "통계적으로 가시적"인 것을 의미하며 인구군의 수준에서 사망률이 유의미하게 변화하는 것으로 표현된다. 의사들, 특히 방사선과 의사들에게 "가시성"이란 역학자들과는 사뭇 다른 것을 의미한다. 의사들이 가시성에 관해 이야기할 때는 유방에서 암이 보이는지, 외과 의사들을 위해 암의 위치를 표시할 수 있는지에 관해 생각하고 있는 것이다.

방사선과 의사들은 여러 가지가 혼합된 동기에서 행동하지만, 치료를 하는 사람으로서 아픈 개인들을 보호하고 치료해야 한다는 어떤 지향이 수잔 플렛처나 NBSS에 대한 분노에 불을 붙인 동기들 중 하나이다. 또한 플렛처나 홀랜드, 러셀 같은 사람들도, 어쨌든 그들 나름대로는, 공동의 선이라는 오래된 지향에 의해 동기지워진 사람들이다. 이런 견지에서 의사들과 역학자들의 싸움은 개인의 행복 vs 공공의 선이라는 훨씬 더 광범위한 대립의 일부라고 할 수 있다. 하지만 이 싸움의 양자가 각자 그들만의 진정성을 가지고 싸운 것이라고 이해한다고 해도, 검진이 야기하는 비용은 어쨌든 간에 여성들에게 직접 떨어지게 된다. 그래서 나는 마지막으로 글의 서두에서 말했던 검사를 받는 여성들의 문제로 되돌아가고자 한다.

여성들은 유방암과 자궁암 검진을 어떻게 받아들이는가?

테리 캡살리스Terri Kapsalis는 자궁경부가 사적인 장소보다는 공적인 장소가 되어가고 의료적 탐사의 현장이자 산부인과 의사들이 감시권을 가지는 신체부위가 되어가는 과정을 추적해왔다. 그녀는 골반검사를 할 때 사실상 성적인 분위기와 젠더가 작용한다고 보는데, 검사의 음란성이 의료화의 안정성을 위협한다고 논한다(Kapsalis 1997:14). 중산층여성과 그녀를 검사하는 의사는 위태롭고 웃기는 상황에서도 정숙함을 유지하도록 훈련되어 있지만, 린다 맥키의 연구(McKie 1995)에 등장하는 영국북부 노동계급여성들은 골반검사가 성적인 성격을 띤다는 것을 인정할 만큼 열려있으면서도 동시에 그런 경험에 대해 무척 당혹스러워 한다. 분명히 성적인 함축이 있음에도 그런 것은 없는 양 무시하는 빅토리아풍의 능력을 보여주는 의료 문헌이나 공중보건 문헌과는 확실히 대조되게도, 이 북부여성들은 자궁경부암검사가 가지는 성적인 함의에 대해 내놓고 토론하는데 그들은 신체적 경험에 대해서뿐만 아니라 남자들이 자신의 몸 상태에 대해 해석해주는 것을 어떤 식으로 받아들여야 하는지에 관해서도 이야기한다.

린다 맥키의 연구에서 여성들은 양성판정을 받았다는 것을 공공연하게 인정하는 것을 꺼리는데, 왜냐하면 자궁경부암이 성적으로 전염되는 질병으로 그려져 왔기 때문이다. 캐롤 스마트가 묘사하는 빅토리아조의 여성들처럼(Smart 1992) 그녀들도 성적으로 문란하다고 분류될까봐 두려워한다. 공중보건관련 문헌이나 보건교육 문헌들은 유방이나 자궁경부가 가지는 복잡한 상징성들을 거의 인정하지 않는다. 유방과 자궁경부의 검진은 치아 검진처럼 최소한의 가격, 절차, 행위로 표현된다. 유방암이나 자궁암에 걸린 경우 여성은 외양이 망가지거나 사망할 위험을 감수해야할 뿐만 아니라 여성으로서의 정체감을 공격당하게 된다. 유방은 단지 암이 발생한 부위이기만 한 것이 아니라 성적 대상이자 모성과 양육의 상징이다. 자궁경부는 단순히 검경이 삽입될 수 있는 몸의 한 장소인 것이 아니라 출생의 장소이자 성과 죄악, 불명예의 장소이다. 검진을 받으러 갈 때마다 여성은 자신의 인생의 서사 전체가 위태로워지는 경험을 하게 된다. 양성판정을 받을 가능성은 항상 있기 때문이다. 의사들이야 아마도 최선을 다해 질병을 치료하겠다는 동기로 암의 경계선을 점점 앞당기는 것이겠지만, 그 결과 여성은 성적 존재로서 자기 자신에 대한 감각과 생존에 대한 감각이 황폐해지는 경험을 하게 된다. 한 연구에 따르면 "젊은 여성들이 전이 전단계라고 진단받거나 치료받은 후 성적 태도나 행동, 반응에서 중대한 변화를 보이는데, …… 삽입성교가 불편하거나 덜 즐겁게 느껴지고 좋지 않은 느낌을 받게 된다. 뿐만 아니라 여성들은 성교 상대에게 자주 적대감을 품게 된다"(Campion et al. 1998: 180). 목숨은 건진다 해도 정체성은 손상되는 것이다.

검진을 통해 양성이라고 듣게 된 여성은 스스로는 그 판정이 사실인지 확인해볼 수가 없다. 유방조영술이 그녀의 유방조직에 암이 있다는 것을 찾아냈다든지, 실험실에서 그녀의 자궁경부세포가 변화한 것이 관찰되었다든지 하는 이야기들을 그냥 받아들일 수밖에 없는 것이다. 병에 걸렸다는 말을 듣지만 스스로 느끼는 몸 상태는 괜찮기 때문에 두 감각은 서로 충돌하게 된다. 이제 그녀는 몸이 자신을 배반할 수 있다는 점을 깨닫게 된다. 검진은 몸에 대한 관계를 불확실한 것으로 만든다. 영국의 사회과학자인 니키 브리튼은 『British Medical Journal』에 자신이 자궁경부암 양성이라는 소식을 들었을 때의 경험에 관해 썼다. "놀랍게도, 자궁경부암은 조기발견했을 경우 예후가 좋다고 이미 알고 있었음에도 불구하고, 나는 그 소식에 대단히 우울해졌다. 며칠간 죽음 말고는 아무 것도 생각할 수가 없었다"(Britten 1998:

1191). 그녀는 또 이렇게 썼다.

> 어떤 질병이 내 몸으로 통과해 들어올 수 있다는 가능성을 인정하자, 마치 그와 함께 다른 질병들도 쏟아져 들어올 것처럼 느껴졌다. 체중이 약간 주는 것도 불길하게 느껴지고, 배가 아프면 위궤양이 아닐까, 허리가 아프면 신부전이 아닐까 걱정되었다. 나는 변했다. 그리고 예전처럼 돌아갈 수는 없었다(Britten 1998:1191).

묻혀져온 질문 – 검진이 하는 일은 무엇인가?

데보라 럽튼Deborah Lupton은 검진이 가지는 문제점들에도 불구하고 건강을 지키기 위한 것이라는 좋은 목적을 가지고 있기 때문에 검진에 도전하기가 힘들다고 말한 적이 있다(Lupton 1993). 자궁경부암검사와 유방조영술 덕분에 많은 여성들이 목숨을 건진 것은 사실이다. 그냥 봐서는 정상적으로 보이는 인구군에서 비정상을 찾아낸다는 검진의 목적은 좋은 의도에서 비롯된 것이다.

하지만 린다 맥키의 연구에서 볼 수 있듯, 소수의 몸에 있는 이상을 발견하고 통제하기 위해서 다수의 몸들과 정신들에 간섭하는 것이 과연 받아들여도 되는 일인지는 생각해볼 문제이다. (비키 싱글턴(Singleton 1996)이 제안하듯이) 여성들은 이 문제에 대해 각자 자신만의 대답을 찾아야겠지만, 누가 여성일반을 위한 해답을 말할 수 있겠는가? 여성들은 검진을 받는 것은 미덕이며 그런 미덕에 따르는 것에 저항하면 죽음과 용모손상이라는 처벌을 받는다는 이야기를 들어왔다. 하지만 이런 이야기 속에서 파묻혀온 질문이 있다. 우리의 몸과 자아에 대한 감각을 바꾸고 우리로 하여금 공포를 대면하게 함으로써 검진이 하는 일은 과연 무엇일까?

FEMINI
BIOTECH
in Every

'생명과학기술'과 '여성의 몸'
위험한 개념들?

Janelle S. Taylor | 박정희·박연규 번역

06

자넬 S. 테일러 워싱턴대 인류학과 의료인류학교수

의료인류학자로서 나는 생명과학기술뿐만 아니라 건강, 질병, 치유, 의료에 대해 연구할 때 사회인류학의 방법과 개념들을 사용한다. 나는 태아 초음파라는 하나의 특정한 과학기술에 집중하여, 관찰, 인터뷰, 기록문서연구나 문헌연구 등의 방법을 이용하여 이 과학기술이 어떤 방식으로, 의료행위는 물론 의료현장을 훨씬 넘어선 일상생활, 소비문화, 대중매체나 낙태를 둘러싼 정치까지 미국의 사회적 삶에 편입되게 되었는지를 탐구해왔다. 의료인류학은 건강, 질병, 치유, 의료가 사회적 삶의 일부이며, 의료기술, 나아가 줄기세포연구, 복제 등 첨단의 생명과학기술도 예외가 아니라는 신념에서 출발한다. 생명과학기술이 사회적 삶의 일부라는 아주 단순한 통찰은, 이것을 진지하게 받아들인다면, 줄기세포연구나 복제 그리고 다른 이슈들 같은 논제들에 대해서 우리가 더욱 명료하게 생각하고 좀 더 효과적으로 행동하는 데 큰 도움이 될 것이다. 생명과학기술이 사회적 삶의 일부라고 보면 인류학을 포함하여 비판적이고 페미니스트적인 사회과학의 개념적 도구들과 방법들을 생명과학기술을 이해하는 데 이용하는 것도 가능해진다. 그리고 또한 생명과학기술이 사회적 삶의 일부라고 보면 생명과학기술 역시 사회의 변화를 추구하는 우리의 집단적 노력 중 하나로서 다루는 것이 가능해지는 것이다.

이 글에서는 '생명과학기술'과 '여성의 몸'이라는, 광범위하게 쓰이고 있는 두 용어에 이미 함축되어 있는 이론적 개념과 관련하여 성찰할 점과 경계해야 할 점을 짚어보고자 한다. 이를테면 줄기세포와 복제기술, 그리고 그 것의 상품화와 지구화 속에 놓여있는 여성의 건강과 권리에 대한 실질적인 신체적 위협에 초점을 맞출 때, 그런 문제설정방식 자체에 내재되어 있는 어떤 위험성에 대해 이야기해보고자 한다. '생명과학기술'과 '여성의 몸'이라는 용어에는 문제가 많은 이론적 전제가 숨어 있는데, 이는 생명과학기술이 사회적 삶의 일부임을 드러내는 것을 어렵게 만든다는 점에서 문제가 된다. 우리는 가능한 한 최대한 의식적이고 사려 깊은 태도로 우리가 사용하는 이들 용어 속에 감추어진 전제들을 명백히 드러내고, 이에 대해 성찰하고 함께 논의하며 해결할 수 있게끔 그 전제들을 가시화시키려 노력해야만 한다. 그렇지 않으면 그 전제들 때문에 우리가 묻는 질문, 우리가 생산하는 분석, 우리가 취하는 행동이 제한될 위험이 있다.

'생명과학기술'의 위험성

나는 이 글의 제목을 「'생명과학기술'과 '여성의 몸': 위험한 개념들?」로 달았다. 이 제목을 고를 때 나는 역사학자 레오 맑스 Leo Marx가 1997년에 썼던 글의 제목 「과학기술: 위험한 개념의 출현 Technology: The Emergence of Hazardous Concepts」에서 힌트를 얻었다. 그 글에서 레오 맑스는 '과학기술'이라는 말이 언제, 그리고 어떻게 현대적 의미로 나타나게 되었는지를 묻고 있다.

'과학기술'이라고 하면 손에 잡히는 무엇이며 아주 구체적인 것인 양 들리지만, 맑스는 위의 글에서 이 구체성이란 허상일 뿐이며, 금방 일련의 문화적 역사적 수수께끼덩어리에 불과해 보일 수 있음을 이야기한다. 여러 종류의 기계가 오랜 세월 동안 존재해 왔지만, '과학기술'라는 용어는 비교적 젊으며, 역사적으로 복잡한 구조 안에 존재하는 새로운 종류의 기계와 연계되어 등장했다. '과학기술'의 사례로 지적할 수 있는 어떤 기계나 장치는 그것이 기계적이고 물질적인 것만큼이나 사회적이고 경제적인 거대하고 복잡한 조직 안에서만 작동할 수 있다. 예를 들어 컴퓨터를 생각해보자. 여러분의 책상 위에 설치된 장치는 사실 사람들, 제도, 그리고 다음과 같은 복잡한 네트워크를 필요로 한다. 즉, 프로그래머와 사용자들의 지식, 컴퓨터를 조립하고 운송하고 상품으로 들여놓고 수리하는 노동자들의 노동, 컴퓨터 사용에 있어 투자 자본을 동원하는 상업적·법적 제반시설, 전기배관망과 통신망이라는 제반시설, 그리고 다른 많은 요소들. 이제 컴퓨터는 물질적인 구성요소뿐만 아니라 사회적·경제적·법적인 구성요소까지 포함하는 복잡한 시스템의 일부가 되고, 그것들이 없다면 컴퓨터는 단지 거대한 고물덩어리일 뿐이다.

그렇다면 '과학기술'이라는 것은 이 모든 것들 중에서 정확히 어디에 위치해 있는 것일까? 레오 맑스는 "과학기술의 물질적·기술적인 요소와 사회

문화적인 요소를 구별할 수 있는 경계선은 어디에 그릴 수 있는가?"라고 질문을 한 바 있다(981). 물론 그의 대답은 그러한 경계는 없을 뿐 아니라, 그릴 수도 없다는 것이다. 왜냐하면 이미 말했고 컴퓨터의 예에서도 보았듯이, 과학기술이란 사회적 삶의 일부이기 때문이다.

그러나 '과학기술', 그리고 그의 한 변종인 '생명과학기술' 과 같은 용어들의 문제점은 기계적 장치가 속한 복잡한 사회적 배치 전체를 기계적 장치 자체의 구체성으로 보도록 한다는 것이다.

레오 맑스는 다음과 같이 설명한다.

과학기술이라는 말이 과학기술 중 가장 알아보기 쉬운 형태인 특정한 물건이나 어떤 전문기술을 가리킬 때는 과학기술이 마치 '하나의 사물처럼' 보이지만, 과학기술이라는 단어가 가지는 광범위한 권력은 상당부분 그 단어의 모호하고 실체가 없으며 불확정적인 특성으로부터 나온다. 실상 과학기술이라는 단어는 공구나 기계처럼 뚜렷이 손에 잡히는 어떤 것을 지시하는 단어가 전혀 아니다.…… 인공물과 사회경제적인 구조 간의 불안정한 결합으로 이루어진 (과학기술이라는 개념의) 역사가 빚어낸 중요한 결과는, 과학기술이라는 개념이 두드러지게 물화reification되기 쉽다는 것이다. 루카치의 명쾌한 정의를 빌려오자면, 물화는 "사람들 간의 관계가 사물의 특성을 띠고 그렇게 해서 그 관계가 '유령과 같은 대상성'을 얻을"때에 일어난다.…… 칼 마르크스가 관찰한 물화의 특징적인 결과는……상품이 인간을 지배하는 권력이다. 이렇게 될 경우, 사람들 사이의 사회적 관계는 상품의 형태로 신비하게 대상화되고 이 대상에 심지어 자율적이기조차 한 성격이 부과된다. 내가 보기에는 과학기술과 관련해서도 이와 비슷한 일이 일어나고 있는데, 즉 과학기술 역시 이를 고

안해낸 인간들로부터 독립적으로 존재하는 것인 양, 과학기술이 인간들을 지배할 수 있는 무엇인 양 대상성을 띠게 되어 왔다고 본다(982).

다른 말로 하면, '과학기술'이라는 개념이 가진 중요한 문제점은 사회적 관계의 모든 복잡한 구조를 문제의 물질적 장치와 마찬가지로 하나의 사물로서 보게 하며, 그리고 나아가 사회와 분리된 독립적인 궤도를 따라 변화하는 것으로 인식하도록 한다는 점이다. 새로운 과학기술이 사회에 미칠 '영향'이 무엇이 될지 혹은 어떻게 사회가 그것에 '반응'해야 하는지를 질문할 때마다, 우리는 그러한 틀을 암묵적으로 수용하고 있는 것이다.

> 자동차와 같은 주요 과학기술이 사회에 미치는 '영향'을 말하는 것은, 인간의 뼈 구조가 그 몸에 미치는 영향에 대해 말하려는 것만큼이나 말도 안 되는 일이다(981).

다시 말해, 과학기술과 사회는 애초부터 서로 분리될 수 없는 것이기에 과학기술이 사회에 미치는 '영향'에 대해 말하는 것은 전혀 의미가 없다는 것이다. 만약 생명과학기술이라는 개념이 우리가 생명과학기술을 사회적 삶의 일부로 다루는 것을 방해한다면, 결국 그 개념은 적절한 생각과 효과적인 정치적 행동에 위협이 될 수도 있다.

'여성의 몸' 개념의 위험성

만일 '생명공학'이라는 개념이 앞서 말한 의미에서 위험성을 가졌다면, 우리의 다른 주요 용어인 '여성의 몸' 또한 이와 다르지 않다. '과학기술'에서처럼, '몸'이라는 개념 역시, 도움이 되지 않는 사고습관을 조장하는 암묵적인 전제가 들어 있다. '몸'이라는 개념은 우리가 몸을 사회적 삶의 외부, 즉 자연에 존재하는 것으로 취급하도록 한다. 다시 말해, 단수의, 보편적이고, 불변하는, 해부도에서나 묘사되는 생물학적인 몸으로서의 몸the body은 우리가 체험하는 복수의 몸들bodies에 대해 우리가 생각하는 방식의 틀을 제공하며 또 제한하는 추상적 개념이다. 과학기술이라는 개념에서처럼, 몸이라는 개념에서도 우리는 물화되어 가는 경향에 저항하고 대신에 몸들을 사회적 삶의 일부로 구성할 것을 주장하지 않으면 안 되는 것이다.

그러면, 이제 우리가 몸들을 사회적 삶의 일부로 인식해야 한다고 치자. 그러나 이게 정확히 무엇을 의미하는 것인가? 아마도 몸들이 사회적 삶에 의해 형성되고 조건지워진다는 주장에 대해 특별히 놀라거나 반대하는 사람은 거의 없을 것이다. 예를 들어 어떤 몸들은 영양상태가 좋은 반면 다른 몸들은 기아로 인해 발육이 멎기도 하고, 어떤 몸들은 노동의 표시가 남아 있는 반면에 다른 몸들은 운동에 의해 잘 단련되어 있는 것처럼 말이다. 이것은 어느 정도 중요하고도 가치 있는 통찰이다. 그러나 우리가 몸들이 사회적 삶에 의해 만들어진다고 말할 때도, 우리는 여전히 '몸'을 사회 밖의 어떤 것, 그 바깥의 사회적 삶이 '영향'을 미치는 어떤 것으로 보는 원래의 개념은 그대로 남겨두게 된다.

페미니스트 이론가인 주디스 버틀러Judith Butler는 널리 알려진 대로 '물질matter'이라는 것은 "장소도 표면도 아니며, 시간이 흐르면서 안정화되어 우리가 물질이라고 부르는 경계, 고정성, 표면의 효과를 생산해내는 물질화의 과정"으로 이해될 수 있다고 말했다 (Butler 1993:9). 이런 다소 추상적인 선언에 내포된 중요한 통찰이라면, 그것은 몸들이라는 게 개인이 소유한 어떤 것일 뿐만 아니라 사람들이 공동으로 행하는, 그것도 아주 다양한 방식으로 행하는 무엇으로 이해될 수 있다는 점이다.

다른 말로 하면, 몸들은 단지 형성되고 변형되는 것이 아니라, 먹이기, 입법행위, 훈련하기, 자르기, 설명하기, 때리기, 사랑하기, 진단하기, 사고팔기, 치료하기 등 온갖 종류의 사회적 실천행위들을 통해 일어나는 것이고 실현되는 것이다. 그러므로 일단 우리가 몸을 사회적 관행들 내에서/통해서 구체화되는 것으로 개념화하게 되면, 새로운 시야가 열리게 된다. 몸의 경계와 윤곽이라는 것이 단순히 자연에 의해 주어진 것이 아니라, 집단적 인간행동과 투쟁의 역사를 통해 이루어졌음을 인식할 수 있게 되는 것이다. 또한 특정한 상황에서 몸이란 무엇인지, 그것의 중요한 표면은 어디에 있는지, 어떻게 그런 표면들이 고정되었는지에 대해서 주어진 전제를 그저 받아들이는 대신에, 그에 대해 질문하는 것이 가능해진다. 예를 들어 공적 영역이 어떤 개인의 몸으로는 확장되고 다른 개인의 몸으로는 확장되지 않는지, 그런 질문을 던져볼 수도 있을 것이다. 시장 역시 일부 개인들의 몸은 포괄하나 다른 개인들의 몸은 포괄하지 않는 것인가? 개인의 몸이 절대 침해할 수 없는 표면을 가지고 있다는 사실은 자연적으로 주어진 당연한 사실이 아니다. 지금 이 세계에서, 침해할 수 없는 개인의 몸을 갖는다는 것은 많은 이들에게 결코 누릴 수 없는 특권이다. 그리고 모든 사람들이 그러한 몸을 가져야 한다는 것은 노력할 만한 가치가 있는 목표일 수도 있을 것이다.

우리가 여성의 몸을 이런 의미에서 정말로 완전히 사회적인 것으로 인식할 때, 페미니스트로서 생명과학기술이라는 이슈에 대해 운동을 조직화하고자 하는 우리의 노력이 얼마나 중요한 것인가가 더욱더 분명해질 수밖에 없다. 이제 문제는 어떤 종류의 세상, 어떤 종류의 몸들을 우리가 공동으로 창조해낼 것인가이다.

맥락을 만들어내기

이제까지 살펴봤듯이 '생명과학기술'과 '여성의 몸'이라는 두 개념의 경우 모두 그 위험성은 '생명과학기술'과 '여성의 몸'을 사회적 삶의 밖에 위치시키려는 경향, 그리고 그 실제의 모습보다 더욱 고정된 것으로, 사물같은 것으로 간주하려는 경향에서 온다.

이러한 위험성은 다른 말로, 아시다시피, '페티시즘fetishism'이라고 한다. 페티시즘은 어떤 대상에다가 실제로는 다른 곳에 존재하는 힘을 부여함을 의미한다. 칼 마르크스에 따르면, 상품에 대한 페티시즘은 자본주의의 사회적 마술이며, 이러한 마술을 통해 마치 가치가 대상에 신비스럽게 내재된 힘인 양, '가치'가 물질의 속성이 되는 것이다. 이것은 가치의 진정한 근원, 즉 생산하는 인간의 노동력이라는 가치의 진정한 근원과 대상과의 관계가 모호해질 때만이 가능하다. 따라서 문제는 "우리 자신들의 사회적 생산물의 비밀 이면을 파악하기 위하여 상형문자를 해독하는 것"(Marx 1978:322)이다.

이런 난제를 해결하고 생명과학기술과 여성의 몸에 대한 페티시즘을 제거하여 완전히 사회적인 것으로 재주장하기 위해서는 새로운 맥락을 창조하는 작업이 필요하다. 여기에는 서로 연관된 두 가지 활동이 해당된다. 한편으로는 인식되지 않았던 연결고리의 정체를 찾아내서 기록하며, 사회적 삶이 어떻게 생명과학기술들과 몸들을 살아 움직이게 하는가를 드러내는 지적인 작업이 필요하다. 다른 한편으로는 이러한 물신화된 과학기술에 그토록 부당한 권력을 부여해온 사회적 세계를 변화시킬 수 있도록 사람들을 모으는 정치적 작업 역시 포함한다.

나는 우리가 논의했던 개념적 위험성을 피하는 데 유용하게 이용되길 바라는 몇 가지 제안을 하면서, 동시에 다른 사람들은 어떤 식으로 새로운 맥락을 만들어내기 위해 노력해 왔는지 몇 가지 예를 살펴보고자 한다. 그러므로 여기서부터는, 주장을 하기보다는, 이후 더 깊은 논의를 위한 도약점이 될 만한 내용들을 몇 가지 열거해 보고자 한다.

제안 1: 생명과학기술을 '전문가'에게만 맡겨두지 말자

생명과학기술이라는 개념이 가지는 주요한 위험성 중 하나는, 생명과학기술이 아무튼 사회적 삶 바깥에 있다고 생각하는 것이다. 이런 생각을 수용하게 되면, 생명과학기술을 전공한 극소수의 전문가 그룹만이 생명과학기술에 유용하거나 중요한 어떤 것을 말해줄 수 있다고 생각하기 쉬워진다. 그래서 첫 번째 제안이자 아마도 가장 중요한 제안은 다음과 같다: **생명과학기술을 '전문가'에게만 맡겨두지 말자**. 물론 우리는 과학자와 기술자가 하는 작업과 그들이 가지고 있는 전문지식을 인정하며 존경할 수 있다. 단, 이 극소수에 속하는 사람들만 생명과학기술과 관련된 모든 결정을 해야 한다는 부당하고 위험한 결론으로 연결되지 않는다면 말이다.

다른 관점이나 목소리와 가치가 전문가의 작업에 어느 정도 수준으로 얼마나 수용되는가? 사회의 평범한 구성원들은 너무나 자주 특별한 장치나 절차를 하늘에서 뚝 떨어진 것처럼 기정사실로 받아들여 그것에 '대응'하도록 요구받는다. 그러나 문제의 장치는 이미 물질적 제반시설, 법적·사회적 제도, 계급, 자본, 전문적인 투자 등으로 이루어진 너무나 조밀하며 쉽게 붕괴

되지 않는 특정한 배치 안에 포함되어 있다. 결국에는 생명과학기술을 이용할 사람들이나 그것에 이용될 사람들에게 막대한 중요성을 가질지도 모르는 설계에 대한 결정은 이미 정해져 있게 된다. 과학기술이 일단 고정화된 이후에는, 과학기술이 복무하는 목적, 그것의 설계에 내재된 가치, 그리고 그것이 촉진하거나 지지하는 사회적 권력관계의 양식이 우리가 집단으로 승인해야 하는 것인지를 묻는 질문에 의미 있게 무게를 두기가 더욱 어려워진다. 정치학자인 랭던 위너 Langdon Winner는 다음과 같이 썼다.

> 인간이 인공적인 구조를 만들고 유지하는 세계에서, 절대적으로 '필요'해서 만들어지는 것은 없다. 그럼에도 불구하고…… 원자력발전소같은 인공물이 일단 만들어지고 작동하기 시작하면, 그 인공물이 사회적 삶을 영위하는 데 필수적인 것인 양 정당화하는 갖가지 이유들이 봄철 꽃피듯 앞 다투어 등장한다.…… 우리시대에 사람들은 정치적인 기반의 과감한 변화는 거부하는 반면, 기술적 혁신을 통해 삶의 방식에 과감한 변화가 이루어지기를 바라고는 한다(Winner 1986;38).

이를테면, 난자기증이 가지는 위험에 대해 생각해보자. 사회는 과학연구의 이름으로, 진보를 위한 것이라는 미명하에 상당한 정도의 신체적 고통을 용인한다. 그러나 우리는 정의나 평등의 이름하에 비슷한 정도의 고통을 받아들일 수 있을까? 생명과학기술을 전문가에게 맡겨서는 안 된다고 말하는 것은, 우리가 과학, 기술, 의료의 좀 더 민주적인 사회관계를 향해 노력해야 한다는 것을 의미한다.

이는 또한 우리가 전문가라는 개념 그 자체를 변화시켜야 한다는 것을 의미한다. 이는 어떻게 전문가들이 훈련되고, 사회적으로 어떻게 생산되며, 실로 어떤 형태의 지식과 성찰이 그들의 작업에 필요한지를 재고해봐야 한다는 것이다. 우리가 가진 교육제도가 전문적인 업적을 규정하고 그에 대해 보상하는 방식이란 기술자, 과학자, 의사들에게 특정 종류의 과학활동에서 뛰어난 능력을 보여줄 것을 요구하는 것이다. 반면, 우리는 보통 그들로 하여금 사회를 분석하고 윤리적으로 성찰하는 습관이나 기술을 발전시키도록 요구한다거나 격려한다거나 돕거나 하지 않는다. 그러니 많은 생명과학기술 전문가들이 사회분석과 성찰을 자신들의 책임의 일부라고 여기지 않는 것은 그리 놀랄 만한 일이 아니다.

이에 따른 또 다른 위험은 이런 종류의 윤리적·사회적 성찰 자체가, 새로운 생명과학기술 발전의 오직 마지막 단계에서만 요구되면서 또 다른 협소한 형태의 전문적 지식이 되고 있다는 점이다. 최근 줄기세포연구에 대한 주정부 재정지원과 관련한 캘리포니아 법률제정을 둘러싼 투쟁을 토론하면서, 역사가 티나 스티븐스Tina Stevens는 다음과 같이 썼다.

생명과학기술에 대해 생명윤리를 논하는 데 쓰인 엄청난 양의 종이만큼 대중이 생명윤리에 대해 더 많이 인식하고 교육받고 감동받았다고 말할 수 있을까? 선마이크로시스템의 공동설립자인 빌 조이는 2000년에 로봇공학, 유전공학, 나노테크놀로지가 야기한 예기치 않은 결과에 대해 고찰하면서, 저 질문에 대해 넌지시 답했다.

그는 왜 그토록 많은 동료들이 신기술이 야기한 위험을 알고 있음에도, "이상하게도 조용"한지 의아했다. 그가 물어보니, 그들은 "하루 종일 그런 문제를 공부하는 생명윤리학자들이 대학에 잔뜩 있다"고 대답했다. 동료들은 조이에게 "당신의 걱정과 주장은 이미 시대에 뒤떨어진 것"이라고 말했다(Joy 2000). 생명윤리학의 번성이 오히려 생명윤리적으로 우려할 만한 문제가 있는 과학기술을 생산하는 사람들에게 침묵을 조장한 듯하다. 생명윤리를 번창시킨 시대의 아이러니한 유산. 생명윤리 논란에 대응해 핑계를 댈 필요도, 그 때문에 숨막혀 할 필요도 없다. 윤리 전문가들이 자진하여 눈엣가시 같은 그 논란들을 제거해줄 것이기 때문이다.

이 글을 읽는 이들 중 일부는 이미 '윤리 전문가' 역할을 하고 있거나, 그렇게 하도록 요청받는 사람일지도 모르겠다. 물론 나는 '윤리 전문가'의 역할을 받아들이는 것의 위험뿐만 아니라 이득에 관해서도 논의할 수 있었으면 한다.

제안 2: 생명과학기술이라는 사회적 세계를 기록하라

이제 꽤 자연스럽게 두 번째 제안으로 넘어갈 수 있겠다: **생명과학기술이라는 사회적 세계를 기록하라.** 과학기술을 전적으로 사회적인 것으로 재개념화하기 위한 한 가지 방법은, 과학기술 전문가들이 일하는 장소로 들어가서, 거기서 행해지는 작업이 얼마나 전적으로 사회적이며 문화적인가를 보여주는 것이다. 과학인류학자인 사라 프랭클린Sarah Franklin과 마가렛 로크

Margaret Lock의 이야기를 빌리자면,

> 과학이 '사회에 미치는 영향'이라든지 '사회적 삶에 미치는 결과' 등의 표현을 통해 생명과학의 발전이 빈번히 정당화되는데, 이런 식의 '영향' 모델은 피해야만 한다. 과학지식의 생산 자체에서 사회적인 것에 초점을 맞추고 계속 주목하는 작업이 꼭 필요하다. 이러한 작업을 수행하려면, 임상 및 과학실험실에서 발생하는 문화의 형태를 기록하고 그에 대한 해석, 묘사, 분석적 설명을 생산하기 위해 과학자들에게 가까이 다가가야 한다(21).

비교적 최신의 학문영역인 과학학Science studies을 하는 학자들은 지금까지 이러한 방침을 따라 많은 양의 도발적인 글쓰기를 해왔다. 그 글쓰기 작업이 생명과학기술이라는 특화된 영역 내에서 어떤 일이 일어나고 있는지에 대해 대중들의 관심을 끌어내고 대중들이 더 많은 것을 알 수 있도록 해준다면, 이는 새로운 맥락을 정교화하는 보다 폭넓은 작업에 중요한 기여를 하는 것이다.

과학학연구의 일부는 '전문가'가 아닌 **다른** 사람들이 얼마나 많이 생명과학기술에 연관되어 있는지를 기록해왔다. 우리는 생명과학기술을 실험실이나, 하이테크 임상, 하얀 가운을 입은 교육을 많이 받은 남성과 연관짓는 경향이 있다. 그러나 어떤 연구실이나 임상에서든 높은 지위의 연구자들은, 실상 엄청난 수의 여성들을 포함하여 다양한 능력들을 가진 많은 사람들에게 의존하고 이들과 관계를 맺어야만 작업을 수행할 수 있다. 이런 사람들의 존재를 인식하는 것은 생명과학기술의 새로운 맥락을 만들어내는 데 핵심이 되는 일이다. 황우석 박사가 그의 연구팀에 속한 여성연구원에게 연구를 위해 난자를 기증하도록 압력을 가했던 것을 다시 떠올려보자. 그 사건을 통해 드러난 것은, 과학기술현장의 사회적 관계가 얼마나 불평등한지, 과학기술현장에서 젊은 여성과학자들이 얼마나 착취당하기 쉬운 위치에 노출되어 있는지 하는 점이다. 사전고지에 의거한 동의의 절차를 지키는 것으로는 그런 구조를 고칠 수 없으며, 이는 사회적 관계를 바꿔야 하는 문제이다.

    실험실이라는 사회적 세계에서, 높은 지위의 전문가들은 많은 수의 실험실 연구원들, 기술자들, 학생들, 서무원, 관리인 및 다른 사람들의 노동과 재능 없이는 그들의 작업을 수행할 수 없다. 또한 실험실 밖에는 중요한 장비들을 조립하고, 프로그램을 짜고, 수리하고, 팔고, 유지하는 일을 하는 사람들이 있다. 어떤 사람들은 새로운 장치와 과정들을 실험할 때 실험대상으로 종사하기도 한다. 어떤 사람들은 (다양한 수준의 강제와 동의하에서) 필요한 물질들(세포, 신체 조직이나 기관)을 제공한다. 그리고 어떤 사람(대체로 위의 사람들과 같은 사람들은 아닌)들은 문제의 생명과학기술이 목표로 하는 소비자 혹은 사용자가 되기도 한다. 수많은 사람들이 그들의 세금이나 투자, 그리고 구매를 통해 생명과학기술의 발전을 보조한다.

    이런 사람들이 **모두** 중요하기 때문에 우리는 생명과학기술이 마치 전문가만의 문제인 것처럼 취급할 수 없다. 우리는 이들을 인식해야 하고, 이들의 말을 들어야 하며, 이들로부터 배우고, 이들과 함께 일하는 방법을 찾아야만 한다. 이를테면 나는 내 연구를 통해 (적어도 미국에서는) 대부분이 여성인 초음파기술자의 역할이 중요하다는 것을 인식하게 되었다. 이들 초음파검사원들은 실질적으로 초음파 시술과정을 수행하는 사람들이고, 더욱 중요하게는 그들이 초음파장비의 발전에 깊게 연관되어 있고, 초음파의 새로운 사용법을 찾아내며, 다수의 의사들이 처음에 초음파가 필요한지 확신하지 못했을 때 그들에게 초음파기술을 장려한 사람들이다. 초음파검사원은 초음파라는 특정기술을 이루는 사회적 네트워크의 중요한 한 부분이다. 그들이 어떤 사람들인지, 무엇을 하는지, 자신이 하는 일에 대해 어떻게 생각하는지는 매우 중요한 문제다. 만약 사회변화를 향한 우리의 노력에 생명과학기술을 포함시키고 싶다면, 우리는 어떤 특정한 생명과학기술을 둘러싼 모든 사회적 네트워크를 가능한 넓은 부분까지 포함하는 정치학을 발전시켜야 한다.

    초음파 검사원 같은 보통 경시되는 노동자들을 포함해 생각할 때는, 이들이 전문가, 소비자 및 다른 이들과 연결되어 있는 과학기술의 사회적 네트워크를 어렵지 않게 발견할 수 있다. 그러나 여러 생명과학기술이 필요로 하는 신체적인 물질을 제공하는 사람들과 관련해서는 그런 식의 발견이 쉽지 않다. 황우석 사건을 들어 이야기해 보면, 그 사건에서 명백히 제기될 수 있는 질문은 다음과 같다. '누가 복제연구를 위해 난자를 제공하는가? 어떠한 환경에서 난자를 얻을 수 있는가?' 우리는 다른 여러 생명과학기술에 대해서도 유사한 질문을 할 수 있다. 실험실에서 사용되는 세포조직들이 기원한 원래의 세포를 누가 제공했는가? 이식된 장기들은 누구에게서 '수확harvested' (보통 말해지는 표현으로)된 것인가? 어떻게, 누구로부터, 그리고 어떤 조건에서 유전연구를 위한 조직 샘플들이 수집되는가?

이런 질문에 답하기 어렵다는 것 자체가 교훈적이다. 누구로부터 이러한 물질들이 얻어지는지를 추적하는 것은 매우 어려운 일이며, 그 자체로 중요한 연구과제가 된다. 낸시 셰퍼-휴즈Nancy Scheper-Hughes와 로렌스 코헨Lawrence Cohen은 다른 인류학자들과 함께 Organ Watch라는 단체에 관여하고 있는데, 지구적으로 남반구의 여러 가난한 공동체들로부터 나온 콩팥들이 결국 멀리 떨어져 있는 소비자와 수령인의 신체를 유지하게 되는 과정을 추적해왔다(Scheper-Hughes & Wacquant 2002). 유사하게 나도 "George"라고 불리는 특정한 태아 초음파 이미지가 만들어진 기원에서부터 낙태반대 TV광고, '교육용' 비디오테이프, 연방의회의 증언이라는 공적 영역에 이르기까지의 궤적을 추적한 적이 있다(Taylor 2004b). 한편으로 의료인류학자 레슬리 샤프Lesley A. Sharp(2001)는 장기기증의 영역에서 그러한 궤적을 통제하고 가시화하기 위한 노력을 자세히 상술하였다. 장기기증자의 살아있는 친족은 그 장기들을 기증자의 정체성과 연결시키려고 하는 반면, 장기조달 관계자는 그 둘을 분리하려고 했다.

장기를 순환시키고 이득을 얻으려고 하는 이러한 궤적은 물론 상품화를 이해하는 데 있어 현재 가장 논란거리인 지점이다. 생명과학기술이 필요로 하는 인간신체에서 유래한 물질의 궤적을 조사하는 것은, 우리가 살고 있는 세상에서 몸이라는 것이 어떤 식으로 공동으로 만들어지고, 다시 만들어지며, 만들어지지 않는지를 이해하는 매우 포괄적인 과제를 수행하는 방법의 한 가지이다.

제안 3: 생명과학기술의 단일체를 분해하기

위에서 논의한 바, '생명과학기술'이라는 개념이 가지는 위험 중 하나는 물화되기 쉽다는 점이었다. 우리는 너무나 자주 생명과학기술을 마치 하나의 사물인 것처럼 여기는 경향이 있는데, 이때 생명과학기술은 마치 단일한 실체monolithic unity처럼 보이게 된다. 우리는 '과학기술'이나 그보다 아주 조금 특화된 용어인 '생명과학기술' 같은 포괄적인 용어로 인해 모호해질 수 있는 중대한 차이들에 주의해야만 한다.

우선, 과학기술이 어떤 종류의 사회관계와 결합되어 있느냐에 따라 서로 다른 과학기술 간에 중요한 차이가 있기 마련이다. 예를 들어, 어떤 이들은 태양에너지기술이 좀 더 민주적이거나 무정부주의적인 형태의 사회조직에 적합한 반면에, 핵발전기술은 매우 중앙집중적이고 위계화된 국가에서만 있을 수 있는 기술이라고 이야기하고는 한다. 생명과학기술과 관련해서도 비슷한 주장이 적용될 수 있을 듯하다. 어떤 과학기술이 어떤 사회에 원래 반드시 '필요한' 것이라는 식으로 가정하는 그 어떤 주장도 경계하고자 하지만, 위에 말해진 바와 같은 차이들은 충분히 현실적이며 고려할 만한 가치가 있다. 다른 생명과학기술들에는 다른 종류의 분석이 요구되는 것 같다.

그러나 어떤 종류가 되었든 한 가지 생명과학기술에 대해 그것이 마치 하나의 균질적인 실재인 것처럼 이야기하는 것은 잘못이다. 앞서 논의했던 대로, 만약 생명과학기술이 사회적 삶의 일부라면, 그것은 사회적 삶처럼 전 세계적으로는 연결되어 있으면서도 지역적으로는 다양하게 서로 다른 것임에 틀림없다. 특정 과학기술 내의 차이를 탐구하는 데 적절한 맥락이라는 것은 따로 정해져 있지 않다. 우리는 국가들 간의, 계급들 간의 혹은 북반구와 남반구 간의 차이점을 찾아야만 하는가, 아니면 연구를 위한 새로운 틀을 어떤 다른 방법을 써서 만들어내야 하는가? 물론 한 가지의 대답은 없다. 사회적 삶에 대한 연구가 일반적으로 그렇듯이, 과학기술을 사회적 삶의 일부로 이해하려고 노력하는 연구들도 개념상의 선택이나 도전들을 맞닥뜨릴 수밖에 없다. 과학학을 하는 페미니스트 학자들은 이미 이러한 방식을 따라, 평범한 여성들이 생명과학기술에 관여하는 행위를 통해 생명과학기술이 어떻게 지역적으로 만들어지는지를 보여주는 흥미로운 연구를 진행해왔다. 그 예로, 사에트만Ann Rudinow Saetman, 우드슌 Nelly Oudshoorn, 키레츠직Marta Kirejczyk이 편집한 『과학기술의 몸Bodies of Technology』의 2000년 판이 있다. 또 레이나 랍과 타우식 같은 의료인류학자들은 희귀한 유전적 조건의 영향을 받은 서로 다른 공동체들이 유전학 연구자와 각각 다른 방식의 관계를 구성한다는 점을 기록함으로써, 유전학의 단일체적인 외양을 조금씩 무너뜨려왔다.

생명과학기술이 어떻게 지역적으로 만들어지는지에 대해 더 깊이 조사하고 생명과학기술의 단일체를 실질적으로 분해하기 위해서는, 무엇이 생명과학기술 분야로 간주될 수 있는가에 대한 가정으로부터 벗어날 필요가 있다. 종교인류학자인 마가렛 위너 Margaret Wiener 는 다음과 같이 적고 있다.

> 과학학이 이끌어낸 가장 중요한 결과는, '근대적 서구'를 강요당하면서 우리의 시야에서 흐릿해졌던 현상들에 대해 우리가 다시 주목하도록 했다는 것이다. …… 기술과학은 비인간과 인간의 수많은 거래방식들 중의 하나이다(Wiener, 2004:10).

이러한 이유로, 위너는 인류학자들이 "세계를 만드는 기획이라는 점에서는 마찬가지"인 마술, 과학, 종교 간의 경계를 허물어뜨려야만 한다고 제안한다. 이 제안은 과학을 "물질화하는 관행"의 일종으로 보고 탐구하자는 것이다. 이런 틀을 가지고 조사하면 하이테크 실험실 및 임상에서는 설 자리가 없었던 마법, 마술 등의 다른 주제들과 과학이 서로 유사하며, 과학은 이들과 함께 엮여 다루어질 수 있음이 드러난다.

제안 4: 이야기 듣기

네 번째이자 마지막 제안은, **이야기들을** stories **들어야 한다**는 것이다. 이 제안에는 여러 가지 의미가 있다. 첫째, 이제까지 내가 꽤 상세히 이야기했듯 생명과학기술을 둘러싼 언어와 담론에는 모호한 개념과 서사들이 있는데, 이것들은 우리에게 드러나 보이지 않을수록 더 강력한 힘을 발휘하는 듯하다. 앞에서 이미 물화의 위험성에 대해서 이야기했다. 진보의 불가피성 및 기술을 통해 진보해야 할 필요를 역설하거나, 혹은 (끊임없이 연기되는) 완전한 치료를 약속하는 서사들 양자가 똑같이 위험하다. 우리는 생명과학기술을 그것을 둘러싸고 있는 "과장 hype"으로부터 간단히 구별해낼 수 없다. 사라 프랭클린과 마가렛 로크에 따르면, 그런 재현들은 그 자체로 과학기술에 생명을 불어넣는 형상들로 이해될 수 있다.

> 뭔가를 추측하고 상상하거나 기약하는 차원은 새로운 생물학의 세상에 거주하는 생명체들 자체의 가장 왕성하고 활기찬 요소들이다. …… 돈벌이가 될 만한가에 대해서 뿐 아니라, 인간과 동물 건강의 개선, 좀 더 안정적이고 신뢰할 만한 농경방식, 멸종생물의 보존과 복원, 생명체의 기원 및 상호연결 관계에 관한 더 많은 지식에 대해 투기성의 약속과 희망이 제공된다. 새로운 유전학 및 생명과학기술에 대한 사회적 문화적 연구는 통상적으로 그러한 약속에 비판적인 입장을 취하지만, 새로운 생물학에 의해 상상되고 약속되고 있는 미래들을 과소평가하는 것은 과대평가하는 것만큼이나 위험하다.

생명과학기술의 수사학에 잘 드러나지 않게 내포되어 있는 이런 이야기들의 의미를 명확히 밖으로 드러나게 하는 일과 더불어, 우리가 그 이야기를 들을 수 있는 또 하나의 중요한 방법은 생명과학기술과 관련된 모든 범위의 사람들의 경험과 관점과 말에 관심을 갖는 것이다. 생명과학기술에 대한 토론에서 좀 더 많은 사람들의 목소리가 드러나게끔 노력하고, 그들이 우리에게 가르쳐주는 것을 주의깊게 듣자. 그리고 그런 이야기들을 경청하면서, 침묵들, 말해지지 않는 것, 생명과학기술 담론의 외부에 있는 것에 귀기울여 보자. 몇몇 학자들은 '이제 모든 사람들이 줄기세포연구에 대해 의견을 가질 것이 요구 된다'고 주장한다. 아마 이것은 사실일 것이다. 그러나 그렇다면, 왜 사람들이 예를 들어 빈곤과 배고픔에 대해서는 의견들을 가질 것을 요구받지 않는가를 질문할 필요가 있다. 생명과학기술에 대해 정말로 비판적이려면 우리는 생명과학기술만 따로 떼어 이야기해서는 안 된다. 우리는 논쟁의 주제를 바꾸고, 논쟁의 용어를 바꾸어 내며 생명과학기술과 여성의 몸에 대해 사고하고 행동하는 방식을 바꾸는 일에 도전해야 한다.

FEMINI
BIOTECH
in Every

07

생명윤리를
넘어서

난자거래의 현실과
여성주의적 개입

백영경

07

2005년 8월 24일, 생명공학감시연대 주최의 "인간배아연구 이대로 좋은 가"라는 포럼에서 황우석의 연구에 대한 공개적인 문제제기가 이루어지기 시작한 이래, 소위 황우석 스캔들이 진행되는 동안 난자 문제는 항상 중요한 쟁점 가운데 하나였다. 난자 문제는 황우석 연구의 비윤리성과 거짓을 드러내는 중요한 증거로 제시되었으며, 또한 한국 생명윤리법의 불완전성의 일단을 드러내는 사례이기도 했다.

이후 황우석 사건은 한편으로는 고지에 의한 동의informed consent 나 기관윤리위원회IRB, 연구진실성위원회ORI와 같은 규제 기구들이 정비되어야 할 필요성이 강조된 계기로 작용했다. 그러나 사건 진행의 또 다른 한편에서는 국가와 민족을 위해서는 난자를 가진 여성의 희생이 불가피하다는 논리를 펴면서 난자의 자발적 기증을 유도하는 집단적 움직임이 출현하여 사회적 충격을 주기도 하였다. 어쨌든 황우석 사태를 거치면서 한국사회는, 적어도 표면적으로는 윤리와 과학의 조화를 이야기하게 되었으며, 국가로 하여금 생명윤리법 개정을 추진하게 하는 상황도 연출해내었다.

그렇다면 황우석 연구팀의 난자이용에서 드러났던, 여성건강권침해 문제에 대한 우리사회의 인식은 바뀐 것일까? 한국여성민우회 주최로 〈생명과학기술시대, 여성인권확보를 위한 국제포럼〉이 열리는 2006년 9월의 현재 시점에서 그렇게 낙관하기는 어려울 것 같다. 과학과 윤리의 조화를 통해 한국 의료과학을 도약시키자는 지금까지의 논의에서 난자 문제에 대해 취해온 입장은 결국 하나였다. 적절한 규제 장치를 마련하여 황우석 팀뿐 아니라 다른 팀 역시 공평하게 연구에 난자를 이용하자는 의견이 지배적이다. 이러한 논의 속에서 난자란 인간의, 살아있는 신체의 일부분이며 여성 몸에서 분리해내는 과정이 결코 쉽지 않다는 인식은 물론이려니와 황우석 팀이 대량으로 난자사용을 가능하게 했던 사회적 관계에 대한 반성 등을 찾아보기란 쉽지 않다.

결국 난자이용에 관한 현 상황은 적절하지 못한 '난자'의 취득과 사용에 대한 문제제기만 있을 뿐, 그 난자를 제공한 '사람들'에 대해서는 누구도 책임지지 않는 상태인 것이다. 이러한 상황이 2006년 2월, 한국여성민우회와 다른 여성단체들, 민변 여성인권위원회 등으로 하여금 난자채취 피해자들을 지원하여 국가와 관련 의료기관들을 상대로 소송에 나서는 계기를 마련했다. 제대로 된 설명도 듣지 못하고 검증되지도 않은 연구에 난자를 제공하게 된 여성들이 난자채취과정을 통해 겪게 된 육체적·심리적 피해에 대한 보상을 요구하는 소송이었다. 언뜻 보면 '충분한 정보에 기반한 동의'라는, 절차상의 규제가 초점인 것 같으나 소송의 의의는 거기에 그치지 않는다.＊

＊ 난자채취의 문제를 연구해온 의료사회학자들은 난자채취에 따르는 장·단기적 의학적 위험에 대해 본격적인 연구가 이루어진 바가 없으며, 따라서 동의의 전제가 된 제대로 된 정보 제공이 원천적으로 불가능하다는 사실을 지적한다. Diane Beeson and Abby Lippman, "Egg Harvesting for Stem Cell Research: Medical Risks and Ethical Problems", Reproductive BioMedicine Online; www.rbmonline.com/Article/2503 on web, 14 Aug 2006. 한국여성민우회 주최 〈생명과학기술시대, 여성인권확보를 위한 국제포럼〉자료집에 재수록된 원문과 함께 번역본이 실려 있다.

이 소송은 무엇보다 그때그때 '채취'하지 않으면 안 되는, 말 그대로 '살아있는 여성 신체'의 일부임에도 불구하고 어떻게 그저 연구를 가능하게 하는 '물질'로만 난자를 취급할 수 있었는가에 대한 의문에서 출발한다. 난자 제공 여성들의 건강은 도외시한 채 단지 조달되어야 할 연구재료로만 난자를 취급해온 것은 오로지 특수한 사회관계에서만 가능했다는 사실을 밝힘으로써 동일한 상황이 재연되는 것을 막고자 하는 것이 소송의 가장 큰 목적이었다.

현재 여러 상황을 감안할 때, 난자소송이 법정에서 승리하는 것 자체도 이 문제의 중요성에 대한 대중적 인식의 확산과 지지 없이는 결코 쉽지 않을 것으로 보인다. 다른 한편 소송의 목적이 대중의 인식을 이끌어냄으로써 재연을 방지하고자 하는 것이라면, 소송의 승리 여부를 떠나 일단 소송과정을 통해 난자 문제를 공론화하고 여성의 건강과 인권에 관한 논의와 인식의 진전을 이뤄내는 것 자체만으로도 큰 의미가 있다. 또한 황우석 팀의 난자취득 절차에 대한 그 많은 논란에도 불구하고 실제 법적 공방에서는 전망이 극히 불투명하다는 사실은 전문가들에 의한 규제의 문제로만 난자 문제를 접근해서는 안 된다는 사실을 역으로 증명하는 셈이다. 한국여성민우회가 이번 포럼을 기획한 의도 역시 난자 문제를 논의하는 장이 법정이나 전문가들 사이의 간담회 등으로 한정되어서는 안 된다는 인식에 근거하고 있다. 이글 역시 한국사회에서 난자가 거래되고 심지어는 정당화되어온 과정을 추적함으로써, 난자거래를 둘러싼 황우석 연구팀의 스캔들 역시 황우석 개인의 윤리적 결함에 의해 하루아침에 일어난 돌출적 사건이 아니며, 한국사회의 다른 여러 문제들과 유기적인 연관을 맺고 있는 사안이라는 점을 강조하고자 한다.

한국사회에서 난자는 어떻게 거래되어 왔나?

2005년 11월 초, 경찰 사이버수사대는 불임부부들을 상대로 인터넷상에서 난자매매를 해온 혐의로 DNA 뱅크라는 회사와 여러 브로커들을 검거했다.[1] 곧이어 이 DNA 뱅크를 통해 거래된 난자들이 황우석 연구팀으로 흘러 들어갔다는 설이 흘러나오기 시작했다. 일본에 지부를 두고 한국에 본사를 둔 이 회사가 난자를 매매해왔다는 사실은 사회적 충격으로 받아들여져 왔으나, 실제로 난자매매는 오랫동안 공공연한 사실이었다. 떠도는 소문이었거나 일부 관계자들 사이에서 알려진 사실이었던 것이 아니라 주요 일간지들에 꾸준히 실렸던 내용이었다.* 그 중 일부만 간략히 훑어봐도, DNA 뱅크가 2001년 초 설립되자마자 주목을 받았던 회사였으며 심지어는 새로운 비즈니스 분야를 개척한 벤처기업의 모형으로서 칭송을 받기도 한 사실을 확

---

* 이 글은 의식적으로 필자가 현지조사를 통해 얻은 자료를 배제하고 대중에게 공개된 정보만을 이용하여 작성되었다. 이는 단순히 연구윤리적인 측면에 대한 고려만이 아니라, 이 글에서 제시하고자 하는 바, 난자 문제가 단지 한국사회가 몰랐다거나 황우석에게 기만당했다는 사실로 설명될 수 있는 것이 아니라는 점을 강조하기 위한 것이다.

인할 수 있다.[2]

 또 다른 일각에서는 정자와 난자가 정식 회사에 의해 거래되는 시대가 된다는 점에서 놀라움과 우려를 표하는 기사들이 이어졌다. 설립 당시 이들의 주요 타깃은 일본인 불임부부들을 위해 난자를 제공해줄 "일본인" 난자 제공자들이었다. 일본 내에서 난자매매와 대리모가 불법이기 때문에 매년 많은 일본인 부부들이 미국행을 택하고 있다는 사실이 알려지면서, DNA뱅크는 일본인 난자제공자를 물색하기 시작하였다. 이는 지리적으로 가까울 뿐만 아니라 경비가 저렴하면서도 불임치료기술로 손색이 없다고 간주되는 한국에서 일본인 부부들을 위해 일본인 난자를 확보하는 경우 경쟁력이 있을 거라고 판단한 것이었고, 이러한 맥락에서 도전적인 벤처기업으로 인정받기도 한 것이다. 이들은 난자제공자를 확보하기 위해 학벌이나 IQ 등에 따라 차등을 두어 60만 엔에서 120만 엔의 사례비를 제공하고 비행기표와 체재비 외에 2주간의 한국여행이라는 보너스를 제공한다는 내용을 발표하였다. 요즘 한국의 성형 분야 혹은 불임치료 분야의 기술적 경쟁력을 이야기하면서 한국관광과 환자유치를 결합한 의료관광 medical tourism 을 어떻게 장려할 것인가가 논의되는데, 이를테면 DNA뱅크가 이 의료관광의 효시였던 셈이다.[3]

 그러나 일본인들의 난자를 확보하는 일은 예상과는 달리 많이 이루어지지 않았으며, DNA뱅크는 점차 한국인 여성, 그 가운데서도 여대생들을 중심으로 난자제공자를 모집하기 시작하였다. 2002년 당시 여성지들은 대학가에서 이루어지는 잠입기사의 형식으로 난자매매 실태를 다루었고, 실제로 대학가에서 난자를 제공할 사람들을 모집하는 광고지가 뿌려지고 화장실에 스티커가 붙는다는 사실은 종합병원이나 기차역 화장실에 신장매매를 알선하는 광고만큼이나 흔한 것으로서, 알 만한 사람들은 모두 아는 사실이었다.[4] 이에 따라 정부는 2002년부터 수차례에 걸쳐 난자와 정자의 매매를 금지한다는 방침을 밝히게 된다. 정부의 난자거래 사실에 대한 조사도 이때 이미 이루어졌었다. 보건복지부(현, 보건복지가족부) 발표에 따르면 2002년 5월 당시 병원 5곳과 DNA뱅크 조사 결과 연간 거래된 난자 200건 중 절반이 350만 원에서 400만 원 정도의 고가로 나타나 있다.[5]

 그럼에도 불구하고 2003년 한 일간지는 일본《아사히신문》을 인용하여 다시 같은 내용으로 DNA뱅크의 영업내용을 마치 새로운 사실이라는 듯 소개하고 있다. 즉, 매매가 바람직한 것은 아니지만 난자를 무상으로 제공하는 사람은 존재하지 않으며, 일본 내에서 금전수수가 이루어지지 않는 한 일본 법에 저촉되지 않는다고 주장하였다.[6] 이들은 일본 내에서 개설한 사이트에서 "한국의 젊고 건강한 교양 있는 여성으로부터 난자를 제공받을 수 있으며, 각종 건강검진을 거치기 때문에 성병이나 에이즈 등을 걱정할 필요가 없다"고 광고해 왔다. 그리하여 2005년 11월 검거되었을 당시의 경찰수사 발표에 따르면, 난자브로커들은 난자매매 인터넷사이트를 통해 국내여성들의 난자를 사들여 일본 불임부부와 한국 불임부부에게 판매해온 것으로 드러났다. 난자매매는 주로 국내 유명 불임클리닉과의 연계를 통하여 이루어졌으나, 2005년 1월 한국에서 생명윤리법이 발효되어 단속이 강화되자, 말레이시아에 있는 클리닉으로 여성들을 데려가서 난자제공이 이루어지도록 하였다. 난자를 판매한 여성들은 주로 대학 학비와 카드빚에 몰린 여대생들이었으며, 난자채취를 맡은 클리닉은 황우석 연구팀의 파트너였던 미즈메디병원이었다. 여기서부터 황우석 연구팀의 난자취득 과정에 DNA뱅크-미즈메디병원의 커넥션을 통해 조달된 난자가 개입하였다는 의혹이 제기되었고, 결국 사실로 드러나게 되었던 것이다.

여기서 필자가 주목하고자 하는 것은 첫째, 한국사회가 2005년 당시 난자매매 현실 - 물론 그 중에서도 "한국" 난자가 "일본"으로 팔려간다 라는 것이 언론이 이 사태를 규정하는 방식이었지만 - 에 대해 보인 충격에도 불구하고,* 이는 공식 언론에서조차 새로운 사실이 아니었다는 점, 둘째, 불임부부들을 위한 난자제공을 명분으로 수립된 난자거래망이 동시에 연구용 난자의 매매를 가능하게 하는 거래조직이었다는 점, 따라서 연구용 난자인가 불임치료용 난자인가 라는 구분은 적어도 난자가 거래되는 현장에서는 큰

---

* 2006년 10월 국회 국정감사 과정에서 난자매매와 대리모 문제가 다시 제기되었는데, "일본의 자궁 식민지화 우려" "일본의 대리출산 기지로 전락하나" 등의 제목에서 볼 수 있듯이, 이번에도 역시 문제제기를 한 의원 본인이나 언론이 문제를 삼는 방식은 한국의 민족주의적 정서를 자극하는 것이었으며 실제 난자거래의 현실에 대한 관심은 부차적이었다.

의미가 없다는 점, 셋째, 글로벌화된 난자거래란 이스라엘과 루마니아, 싸이프러스, 동유럽 혹은 미국 캘리포니아와 같은 외국에서나 일어나는 일이거나 혹은 한국에서 혹시 앞으로 일어날 지도 모를 가능성으로나 존재하는 것이 아니라, 이미 한국의 현실이며 2001년 이후에 한국사회가 인지하고 있었던 사실이라는 점이다. 즉, 일본 불임부부는 난자와 대리모를 구해 한국으로 오고, 한국 불임부부는 한국에 온 중국동포에게서 난자를 구매하고 대리모를 맡기며, 한국 난자제공자는 규제를 피해 시술을 받기 위해 말레이시아의 클리닉을 찾고 있었던 것이다. 여기서 드러나는 것은, 난자매매를 가능하게 하는 것은 각 나라 간의 경제력의 차이이기도 하며, 또 나라마다 각기 다른 규제규정이기도 하다는 사실이다.

한국에는 난자기증 문화가 있다?

미국의 한 기자는 "남한에는 연구를 위해 난자를 기증하는 문화가 존재하며, 이것이 과학자들로 하여금 양질의 난자를 얻을 수 있도록 해주었다"[7]고 주장했다. 2005년 11월 말 난관에 부딪힌 황우석의 연구를 돕기 위하여 IMF사태 이후의 금 모으기 운동과 마찬가지로 난자 모으기 운동이 제기되고, 언론이 기증을 서약한 난자의 수를 공개 개수하였던 사태[8]를 돌이켜보면, 남한에 연구를 위해 난자를 기증하는 "문화"가 있다는 주장은 부인할 수 없는 사실일지도 모른다. 그러나 "문화"라는 용어가 어떠한 사회현상을 자연화하고 탈역사화하기 위해 사용되는 것이 아니려면, 도대체 한국에서 난자의 "기증"을 가능하게 했던 요인들은 무엇인지 묻지 않으면 안 될 것이다.

    2004년 영국 언론에서 루마니아와 영국 사이의 난자거래가 커다란 사회적 이슈로 부상하였을 때, 루마니아의 한 클리닉에서 이루어진 난자 "기증"이 영국 전체에서 이루어진 기증보다 많다는 사실이 알려지자, 일각에서는 루마니아 여성들의 난자매매를 종종 그들의 종교적이고 이타적인 "문화" 덕분인 것으로 설명하고자 하였다. 물론 불임부부를 돕는다는 명분은 이들 여성들이 난자기증 결정을 덜 수치스러운 것으로 받아들일 수 있도록 "문화적"으로 도와주었을 것이다. 그러나 영국에서는 실비보상에 지나지 않는 100~300파운드 사이의 보상이 루마니아에서는 여성 평균 연소득의 1/2을 상회한다는 사실을 빼놓고서 문화만을 기증요인으로서 말하는 것은 위선이다.[9] 실제로 한국에서도 DNA뱅크를 통하여 난자를 매매한 여성들의 경우 일차적으로는 카드 빚 등 경제적인 압박에 의한 경우가 많았으나, 여러 경우 "그래도 성매매보다는 낫다"라고 말하곤 했다. 이는 난자매매가 성매매와 마찬가지로 신체의 일부를 판매하는 것이라는 유사성에 대해 이들 여성들이 느끼고 있던 불안감을 반증하는 동시에, 불임부부에게 도움이 되기에 (성매매와는 달리) 나쁘지 않은 것이라는 합리화 기제에 이들 여성들이 의존하고자 했음을 보여준다.

흔히 우리는 난자매매가 여성의 건강에 심각한 위협을 끼칠 수 있는 행위이며, 신체의 일부를 상품화하여 인간의 존엄성을 훼손하는 일이라는 것을 너무나 자명한 사실로 간주하곤 한다. 물론 필자도 이를 부인하려는 것은 아니다. 난자채취가 그들의 건강에 미칠 수 있는 영향에 대해 제대로 된 설명도 듣지 못한 많은 젊은 여성들이 난자를 금전거래하게 되는 것은 물론 참담한 현실이다. 그런데 과연 난자거래의 의미가 그 사회의 다른 제반현상과 무관하게 규정되는 것일까? 신장이며 다른 장기의 금전거래가 비록 합법적이지는 않을지라도 당연하게 이루어지는 사회, 중개업소를 통해 인신매매와 크게 다르지 않은 국제결혼이 공공연하게 이루어지며 심지어는 국가의 지원을 받는 사회, 금융권과 노동시장에서 여성들이 경험하는 차별이 여러 여성들로 하여금 난자나 성을 매매하는 것이 목돈을 마련할 수 있는 가장 "현실적인" 방안이라고 느끼는 사회에서, 과연 이들의 존엄성과 인권을 침해하는 것이 난자매매행위 그 자체에서 비롯되는 것이라고 할 수 있을까? 브로커를 통해 수년에 걸쳐 난자매매를 가능하게 했던 것이 과연 법규미비 때문 만이라고 할 수 있을까? 한 인류학자가 지적하는 대로, 장기기증을 둘러싼 담론상에서는 늘 장기를 필요로 하는 사람에 비해서 장기기증자가 턱없이 부족하다고 이야기 되지만, 실제현실에서 더 큰 문제는 신장이식치료를 감당할 수 있는 경제적 여유가 있는 신장병환자의 숫자보다 어쩌면 큰돈만 된다면 신장 두 개 모두라도 팔고 싶다는 사람들이 더 많이 존재한다는 사실이다.[10]

물론 바닥에 진달래꽃을 깔고 난자기증 의사를 눈물로 밝히는 여성들의 모습은 몹시 불편하고 낯선 것이었다. 그러나 국가의 이익을 위하여, 혹은 가족의 이익을 위하여 내 한 몸을 희생하는 여성의 이미지는 우리사회에서 결코 낯선 것이 아니다. 60년대 이후 경제발전을 위해 여성들은 국가주도 가족계획운동에 협조하도록 요구받았으며, 그 과정에서 보급된 피임약이나 피임 시술 등은 결코 여성의 건강을 우선하도록 만들어진 것들이 아니었다. 저출산 시대를 맞이하여 또다시 국가를 위하여 더 많은 아이를 낳는 일을 '선택'하도록 여성에게 압박을 가하고 있는 사회에서, 다시 말해 여성의 몸을 국익과 발전을 위한 도구로 간주하는 일이 항시적으로 일어나는 사회에서 연구를 위해 난자를 기증하겠다는 여성들에 대해 미쳤다고 비난하는 일부 (남성) 지식인들을 보는 일은 미혼의 두 딸을 데리고 난자기증운동에 동참의사를 밝히는 어머니를 보는 것 못지않게 괴로운 일이며, 우리는 여기서 윤리적인 문제에 직면하게 된다. 왜냐하면 가족과 사회의 구성원으로 살아가는 모든 사람들은 현실적으로 오로지 자신의 건강만을 우선으로 하여 의사결정을 내리지는 못하며, 가족과 사회가 자신의 삶을 의미 있는 것으로, 또 가치 있는 것으로 받아들여주는가 라는 사실 역시 정신적·육체적 건강을 구성하는 일부로서 큰 의미를 지닐 수밖에 없기 때문이다. 한 사회가 또 다른 가족구성원들이 여성의 가치에 대해 인정을 부여하는 방식에 대해 문제제기하지 않고서, 또 사회적·경제적으로 여성이 처한 현실을 고려하지 않은 채, 그들의 "문화"가 난자의 기증 혹은 매매를 가능하게 했다 라고 주장하거나 이들의 무지만을 탓하는 것은 결국 이 여성들을 타자화하는 또 다른 방식일 수밖에 없는 것이다.

일상화된 관행의 위험성

사실 한국이 세계에서 가장 난자 구하기가 쉬운 나라였다는 주장은 논의를 연구용 난자로 한정할 때만 통할 수 있는 말이다. 난자를 필요로 하는 기술 분야가 증대하고, 기증된 난자를 이용해 출산하려고 하는 여성들의 연령대가 지속적으로 상승함에 따라서, 그리고 난자를 채취하는 기술의 발전에 지구적인 재생산 정치학 등이 복합적으로 작용하여 난자의 상업적 채취는 세계 곳곳에서 급속도로 증가하여 왔다. 한국의 사례가 보여주는 것은 연구를 위해 난자를 제공하는 특별한 문화의 존재가 아니라, (이 경우에는 불임치료 용도를 통하여) 일단 어떤 경로로든 난자채취가 정당성을 획득하는 과정이 난자를 손쉽게 채취할 수 있도록 물질화하는 데 중요한 조건이 된다는 사실이며, 일단 이렇게 채취가능한 물질의 지위를 난자에 부여하고 나면 다른 사회적 조건과 결합하여 얼마든지 쉽게 용도전환 할 수 있다는 사실을 인지해야 한다.

2006년 3월 황우석 연구팀이 사용한 난자 문제를 조사하던 경찰은 대부분 생명윤리법 발효 이전이라는 사실을 들어서 무혐의 처분하였으며, 난자매매를 담당했던 브로커들에 대해서는 이미 2005년 11월 당시부터 적극적인 수사의지를 보이지 않았다. 물론 황우석 개인뿐 아니라, 황우석이 한국사회의 정계와 관계를 맺고 있는 커넥션도 수사에 부담이 되었겠으나, 2001년 DNA뱅크의 난자매매 사실이 알려지고 보건복지부(현, 보건복지가족부)가 단속의지를 표방할 때마다 불임부부들의 고통을 외면할 수 없으며 어떻게 해서라도 아이를 낳겠다는 불임부부들의 의지가 존재하는 마당에 이를 단속한다는 것은, 단지 거래를 더더욱 음성화할 뿐이라는 주장이 반대여론으로 등장하였다. 실제 DNA뱅크 수사과정에서 경찰은 난자를 매수한 일본인 여성들에 대해서는 적극적으로 수사할 수 없었고, 한국인 매수자들의 경우에는 어렵게 임신한 아이를 유산하면 인권 문제가 불거질 것이기에 수사하지 못했다고 밝히고 있다.[11]

여기서 필자가 이야기하고자 하는 것은, 난자매매를 둘러싼 우리의 문제제기가 벽에 부딪히고 중단되는 지점이 어디인가라는 점이다. 어떤 의미에서 보면 이제 황우석 광풍이 지나고 난 마당에 황우석의 연구와 같이 검증되지 않은 기획의 경우에서 난자의 이용을 (막는 것은 별개의 문제라고 할지라도) 문제 삼기는 상대적으로 어렵지 않을 수도 있다. 그러나 논의가 난치병 환자의 고통이라든지 아니면 어떻게 해서든지 자신의 아이를 갖고 싶은 불임부부의 소망이라는 식의 익숙한 지형에 이르게 되면, 난자채취를 둘러싼 여성인권의 문제는 상대적으로 사소하게 취급되기 쉽다. 그러나 난자와 정자를 제공받아서, 또 대리모를 통해서라도 나 자신의 아이를 가져야겠다는 욕망은 그 자체로 비난받을 일은 아닐는지 몰라도, 난자의 채취, 기증, 매매가 이루어지는 사회적 관계를 무시할 수 있을 만큼 당연한 일은 아니다.

  이미 관행으로 받아들여지는 의료적 시술에서 여성의 인권을 제기하기 어려운 것이 불임치료를 위한 난자채취 문제에서만은 아니다. 만성 신장질환 환자들의 경우 신장이식을 택하는 것은 신장이 금전적으로 거래되지 않는 한 더 이상 윤리의 문제가 제기되지 않을 만큼 관행화된 의료 시술이다. 그런데 사랑의 장기기증운동본부가 창립 15주년을 맞아 지난 15년간 신장을 기증한 800명을 분석한 결과, 교환이식기증 프로그램 참여자 가운데 여성의 비율이 74%에 달하고, 기증자의 직업은 주부라고 답한 경우가 가장 많았으며 남편이 부인을 위해 기증한 경우보다 부인이 남편을 위해 기증한 경우가 두 배 이상에 달했다고 밝히고 있다. 여기서도 조사분석자는 이러한 현상의 원인이 "가족의 건강과 행복을 위해 헌신하는 한국여성 특유의 희생정신"이라고 진단하고 있다.[12] 만성 신장질환의 경우, 신장이식을 택하는 것은 이미 당연한 의료적 처치로 되어 있고, 그 안에서 아픈 가족을 위해 여성이 선택할 수 있는 여지는 많지 않다. 개별가족의 경우, 남편은 생계의 책임을 져야 한다든가 그럴 수밖에 없는 갖가지 사연이 있겠으나, 통계로 드러나는 불균형은 가족 내의 권력관계를 반영하는 것이라고밖에 볼 수 없는 것이다.

불임치료의 경우에서도 저출산 위기를 주장하며, 조기 불임진단과 치료를 국가가 권장하는 현실에서, 그리고 자녀가 없는 개인과 가족에 대해 직접적인 불이익을 감수하게 하고자 하는 여러 정책이 민주적인 논의절차도 없이 도입되는 현실에서, 관행화된 의료적 개입의 영역은 끝없이 늘어만 가는 중이다. 그러나 문제는 이렇게 일단 관행화된 현실에서 일어나는 사회적 불평등의 문제에 대해서는, "예외적인 상황"과는 달리 성찰하기도 쉽지 않고 개선하려는 노력도 쉽지 않다는 점이다.

생명윤리에서 일상의 윤리로

불임치료와 장기기증에서 나타나는 이러한 불평등을 과연 법적인 규제절차를 정비하고 강제하는 것만으로 개선할 수 있을까? 과연 법적·의학적 전문가들의 손에 맡긴다고 이러한 상황이 개선될 수 있을까? 대개의 경우 이들 전문가 집단은 현실의 관행에서 자유롭거나 개선을 주도하기는커녕, 이 관행의 일부이거나 심지어는 이러한 불평등을 제도화하는 데 일조하는 경우조차 많다. 따라서 여성인권에 대한 위협이 이렇게 일상화된 관행에서 오는 경우, 법적인 규제의 존재는 오히려 논란을 피해갈 수 있는 최소한의 요건을 제시해줌으로써 침해 자체를 합법화해주는 경우를 종종 보게 된다. 더구나 이미 지구화된 난자거래의 현실이나 끝없이 변화 발전하는 생명과학기술의 발전에서 보듯, 많은 경우 단지 한 나라 차원에서 "적절한 규제"를 도입한다고 해결될 수 있는 문제도 아니다. 심지어 이미 존재하는 규제가 실질적으로 작동하도록 하는 일조차 거저 이루어지지 않아 사회운동의 압력을 필요로 하며, 또한 지구화된 현실에서 여성건강과 인권의 확보를 위해 반드시 필요한 국제적인 협력이야말로 전문가 집단들 사이에서 저절로 이루어지지는 않을 것이기 때문이다.

황우석 사태에서 보듯 전문적 지식을 가진 법적·의학적 전문가들이나 국가 관료들이 자신들의 책임을 다하지 못할 때 벌어지는 사태는 심각하며, 따라서 그들의 책임이 중요하다는 데는 두말 할 나위가 없을 것이다. 더구나 생명공학기술의 발전을 이해하는 데 이 분야의 전문가들의 협조는 불가피한 것이기도 하다. 그러나 그에 못지않게 중요한 것은 이러한 문제가 다른 모든 사회 문제와 마찬가지로 전문가들의 손에만 맡겨둘 수는 없는 것이며, 황우석 사태와 난자 문제가 지금에 이르게 된 데에는 공중의 책임 역시 존재한다는 사실이다. 과연 한국사회는 난자거래가 이루어지는 사실을 황우석 사태 이전에는 알지 못했다고 할 수 있을까? 알면서도 묵과했다면, 그것은 어떤 이유였을까? 우리는 어떤 문제를 어쩔 수 없다고 여기고, 어떤 문제는 있을 수 없는 문제라고 여기는가에 대해 묻지 않을 수 없다.

우리가 살아가는 사회에 대한 이런 식의 윤리적인 질문들은 역설적이게도 생명윤리의 전문가들에 의해 종종 간과되는 질문들이다. 난자의 채취가 이루어지는 바로 그 장면, 난자를 이용하는 실험실의 현장에서 시작하는 윤리적 질문은 이미 너무 늦다. 우리의 일상이 구조화되어 있는 방식은 윤리적 판단을 하는 데 있어서도 간과할 수 없는 것이다. 한국에서 황우석 연구의 진실성에서부터 연구윤리의 문제를 공론화하고 이후 규제의 도입을 이뤄내는 과정만 보아도 이를 이끌어온 것은 시민사회의 힘이었지만, 생명윤리 분야가 제도화되는 과정에서 일반시민들의 일상에 대한 성찰이 개입할 수 있는 여지가 배제되고 전문가들만의 자리가 된다면 어렵사리 이뤄낸 제도화로 성취할 수 있는 것이란 너무나도 제한적일 수밖에 없을 것이다. 결국 한국사회는 난자 문제를 제한적일 수도 있는 윤리를 제도화하는 계기로 삼는 데에서 그칠 것인가, 아니면 더 나아가 난자 문제를 가져온 일상 속에서 당연히 여겨지는 관행들을 성찰하고 바꿔나갈 것인가 라는 기로에 있다고 할 것이다. 또한 생명과학기술을 일상과 연결지어 사고하고 성찰하는 것은, 스스로가 생명과학 분야에 무지하다고 생각하는 많은 사람들로 하여금 생명공학 분야에 개입할 수 있는 방법을 열어주는 일이 될 것이다. 난자 문제라는 것이 좁은 의미에서 생명과학기술 전문가들이나 윤리 전문가들만이 알고 논의할 수 있는 문제도 아니며, 그래서도 안 되는 문제이다. 그러므로 규제와 생명윤리를 넘어서 일상의 윤리를 통해 생명과학기술을 성찰하는 과정에 우리 모두 동참해야 할 것이다.

FEMINI
BIOTECH
in Every

08

"난자소송"에 이르기까지

줄기세포연구와 여성인권

손봉희

08

손봉희 한국여성민우회 활동가

일상의 나는 매순간 기술의 혜택을 누리며 살아간다. 기술은 일상의 익숙한 도구이기도 하며, 삶의 양식이나 관계를 변화시키는 매개가 되기도 한다. 그렇지만 일상으로 구체화되지 않은 기술과 친숙해지기란 쉽지 않다. 그런 기술은 내가 접근하기에는 너무 멀고 어려운 '고유명사'일 뿐이다. 때로 지구온난화의 심각성을 보도하는 뉴스나 미래사회의 이면을 보여주는 영화는 '기술의 복잡성'에 대해 당장 사유할 것을 요구하지만, 그건 '나'의 위기라기보다는 '지구'의 위기로 여겨진다. 고유명사로서 '과학기술'은 다른 누군가의 몫이며 나와는 별개의 영역이다. 일상적인 삶이 아니라 인간존재나 생명을 다루는 생명과학기술은 더욱 그럴 수 있다. 게놈프로젝트, 인간복제, 줄기세포연구는 알아두면 좋은 상식이긴 하지만, 내 삶과의 연관성은 쉽게 찾아지지 않는다.

물론 살다보면 의도했든 그렇지 않든 특정한 기술과 연관을 맺게 되는 경우가 생기기도 한다. 보건소에서 건강검진을 받다가 혈액 샘플을 제공하는 데 동의함으로써 새로운 의료기술의 임상실험에 참가하게 될 수도 있다. 불임부부가 내 유전인자를 가진 아이를 낳기 위해 인공수정기술과 만나게 될 수도 있다. 보건소의 일처럼 의도치 않게 관련을 맺게 된 기술이 내 삶에 영향을 미치는 경우란 그다지 흔하지 않다. 그런데 기술이 어떤 욕망을 실현하는 도구로서 가능성을 갖게 되면 달라진다. 나와 별개였던 특정한 의료기술은 나 혹은 누군가의 욕망을 실현해 줄 도구가 되는 동시에 그에 맞는 새로운 욕망을 만들어내는 시발점이 되기도 한다.

이렇듯 개인이 기술과 맺는 관계와 그 관계로부터 만들어지는 결과는 매우 다차원적이다. 기술과 만나는 내가 어디에 위치하는지에 따라 기술로 실현 가능한 욕망이나 기술이 삶에 개입하는 방식은 다른 양상을 띠게 된다. 그리고 이 양상을 규정하는 것이 개개인의 상황과 기술의 특성만은 아니다. 그 사회의 특유한 문화와 관행은 기술과 개인이 만나는 방식에 그대로 투영되고 일정한 방향으로 기술과 개인이 배치되도록 한다. 이 배치는 문화와 일상, 사람들의 삶에 다시 영향을 미친다. 상호작용이 일어나는 것이다. 그럼에도 일상을 넘어선 기술의 적용과 실현, 그리고 나와의 연관성을 상상하기란 쉽지 않다. 특히 개인적인 이득과 관련이 없는 기술인 경우는 더욱 그렇다. 일상과 무관하거나 혜택이 불분명한 이익을 내세우는 기술과 내가 특별한 관계를 맺게 되는 경우는 그 낯설음을 뛰어넘게 만드는 강한 힘이 존재할 때이다. 이러한 사실을 가장 구체적으로 보여준 사건은 바로 '황우석 사태'였다.

'황우석 사태'로 명명된 사건은 꽤 오랜 시간에 걸쳐 다양한 힘이 작용하면서 개인과 기술이 맺는 관계가 어떻게 전환될 수 있는지 보여준 사건이었다. 그 속에는 다양한 개인들이 존재한다. 난치병환자, 장애인, 그들의 가족, 불임클리닉의 의사와 연구원, 아이를 갖고자 하는 여성, 국가경쟁력을 높여야 하는 정치인, 그런 뉴스를 매일 보게 되는 시민들. '황우석'이라는 인물이 등장하여 '국가적인 영웅'이 되어가면서-혹은 그 이전부터- '줄기세포연구*는 그들과 새로운 연관을 맺기 시작했다. 그리고 그들 속에서 가장 복잡한 지형에 놓였던 이들은 바로 여성이었다. 줄기세포연구가 여성의 난자를 재료로 했기 때문인데, 여성들은 직접적으로(난자제공자가 되거나), 간접적으로(잠재적인 난자제공자로) 연구와 밀접한 관련을 맺는 경험을 하게 된다. 그 경험들은 서로 다른 듯 보이지만 유사하며, 국가와 사회, 그리고 의료계의 일상적인 관행 속에서 여성인권이 어떻게 다뤄져왔는지를 보여준다는 점에서 매우 중요하다.

그녀 (나 혹은 그 누군가) 의 이야기

그녀를 처음 만난 것은 2006년 2월이었다. 황우석 사태의 충격 속에서 다양한 수습 방안이 논의되거나 진행되고 있을 즈음이었다. 가녀린 몸, 수척한 얼굴, 힘없이 흔들리는 손가락. 약한 충격에도 쉽게 부서져 버릴 것만 같은 사람이라는 것이 첫인상이었다. 주변 사람들에게까지 불안이 전염될 만큼 그녀는 위태로워보였다. 그녀는 황우석 연구팀에 난자를 기증한 여성이었다. 당시 민우회를 비롯한 여성단체들은 황우석 연구팀에 난자를 제공한 여

---

* 황우석 연구팀에서 연구했던 줄기세포는 정확히 말하면 여성의 난자에서 핵을 제거한 후 성인 체세포의 핵을 난자에 주입하는 방법으로 만들어지는 체세포 핵이식에 의한 복제배아줄기세포이다.

성들의 손해배상 청구소송을 준비 중이었는데,* 그녀는 이 소송에 함께 참가하기로 한 상황이었다. 2005년 2월 난자채취 시술을 받은 이후 그녀는 많은 부작용에 시달려오고 있었다. 그녀에게서 느껴지던 위태로움은 1년여 넘게 그녀가 겪어왔던 힘든 시간의 흔적이었다.

그녀는 소위 말하는 '자발적인' 난자 기증자였다. 황우석에 대한 열풍이 한창이던 시기, 그의 저서 『나의 생명 이야기』를 읽고 많은 사람들에게 도움이 될 수 있는 의학적 성과에 감동하게 되었다고 한다. 그리고 '줄기세포를 통한 재생의학'에 기여할 난자가 필요하다는 호소를 접하고 난자를 기증하기로 결심했다는 것이다. 단순한 듯 보이는 그녀의 이야기에는 '황우석 사태' 속에서 여성들이 줄기세포연구와 어떻게 관계를 맺게 되고 그 사이에 어떤 힘들이 작용했는지가 담겨 있다. '줄기세포연구'라는 과학기술과의 관계를 결정적으로 전환시킨 그녀의 '감동'은 과연 무엇에서 비롯된 것인가? 난자기증을 통해 연구에 '동참'하고자 했던 그녀의 결정은 무엇으로 인해 가능한 것이었을까?

그녀의 '감동'은 다양한 차원으로 설명될 수 있다. 그 속에는 개인적인 성향, 감수성, 경험의 차이, 그리고 개인이 처한 사회·경제적인 위치가 반영

---

* 2006년 4월 황우석 연구팀에 난자를 제공한 2명의 여성들은 국가와 한양대병원, 미즈메디병원을 상대로 난자채취과정의 비윤리성과 피해 등에 관한 손해배상 청구소송을 제기했다. 이 소송은 대한YWCA연합회, 여성환경연대, 한국여성단체연합, 한국여성민우회 등 4개 단체를 중심으로 36개 여성단체가 지원하고 있다.

되어 있을 것이다. 그래서 동일한 사안이라 하더라도 사람들의 판단과 반응은 달라진다. 황우석 연구팀에 난자를 제공한 119명*의 여성들도 마찬가지다. 그들은 서로 다른 상황과 위치에 있었으며 나름의 이유로 난자제공을 결정하게 되었을 것이다. 그런데 중요한 것은 2004년과 2005년에 이 사회의 여성들은 그러한 개인의 차이를 넘어서 그녀의 '감동'을 공유하고 연구에 '동참'하도록 끊임없이 내몰렸다는 것이다. 황우석의 '성스러운 여성'이라는 언설에서부터 만들어지기 시작한 '감동'은 '난자기증재단'과 '난자기증운동'이라는 흐름으로 이어졌다. 그리고 그 모든 과정 속에는 다양한 힘들의 공모가 있었다.

그렇기 때문에 황우석 사태 속에서 발생한 여성인권의 문제는 윤리적인 기준이나 절차에만 국한되지 않는다. 비윤리적인 방법으로 확보한 수천 개의 난자가 줄기세포연구를 위해 사용되었고, 그 과정에서 인권을 보호할 수 있는 최소한의 윤리적인 기준도 지켜지지 않았다는 표면적인 사실이 문제의 전부는 아니라는 것이다. 그보다 더 중요한 것은 여성들이 줄기세포연구에 '감동'하고 그 연구에 '동참'하도록 했던 숨겨진 힘과 맥락에 관한 것, 그 이면의 이야기들이다.

---

* 2006년 11월 발표된 국가생명윤리심의위원회의 '황우석 연구의 생명윤리 문제에 대한 보고서' 중 "보건복지부의 조사 결과에 의하면 2002년 11월 28일부터 2005년 12월 24일까지 미즈메디병원, 한나산부인과의원, 한양대학교병원, 제일병원 등 총 4개 기관에서 119명의 여성(2명의 연구원 포함)으로부터 138회에 걸쳐 총 2,221개의 난자가 서울대학교 수의과대학 연구실에 제공된 것으로 확인되었다."

2005년 1월, 신화가 된 기술

그녀가 난자기증을 결심한 것은 2005년 1월이었다. 2004년 사이언스지에 체세포복제배아줄기세포에 관한 논문을 발표한 이후부터 시작된 황우석에 대한 열광과 지지가 온 사회를 들썩이고 있을 때였다. 줄기세포연구는 '세계 최초의 기술', '대한민국을 살릴 획기적인 기술'이었고, 이미 '10년 후에는 난치병치료에 적용할 수 있는 기술'이 되었다. 난자의 핵을 치환하는 과정이나 줄기세포로 건강해진 동물을 보여주는 화면이 연일 TV를 통해 전해졌다. 줄기세포연구가 얼마나 어렵고, 이를 성공하기 위해 어떤 노력이 있었는지가 '영웅담'이 되어 떠돌아 다녔다. 황우석은 그야말로 '국가적인 영웅'이 되었고, 그의 연구는 누구도 넘보거나 개입할 수 없는 '성역'이 되었다.

그리고 난자의 확보는 이 기술의 '실용화를 위한 관건' 정도로 여겨졌다. TV 화면을 통해 익숙해진 '난자'는 연구의 성공을 위해 반드시 확보해야 할 그 '무엇'으로, 여성의 몸과는 분리된 '무엇'으로 존재했다. 난자확보와 관련한 윤리 문제는 황우석의 호소에 따라 '눈물을 흘리는 수억 명의 난치병환자들과 그 가족의 한'을 고려해서 결정해야 할 사안으로 설명되었고, 이러한 호소는 언론에 의해 끊임없이 재생산되었다. 결국 줄기세포연구를 위한 '난자'는 여성들이 나서주기만 한다면 쉽게 확보할 수 있는 것으로, 그로 인해 난치병환자들을 구원하고 덤으로 국가 발전에도 기여할 수 있는 '숭고한 행위'로 구성되어 갔다.

황우석과 그를 지지하는 언론, 국가의 상호작용은 '줄기세포연구'를 모든 이들이 이루고자 하는 '신화' 혹은 '꿈'으로 만들어갔다. 그렇게 만들어진 신화는 줄기세포연구에 대한 구체적인 질문들을 흡수해버리는 블랙홀이 되었다. 미래에 대한 불분명한 예측만이 강조되면서 우리가 알아야 하는 것들은 간과되었다. 그 연구가 구체적으로 어떤 것이며 어떻게 적용되는지, 성과는 어느 정도이며 혜택은 누구에게 돌아갈 것인지, 재료가 되는 수많은 난자는 어디서 얻고 난자를 제공하는 여성들이 누구인지는 관심의 대상이 되지 못했다. 난치병환자를 완치시키고 장애인을 일으켜 세울 것이라는 말들이 사회적인 의미와 영향력을 획득하는 사이 '인간'을 소재로 하는 연구의 윤리성 논란은 완전히 삭제되었다.

기술의 목적과 의미가 왜곡되고 과장되었던 현실은 그녀가 황우석 혹은 줄기세포연구라는 생명과학기술과 대면하는 순간의 특성을 규정해준다. 줄기세포연구가 모두가 꿈꾸는 신화가 되면서, 줄기세포연구를 위해 난자를 제공하는 행위가 사회적인 수용의 차원을 넘어 지지와 지원의 대상이 되는 전환의 순간을 내포한 시·공간이 형성된 것이다. 그리고 그러한 시·공간은 줄기세포연구와 난자제공을 둘러싼 단순화되고 왜곡된 수많은 사실들과 한국사회 속에서 '여성'과 '인권'의 위치, 그리고 '여성을 대하는 오래된 관행'이 만나면서 더욱 확장되어 갔다.

난자기증 '운동'

줄기세포연구를 둘러싼 수많은 논란 속에서도 연구의 재료로 '여성'의 난자가 사용된다는 점이 중요하게 여겨지지 않았다는 것은 '여성'이 놓인 위치와 관련이 있다. 난자를 사용하는 연구가 여성을 대상화하고 도구화할 수 있다는 우려는 이미 황우석 사태가 시작되기 이전부터 있어왔다. 하지만 다양한 논란 속에서 이 부분이 주요 쟁점으로 등장했던 적은 없었다. 연구성과에 문제가 없었을 때 난자를 제공하는 여성들을 언급하는 것은 '연구의 발목을 잡는 일'로 여겨졌다. 연구성과에 대한 논란이 생기자 '누가' 난자를 제공했는지, '자발적'이었는지, '보상'이 있었는지에만 관심이 집중되었다. 난자제공을 둘러싼 윤리적 문제는 상황의 변화에 따라 다른 무게로 '문제화' 될 뿐이었다. 부작용이나 윤리 문제를 언급함으로써 보도의 공정성을 기하려는 기사의 일부로, 국가적으로 중요한 연구의 가장 큰 걸림돌로, 황우석 연구팀의 비윤리성을 극대화하기 위한 입증 자료로 필요할 때마다 적절히 이용되곤 했다. 그 과정에서 정작 난자를 사용하는 연구의 윤리적 문제가 구체적으로 무엇인지, 연구과정에서 여성인권이 침해될 수 있다는 것이 무슨 의미인지는 논의되지 않았다. 당연히 난자를 제공하는 '여성들'과 그들의 '사정'은 무시되거나 감춰졌다.

난자제공과 관련해 전혀 사회적 의미를 얻지 못했던 '여성들'과 그들의 '사정'이 놀랍게도 사회 전면에 주요하게 등장했던 적이 있었는데, 바로 '난자기증운동'에서였다. 황우석 연구팀이 비윤리적인 방법으로 난자를 확보했다는 사실이 밝혀지자 황우석 팬카페를 중심으로 난자기증운동이 시작된다. 그리고 '여성은 박애정신이 뛰어나고, 이웃의 불행이나 인류전체의 행복증진에 본능적이라 할 만큼의 희생정신을 가지고 있다'는 창립취지문을 가진 난자기증재단이 생겨났다. '윤리성 논란으로 연구를 위한 난자가 부족하다는 말을 듣고' 순식간에 1,000여 명의 여성들이 난자기증 의사를 밝혔다. 언론들은 연일 그녀들을 인터뷰했고, 난자기증을 결심한 그녀들의 자랑스러운 얼굴이 보도되었다. 기증자들은 '국가를 위해 난자를 기증할 수 있어 여성인 게 기쁘다'는 말을 잊지 않았다.

난자기증자들에 대한 사회의 반응은 어떤 경우에 '여성들'이 한국사회에서 중요한 의미 혹은 사회적 가치를 부여받는지를 보여준다. '대한민국을 살릴 연구'를 위해 '박애정신과 희생정신이 뛰어난' 여성들이 난자기증을 결심하는 경우, 비로소 사회는 여성들의 행위를 인정해주며, 여성들은 '여성이라는 것이 자랑스럽다'는 것을 느끼게 되는 것이다.

이러한 풍경은 결코 낯선 것이 아니다. 국가적인 기획에 여성이 동원되었던 역사는 인구통제를 위한 '가족계획' 시절로 거슬러 올라간다. 국가의 발전을 위해 '산아제한정책'이 도입되었고 그 정책의 주요 대상은 여성들이었다. '피임법'은 여성들의 '성적 자기결정권'을 확보하기 위해서가 아니라 여성들의 출산을 통제하기 위해 보급되었다. 그 과정에서 여성은 주체가 아니라 대상이 되었고 여성의 몸과 건강권에 대한 고려는 전혀 없었다. 현재 저출산 시대를 맞아 정부 차원에서 진행되는 출산정책도 국가가 여성을 어떻게 대상화하고 있는지를 보여준다. 주요 정책의 대부분은 '결혼한 여성'을 대상으로 출산율을 높이기 위한 방안에 집중되어 있다. 그 속에서 여성은 출산율을 높여 국가의 발전에 기여할 대상일 뿐이며, 출산과 양육의 사회적 가치를 인정하고 모든 여성들이 출산여부를 자유롭게 선택할 수 있는 사회적 환경이 조성되기를 바라는 여성들의 목소리는 전혀 발견할 수 없다.

　　줄기세포연구를 위한 여성의 난자기증이 '운동'이 될 수 있었던 끔찍한 현실은, 여성이 국가 발전을 위한 대상이 되어왔던 오래된 관행의 연장선상에 있다. 줄기세포연구가 중단될지도 모른다는 위기의식은 '난자 문제'에 대한 내재된 인식을 외부로 표출시키는 계기가 되었다. 바야흐로 난자기증에 동참해 달라던 황우석의 호소와 이에 대한 사회 전반의 암묵적인 지지가 구체적인 현실로 실현된 것이다. 그리고 이러한 관행과 모습은 의료현장에서도 별반 다르지 않았다.

누구나 하는 불임 시술

난자기증운동이 시작될 무렵 황우석 팬카페에는 '난자채취 할 때 여러분들이 생각하는 것처럼 아프지 않아요. 주사가 조금 따끔하고 가벼운 감기를 앓는 정도에요'라는 글이 올라와 있었다. 이는 황우석 사태가 진행되는 동안 난자채취 시술의 이미지가 어떻게 고정되고 정형화되어 왔는지 보여주는 한 예에 불과하다.

난자채취 시술은 전신마취 및 외과적 수술을 필요로 하는 고통스러운 과정이다. 미성숙 난자가 배출되지 않도록 난소를 억제하는 과정, 과배란을 위해 난소를 자극하는 과정과 난자를 추출하는 과정으로 이루어지는데, 대체로 보름에서 한 달 정도의 시간이 소요된다. 일반적인 후유증으로 과배란 유도제로 난소를 자극할 때 '난소과자극증후군OHSS'이 발생하는 것으로 알려져 있다. 난자채취 시술을 한 여성의 10~20%가 부작용을 경험하며, 그 중 3~8%는 심각한 부작용을 경험한다고 한다. 입원을 요할 정도로 심각한 증상이 나타나는 것도 드문 일이 아니며, 혈전색전증, 신장이상, 급성호흡기질환, 난소파열로 인한 출혈 등도 발생할 수 있다는 것이다. 영국에서는 2005년 5명의 여성들이 OHSS로 사망한 바도 있다(영국BBC).[1]

이처럼 이미 알려진 부작용도 심각하지만 더욱 심각한 문제는 난자채취 시술의 장기적인 위험성에 대해서는 거의 알려진 바가 없다는 것이다. 또한 시술과정에 사용되는 각종 호르몬제의 안정성과 영향에 대한 문제도 끊임없이 제기되고 있다. 난소자극의 장기적인 효과에 대한 몇몇 연구들은 불임치료와 난소암과의 관련성, 호르몬제와 유방암과의 관련성을 보여주고 있지만, 이에 대한 충분한 조사나 연구는 진행되고 있지 않다.

하지만 난자채취 시술은 늘 '누구나 하는 것'이므로 '걱정하지 않아도 되는 것' 정도로 취급되었다. 이러한 설명을 가능하게 한 것은 인공수정을 통해 임신을 하거나 임신을 하고자 하는 여성들이 많다는 현실이었다. 이미 많은 여성들이 경험하고 있는 흔한 시술이라는 설명은 난자채취 시술의 위험성을 제기할 수 없게 만드는 가장 강력한 근거가 되었다. 하지만 실제 여성들의 경험도 과연 그럴까?

> 시험관 시술을 위해 과배란 촉진제를 투여하고 난자를 한 번에 15개 이상 채취했고 이에 따른 부작용으로 복수가 심하게 차서 호흡곤란과 불면증, 식욕감퇴로 고생한 적이 여러 번 있습니다. 부작용이 따른다는 간단한 설명만 있었을 뿐 자세한 설명이 없었으므로 처음에는 멋모르고 고생이 심했습니다.

> 난자채취를 이틀 동안 했어요. 한 번은 (난자가) 안 떨어진다고 해서 이틀 동안 전신마취를 2번한 셈이죠. 처음에 저한테는 양쪽 합하면 난자가 20개도 더 자랐다고 했습니다. 근데 결과는 2개 말고는 쓸 수 없다며 저장해 놓은 게 없다하더군요. 그리고 전 바로 배에 복수가 차기 시작했습니다. 그래서 회사에 2주간 휴가를 내고 병원에 10일 동안 입원해 있었습니다. 정말 고생 많이 했어요. 폐와 위까지 복수가 찼고 폐렴증세도 있어서 약도 계속 먹고 했지요.

난자채취 피해자 소송을 시작하기 전에 민우회에서는 난자채취 시술을 경험한 여성들의 사례를 접수하기 위한 신고센터를 개설한 적이 있었다.* 위의 두 사례는 당시 온라인 신고센터에 접수되었던 것인데, 불임 시술을 위한 난자채취 과정에서 겪었던 경험이 생생히 드러나 있다. 이들 사례처럼 난자채취 후유증은 연구자들이나 의사들이 쉽게 간과할 수 있는 정도로 경미한 것이 아닐 수도 있다. 문제는 이러한 여성들의 경험이 제대로 드러나지 않고 있다는 것이다. 개별 여성들이 경험하는 구체적인 상황은 훨씬 위험하거나 문제적일수도 있지만, 의료진들이 쉽게 하는 설명에는 결코 담기지 않는다. 국내에서 '시험관아기'가 성공한 지 20여 년이 지났지만, 난자채취 시술과정에서 여성들이 구체적으로 어떤 경험을 하고, 어떤 부작용을 감내하면서 임신에 성공하는지 혹은 실패하는지는 철저히 비가시화되어 왔다.

불임 시술 과정에서 겪게 되는 여성들의 경험이 사적인 영역에 머무르면서 사회적인 의미를 갖지 못했던 것은 불임여성에 대한 사회·문화적인 압박이 존재한다는 사실과 무관하지 않을 것이다. 아이를 갖지 못하는 기혼여성에 대한 따가운 시선이 존재하고 출산을 하지 않는 여성을 비정상으로 여기는 분위기 속에서, 여성들이 불임 시술의 경험을 드러내기란 쉽지 않다. 임

---

* 2006년 2월 난자제공 여성들의 경험과 피해사실을 드러내고 소송 당사자를 모집하기 위해 난자채취 피해자 신고센터를 개설하여 전화와 온라인상으로 사례를 수집한 바 있다. 소송을 지원하는 36개 여성단체들이 함께 참여하였다.

신에 성공할 때까지는 소문내기 보다는 숨겨야 하는 것으로, 그 과정에서 겪는 고통은 아이를 갖기 위한 과정에서 당연히 감수해야 하는 것으로 여겨지는 것이 현실이다.

그리고 의료현장에서는 여성들의 권리와 건강이 고려되기에 앞서 임신 성공률만이 우선적으로 기록되고 관리되었다. 위 사례에서 보듯이 심각한 후유증과 부작용이 존재할 수 있지만 의료진은 '부작용이 따른다'는 간단한 설명만 할 뿐이다. 성숙된 난자들이 실제로 어떻게 채취, 보관되고 어떻게 사용되는지에 대한 정보는 의료진의 설명에만 전적으로 의존할 수밖에 없다. 인공수정을 위한 기술은 날로 발전하고 있지만, 난자채취 부작용에 대한 믿을 만한 통계자료나 의학적 연구결과는 찾아보기 힘들다. 난자채취 시술이 여성의 몸에 미치는 영향이나 부작용, 여성들이 겪게 되는 구체적인 경험은 의료진들에게는 관심 밖의 일이었다.

이는 의료 영역뿐만 아니라 사회 전반에서 여성의 몸에 대한 권리와 건강권이 심각하게 침해되어 왔음을 보여주는 것이기도 하다. 여성의 불임에 대한 사회·문화적 압력과, 여성의 건강보다는 임신 성공률을 중요시하는 의료현장의 관행이 만나면서 불임 시술의 문제는 오랫동안 비가시화 될 수 있었다. 그리고 그러한 오래된 관행이 난자채취 시술의 위험성을 사소한 것으로 만들었고, 연구를 위해 난자를 제공한 여성들에게 그 위험성은 제대로 알려지지 않았던 것이다.

'자발성'을 묻다

줄기세포연구와 그녀가 만나는 순간의 사회·문화·경제적 맥락은 특정한 사건을 가능하게 하는 토대가 되었다. 국익을 앞세운 기술의 성과와 의미의 왜곡, 국가적인 기획에 여성을 동원했던 관행, 그리고 여성의 경험이 비가시화되고 건강권이 무시되었던 불임 시술의 현장이 만나면서 줄기세포연구를 위해 난자기증을 '권하는' 사회 분위기가 형성될 수 있었다.

황우석 사태 속에서 난자를 제공한 여성들은 난자기증을 권하는 사회의 한가운데에 있었고, 개별적인 상황은 그녀들을 당사자로 만들었다. 그 속에서 일관되었던 것은 여성인권은 다른 사회, 경제적인 이득에 비해 아주 사소한 것으로 취급되었다는 점이다. 줄기세포연구 과정과 결과의 문제를 폭로하고 연구를 중단하게 하는 데 힘을 발휘했던 것은 난자채취가 여성에게 위험할 수 있다는 인권의 문제가 아니라 줄기세포연구의 이익을 둘러싼 사회적 주체들—국가, 연구자, 의료기관 등—의 경합이었다. 그래서 황우석 연구팀에서 줄기세포 1주라도 만들었다면, 난자제공의 문제는 어떻게 되었을까를 예측하는 것은 그다지 어렵지 않다. 국익이나 난치병환자들의 고통과 견주어 쉽게 판단 가능한 윤리적 문제로 치부되었을 것이다.

그럼에도 윤리적 문제로서 난자제공 문제를 이야기할 때면 여성의 '자발적인 행위'로서의 정당성 여부가 중요한 쟁점이 되곤 한다. 난자기증재단을 통한 난자기증운동에 대한 우려는 부작용을 감수하고 '순수한 뜻'에서 하는 '자발적인 기여'의 의미를 훼손하는 것으로 비판받았고, 황우석 사태를 수습하기 위해 나온 대안에서는 난자기증을 선택하는 '권리'의 차원으로 '자발성'이 거론되었다. 난자채취 피해자 소송에서도 충분한 설명에 근거한 '자발적인 동의 절차'가 제대로 지켜졌는지의 여부가 중요한 쟁점 중 하나이다. 이처럼 여성의 '자발성'이 쟁점이 되는 경우 문제는 사회적 맥락이 제거된 개인이 존재할 수 없음에도 모든 문제가 여성 개인의 책임으로 쉽게 치환된다는 것이다. 난자제공을 둘러싼 '자발성'에 대한 질문은, 잠재적인 난자제공자로서 여성들이 직면했던 상황—줄기세포연구에 대한 '감동'을 만들고 '동참'을 권유했던 맥락—과 직접적인 난자제공자로서 여성들이 놓여 있던 조건이라는 두 가지 측면으로부터 시작되어야 한다.

직접적인 난자제공자로서 여성들은 어떤 조건에서 난자제공을 결정했을까? 황우석 연구팀에 난자를 제공한 여성들의 사정은 다양하다. 어떤 여성은 자신의 아이, 동생, 혹은 부모의 난치병치료를 위해, 어떤 여성은 자신의 연구를 위해, 어떤 여성은 불임 시술을 받는 의료진의 권유에 의해, 어떤 여성은 경제적인 이유로 인해 난자를 매매 혹은 기증했다. 난자채취 피해자 소송에 참가하고 있는 여성 중 한 명은 난치병환자를 가족으로 둔 경우였다. 병원에서 치료를 받고 있던 난치병환자들에게 담당 의사가 가족 중 여성이 있는지를 질문하여 난자기증을 제안하는 경우는 당시로서는 흔한 일이었다고 한다. 이처럼 누군가의 '권유와 제안'이나 경제적 이유는 여성들이 직접적인 난자제공자로 전환되는 주요한 계기가 되었다.

여성들이 난자기증에 대한 누군가의 '제안'을 쉽게 받아들일 수 있었던 전제가 되었던 것은 줄기세포연구에 대한 왜곡된 이미지와 정보였다. 대중들에게 줄기세포연구의 의미는 세계 최초의 기술, 획기적인 성과, 수십조에 달하는 경제적 가치 혹은 난치병치료, 무병장수라는 말들이 가진 의미로 대체되었다. 줄기세포연구에 대한 국가와 사회의 전폭적인 지지와 지원은 이러한 환상을 더욱 견고하게 만들 수 있었다. 줄기세포연구에 대한 전 사회의 '맹목적인 지지'는 결국 줄기세포연구를 위한 난자기증에 대한 '암묵적인 지지'와 다를 바가 없었다.

그리고 난자제공을 제안했던 그 누구도 난자채취 시술의 위험성에 대해서는 별 관심이 없었다. 사람을 대상으로 하는 연구의 경우, 특히 개인적인 이득이 전혀 없는 연구의 대상이 되는 경우에는 그 과정에서 발생하는 잠재적인 위험성에 대한 '충분한 설명'이 제공되어야 한다. 그러나 난자제공 여성들에게 난자채취 시술의 부작용이나 위험성에 대한 설명은 최소화되었을 뿐이다. 더 중요한 것은 난자채취 시술에 관해서는 '충분한 설명' 자체가 불가능한 것일 수도 있다는 점이다. 아직 난자채취 시술의 장기적인 위험성— 호르몬제의 안전성, 난소암과 유방암 등 각종 암과의 연관성 등—에 대해서는 충분히 밝혀지지 않았기 때문이다.

난자제공 여성들의 개별적인 상황은 다르지만, 그녀들이 줄기세포연구에 대한 왜곡된 정보, 난자채취 시술의 위험성에 대한 무관심 속에 놓여있었다는 점은 유사하다. 그리고 가장 주목해야 하는 것은 그녀들이 난자제공을 둘러싼 사회적 관계 속에서 '취약한 위치'에 놓여있었다는 점이다. 난치병을 앓고 있는 가족을 둔 여성이 치료법이 있다는 의료진의 권유를, 남성 연구원에 비해 더 적은 기회를 가질 수밖에 없는 여성 연구원이 자신의 장래를 결정짓는 지도교수의 권유를, 불임 시술을 받고 있는 여성이 자신의 시술을 담당하고 있는 담당의사의 권유를 거절하기는 쉽지 않다. 사회·경제적인 자원을 갖지 못한 여성에게 '누구나 하는' 난자채취 시술은 돈을 벌기 위한 가장 쉬운 선택지 중 하나가 될 수 있다.

이는 여성들이 난자제공을 결정하게 하는 직접적인 요소가 절차나 정보의 문제를 넘어서고 있음을 보여준다. 가족관계 속에서 희생하는 존재로서의 여성의 위치, 아이를 갖지 못한 여성에 대한 낙인, 이공계 출신 여성들에 대한 차별, 여성들이 사회·경제적으로 낮은 위치에 놓일 수밖에 없는 구조적인 이유가 사라지지 않는 한 여성들이 다시 난자제공자로 나설 가능성은 얼마든지 존재한다. 따라서 한국사회에서 줄기세포연구와 관련된 여성의 '자발성'은 다르게 질문되어야 한다. 여성에게 미칠 수 있는 위험성이 다른 이익만큼 존중되지 않는 상황에서의 '자발성'은 일방적인 희생을 의미하는 것이며, '어떤 위험성에도 불구하고 선택할 수밖에 없는 조건'이 존재한다면 이미 '선택의 권리'로서 의미가 없기 때문이다.

과학기술에 개입하기

황우석 사태는 과학에 대한 익숙한 오해 속에서 낯선 분야였던 생명과학기술이 현실에서 여성들과 어떻게 만날 수 있는지를 보여주었다. 한국사회의 오래된 관행과 여성의 위치, 그리고 국가, 연구자, 의료진의 이익이 맞물리면서 '황우석 사태' 속에서 여성은 줄기세포연구와 특별한 관계를 맺게 되는 경험을 한다. 그리고 그 관계를 규정하는 힘들은 난자제공과 관련된 여성인권의 문제를 단순화하면서 줄기세포연구를 위한 난자제공에 여성들이 동참하도록 만들 수 있었다. 현실은 국익을 최우선으로 여기는 국가, 연구성과만이 중요시되는 연구 풍토, 경제적 이익을 앞세우는 의료현장이 공모하거나 경합하는 장이었고, 여성은 다양한 사회·경제·문화적 압박 속에서 '희생정신'을 실현할 주체로서 그 장의 중심에 있었다.

'황우석 사태'가 아니더라도 생명과학기술의 발달이 만들어내는 현실과 그 안에서 여성들이 처하게 되는 상황은 상당히 복잡해지고 있다. 줄기세포연구나 타인의 불임 시술을 위한 난자의 기증이나 매매, 다양한 이유와 경로로 이루어지는 대리모 시술, 관광산업으로 발달하고 있는 보조생식기술 등은 이미 현실에서 벌어지고 있는 일이며, 이와 관련을 맺는 여성들도 점점 많아지고 있다. 새로운 관계는 대체로 기존의 관습 내에 존재하는 것이지만 때로 기존의 가치와 체계를 뒤엎는 것이기도 하고 상상하지 못했던 관계들을 구성해내기도 한다.

그런데 '황우석 사태'에서도 드러났듯이 이런 변화의 징후들이 우려스러운 것은 그 사회의 오래된 관행을 유지하거나 강화하는 방향으로 작용하기 때문이다. 현실을 구성하는 힘들은 여성인권과 건강권의 침해를 당연한 전제로 여기면서 개별적인 이익을 실현해 가고 있으며, 여성의 위치를 규정하는 사회적인 상황과 맥락은 이를 뒷받침해주는 기제가 된다. 출산하지 않는 여성을 비정상으로 여기는 사회적 분위기, 남성의 유전인자를 가진 아이를 가져야 한다는 부계혈연주의, 건강상의 위험을 감수하고도 난자매매를 선택하게 하는 빈곤, 국가나 가족을 위한 여성의 희생은 대수롭지 않게 여기는 인식 등은 여성들을 일방의 선택을 강요하거나 선택 자체를 불가능하게 만드는 이해관계들 속에 놓이게 하는 것이다.

그렇다면 생명과학기술이 현실의 삶에 미치는 영향에 어떻게 개입할 수 있을까. 무엇보다 중요한 것은 사회 속에서 여성들의 위치, 여성을 둘러싼 사회적 상황과 맥락을 변화시키려는 노력일 것이다. 그리고 생명과학기술이 작용하는 방향이나 특정한 가치를 갖는 삶의 모습과 관계들을 생성해내는 기제에 개입하고 동시에 기존의 가치와 관행을 뛰어넘는 다른 이야기들을 기획해내는 시도들이 이루어져야 한다. 이를 위해서는 우선 현실에서 살아가고 있는 여성들의 다양한 이야기에 귀를 기울이는 것이 필요하다. 특히 여성이 생명과학기술의 주요한 대상 혹은 소재가 된다고 할 때, 생명과학기술에 대한 다른 이야기들은 여성들의 경험과 목소리를 통해 재구성될 수 있을 것이기 때문이다. 생명과학기술에 대한 개입은 바로 이러한 목소리들에 귀 기울이고 사회적으로 의미화하는 것으로부터 출발해야 할 것이다.

FEMINI
BIOTECH
in Every

SM 09 &
NOLOGY
day Life

문제는 바이오경제

윤리냐 경제냐?
건강이냐 부냐?

Sarah Sexton | 손봉희·박연규 번역

09

사라 섹스톤 영국 The Corner House 활동가[1]

생명과학기술연구에 여성이 함부로 이용되고 있다(함부로가 아니라 그냥 이용이라면 괜찮은가?). 이런 사태로 인해 나는 그간 매우 혼란스럽고 힘들었다. 내가 살고 있는 영국에서는, 적어도 여성의 입장에서조차 이런 사태에 대응하기 위한 행사가 조직되고 진행된 적이 없었다. 영국에서 인간 생명과학기술연구와 관련한 운동*이 있다면 그것은 주로 연구를 촉진시키자는 것이었다. 나와 같은 유별난 사람들만 그런 연구의 방향과 함의들에 대한 사람들의 동요, 불안, 우려(이런 것들이 분명 존재한다고 본다[2])를 결집시키고 흐름이나 움직임을 만들어내려고 하지만 번번이 실패하고 말았다.

게다가 논쟁과 결정을 위한 틀은 이분법적으로 정해져 있어, 우리는 치료, 진보, 여성의 선택에 찬성하는 사람 혹은 그에 반대하는 사람으로 구분되고, 거기에는 어떤 모순이나 주저함도 고려되지 않으며 사람들이 애초에 어떻게 병에 걸리는지, 누가 그들을 돌보는지, 생명공학은 과학, 건강, 사회에 어떤 역할을 하는지에 관한 다른 질문이나 이슈들은 제기할 기회도 갖지 못했다.

나는 2006년 3월 복제양 돌리를 본 이후로 이러한 '실패'에 대해 생각을 해왔다. 돌리는 2003년 2월 14일에 폐질환이 악화되어 죽었는데 양들의 평균수명의 절반 정도인 6살이었음에도 뒷다리에는 관절염이 있었다(돌리를

---

* 영국에서는 농업 혹은 식물 생명공학 영역에서는 훨씬 강력한 활동이 이루어져 왔고 이 활동은 세계 다른 지역에도 영감을 주어왔다.

복제한 양이 6살이었으므로 돌리는 '제때에'³ 죽은 것일 수도 있다). 돌리의 몸은 의학연구에 제공되지 않았고 대신 스코틀랜드에서 창조(혹은 발명?)되었다는 이유로 스코틀랜드 국립박물관으로 보내졌다.⁴

현재 박제된 돌리는 유리관 안에 네 다리로 서 있다. 내 눈에는 들판에서 볼 수 있는 다른 양과 같아 보이기 때문에 그 유리관 안의 양이 돌리인지는 박물관의 말을 믿을 수밖에 없고, 돌리를 복제했던 6살짜리 양은 돌리 실험이 시작되기 몇 년 전에 이미 죽었기 때문에 돌리가 정말 클론인지는 과학자들의 말을 믿을 수밖에 없다. 돌리의 유리관은 생명공학, 특히 복제가 불러오는 수많은 논쟁들과 질문들, 활동들이 그렇듯 원을 그리며 돌고 돌고 또 돌아가는 회전테이블 위에 있다. 우리는 이미 정해진 논쟁의 틀 내지 이 원을 깨뜨릴 수 있을까?

이 글에서는 복제 및 생명공학연구와 결정적으로 관련이 있다고 여겨지는 몇 가지 다른 이슈들을 제기하려고 한다. 생명과학기술시대 여성인권확보를 위해 우리가 함께할 만한 다른 연대 및 운동과 캠페인들과 연대하는 데 있어, '더 큰 그림'을 보는 것이 도움이 되리라 생각하기 때문이다.

또한 생명공학연구가 깊이 관여하고 있고 긴밀하게 연관되어 있는 근본적인 과정들을 간과한다면(게다가 이 과정들이 여성에게 의존하고 있다는 점은 거의 인식되지 못하고 있는데), 우리가 복제연구에서 여성을 보호하기 위해 세계적으로 적용되고 추종될 훌륭한 가이드라인을 만든다 해도, 이것이 의도하지 않은 방식으로 여성의 건강과 권리를 유린하는 다른 과정들을 강화시킬 수도 있다. 여성들은 재생산 경제뿐만 아니라 건강과 돌봄 경제를 포함하는 생산 경제와 서비스 경제의 최전선에 있는 것이다.

혹은 쓰고 싶지 않은 비유이지만, 내 나라 영국이 이라크에서 벌인 행적에 매우 적실하다 할 표현을 빌리면, 우리는 전투에서는 이기고 전쟁에서는 질 수 있다.

지구적, 지역적 혹은 국제적, 국가적

황교수와 동료연구원들의 경우 한국여성들이 연구를 위해 특별히 제공한 난자를 사용했지만(이는 전 세계 연구자들의 부러움을 샀다), 그 밖의 다른 곳의 복제연구는 아직까지는 IVF 산업에 편승하고 있다.[5]

이 산업은 많은 나라들에서 광범위하게 진행되고 있을 뿐 아니라 국제적으로 광고되기도 한다. 이 국제적인 광고는 자기 나라의 제도적·법적 제한이나 재정적 제한으로 인해 IVF서비스—이를테면 익명으로 기증된 난자라든지 더 값싼 서비스, 또는 착상 전 유전자검사PGD 등과 같은 추가적인 관련 서비스—를 받을 수 없거나, IVF 시술을 전혀 받을 수 없는 여성과 남성들을 유혹하고 있다.

이에 따라 여성들과 남성들(또는 단지 그들의 냉동정자)은 영국에서 스페인, 그리스 크레타 섬, 루마니아, 미국, 남아프리카로 가고, 독일 사람들은 폴란드와 다른 동유럽 나라들로 가고 있다. IVF클리닉은 또한 아이를 얻으려고 여행을 떠나는 사람들을 위해 그 여행의 목적지에 살고 있는 여성들 중에서 대가를 받고 난자를 제공할 사람들을 모집한다.

대중언론에서는 이러한 현상을 'IVF 관광' 또는 재생산 관광 reproductive tourism이라고 표현한다. 영국의 사회과학자인 나오미 페퍼 Naomi Pfeffer는 불임여성 중 관광객이 되는 특권을 누릴 수 있는 사람은 극소수임에도, 이 용어가 불임여성 일반을 낙인찍는 데 쉽게 이용된다고 지적하고 있다. 전 세계적으로 불임은 무엇보다도 가난과 관련이 있다. 페퍼가 지적하듯이, 실상 진짜 IVF 관광객은 난자와 배아를 제공할 여성들을 찾아 전 세계를 떠돌며 이윤을 추구하는 클리닉 소유자들과 생명공학회사들이다.

예를 들어, 미국회사인 GlobalARTusa는 루마니아의 IVF클리닉과 연계되어 있는 난자브로커이다. 그들은 난자 "기증"프로그램의 성공이 "**특별한 가격**으로 고품질의 난자를 기증하는 우리의 국제적인 공급원"(강조 필자)으로 인한 것이라고 한다. 미래의 엄마들은 난자에 대해 8,000달러를 지불하지만 난자를 제공하는 루마니아 여성들은 최대 250유로(약 300달러)만을 받는다. 미국에서 기증난자를 구하는 데 드는 비용에 비해 "이처럼 큰 가격에서의 이점"에도 불구하고, GlobalARTusa는 유럽의 제공자들의 "생계비가 미국보다 적게 들므로 유럽기준에 의해 충분히 보상받고" 있는 것이라고 말한다.[6]

IVF를 통해 아이를 가지려는 이스라엘과 미국의 여성들에게 주로 난자를 판매하는('기증' 또는 '제공'보다 '판매selling'가 그들이 사용한 단어인데) 루마니아 여성들에 대한 한 연구는, 이 여성들이 자신이 무엇에 동의하고 있는지 알고 있으며 나중에 자기아이를 임신할 때 문제가 생길까 걱정을 함에도 불구하고 돈에 대한 필요나 욕망으로 인해 난자제공을 승인하게 된다는 것을 보여주고 있다.[7] 현재의 저임금화되고 여성화된 세계경제에서, 루마니아 여성들에게는 난자를 매매하는 것이 서유럽에서 성산업에 종사하는 것보다 어쩌면 더 나은, 다른 "선택항"이다.[8]

자 그럼, IVF를 위한 난자매매를 수월하게 해주는 국제적인 클리닉 네트워크가 어떻게 복제연구를 위한 난자매매로 확대되고 있는가?

남아프리카에는 이미 IVF "관광지tourist destination"뿐만 아니라 장기organ 무역 허브도 있다. 인도에서도 IVF 산업이 성행하고 있으며, 국가적 가이드라인에도 불구하고 인도에 있는 IVF클리닉의 "잔여"배아들은 인도의 공공연구소와 사설연구소 등으로 옮겨지고 있다. 문화인류학자 아디트야 바라드와지Aditya Bharadwaj는 "인도에서 논란이 될 만한 현상들이 나타나고 있다"면서, "인간 생식체가 서유럽으로 꾸준히 공급되고 있으며,…… 이러한 정액, 난자, 배아줄기세포 등의 상업화와 인도화는 언론을 통해 알려진 것보다 훨씬 정도가 심하다"고 기술한다. 이러한 현상이 발생하는 것은 줄기세포연구를 옹호하는 정부, 개인들, 언론, 과학연구실험실 때문만이 아니라, 생명공학 생산과 소비에 대한 공적 투자 및 사적 투자, 다국적 연구와 무역공조 때문이라고 그는 말한다.[9] "윤리적인 딜레마"[10] 때문에 다른 나라들이 연구하기 어려운 기술들에 대한 연구 혹은 현대경제의 한 양상인 '아웃소싱'을 지원하는 것이 인도정부의 장기 전략이다.

복제연구를 위해 인도 여성들로부터 난자를 제공받는 것은 그다지 어렵지 않다. 아디트야 바라드와지는 남편으로부터 버림받아 가난해지는 것을 두려워하는 한 여성을 기억해냈는데, 그 여성은 IVF 의사에게 "당신이 나에게 아이만 갖게 해 준다면 나는 무엇이든지 할 것이다. 당신에게 내 신장이라도 줄 것이다. 제발 임신하게 해 달라"[11]고 말했다고 한다.

이런 상황에서 "선택"과 "충분한 설명에 근거한 동의"란 무엇을 의미하는가? 미국의 여성인권 활동가인 마를린 거버 프리트 Marlene Gerber Fried는, "선택은 다른 선택항이 있는 이들에게는 호소력이 있지만 그렇지 않은 사람들에게는 상대적으로 무의미하다"며, 따라서 선택이란 "정치적으로 구분되는 문제"라고 지적했다.★

우리가 주로 걱정하고 있는 착취와 상업화란, 어떤 과정이나 존재들을

★ 마를린 거버 프리트는 이어서 말하기를, "자본주의 맥락에서 선택이라는 개념은 시장에서 팔기위해 내놓은 물건을 고르는 것을 연상시킨다. 신자유주의 정책은 선택의 권리를 한 개인에게 있는 것으로 위치시키고는, 권리를 행사하기위해 꼭 필요한 사회적 맥락과 상황을 어떤 이에게는 은폐한다. 인종이나 계급이 한 사람의 선택을 둘러싸고 한계를 부과한다는 사실은 무시된다." Marlene Gerber Fried, "The Politics of Abortion and Reproductive Justice: Strategies for a Stronger Movement", Different Take, No.38, Hampshire College Population and Development Program, Fall 2005, p.2, http://popdev.hampshire.edu/projects/dt/dt38.php

매매내지 거래가 가능한 분리된 것으로 변화시키는 것이다. 여성에게 그들의 난자에 대해 돈을 지불하는 것은 상업화와 착취를 내포하고 있으며, 돈을 지불하지 않는 경우도 마찬가지다. 그러나 난자는 일단 여성으로부터 채취되고 나면 배양용기에서 오랫동안 살아있지 못하고 냉동하기도 쉽지 않으므로, 아직까지는 난자 자체의 생리가 부분적으로 주변 환경으로부터 분리된 개체가 되는 것에 저항하고 있는 셈이다. 그렇다면 돈보다는 얼리는 기술, 냉동보존기술이 생명공학연구를 상업화하기 위한 핵심기술일까?[12]

현재 복제 연구자들은 "냉동되지 않은 신선한 난자"를 원하고 젊은 여성(임신 문제로 IVF를 경험하고 있는 나이든 여성들이 아니라)을 더 선호하고 있으며, 채취된 지 1시간 이내에 사용하는 것을 원하고 있다. 이는 연구자들이 여성들이 있는 곳(인도처럼)으로 가거나, 여성들이 연구자를 만나러 여행하는 것이 허락된 곳(동유럽에서 스페인으로 가는 여성들처럼)으로 가야한다는 것을 의미한다. 그렇지 않으면 연구자들은 자기들이 있는 곳에서 여성들이 연구를 위해 난자를 제공하도록 설득해야 한다(영국). 영국의 한 생명윤리학자는 영국 사람들은 '도덕적인 의무'를 가지고 과학연구에 참여한다고 주장했다. 그는 연구에 참여하도록 재정적인 인센티브를 두는 것이 더 바람직하겠지만, 상황에 따라 참여에 대한 압력이 정당화될 수도 있다고 주장한다.[13]

이러한 국제적/국가적, 지구적–지역적 순환은 우리가 각자의 나라에서 요구하고 로비하고 힘을 모으는 것에 어떤 영향을 끼칠까?

예를 들자면, 영국에서는 연구용 난자제공이 다른 지역의 여성들에게 압력을 가할 것이라는 이유로, 여성들은 연구용으로 난자를 제공해서는 안 되며 그러지 못하도록 규제해야 한다고 제안된 적이 있었다.[14] 그리고 적어도 영국에서는 적절한 규제가 이루어지고 있다*(그럼에도 몇몇 사람들이 최근 나에게 지적했듯이, 학비를 위해 난자를 파는 미국의 백인여성들에 대해서는 왜 관심을 갖지 않는가? 착취와 보호는 단지 가난한 사람들, 제3세계 여성들에 대한 것인가?).

이와 유사하게, 신체조직과 신체의 일부분에 대해 실시되는 EU의 새로운 규제는 훌륭한 기준을 제시하고 있다. 하지만 몇몇 사람들은 그것이 연구자들로 하여금 동유럽 같은 EU 바깥의 나라들에서는 규제가 느슨하다는 현실을 이용하도록 만들 것이라는 점을 우려하고 있다.

"매매인구와 그를 모집하는 클리닉들은 기반이 안정되어 있으면서도 높은 이동성을 가졌고 어느 정도 은밀하면서도 국경을 초월하는 성질을 보여준다. 난자시장을 금지하려는 시도는 이미 존재하는 거래를, 범죄자가 포함

---

* 배아 관련기술에 대한 규제에 있어 영국이 세계적으로 모델이 되고는 하지만, 규제의 초점은 항상 연구자들이 원하는 것을 허용하는 데 있어왔다. HFEA의 규제담당관의 성향은 "과학의 진보와 여론이 허용하는 한 최대한 불임치료와 배아연구의 범위를 확대하고자" 하는 쪽이다(Clive Cookson, "Fertility treatment regime 'most liberal in world'", Financial Times, 2 June 2006, p.4). 그리고 영국정부는 배아연구에 호의적인 여론을 얻고자 강력히 노력해왔다.

될 가능성이 더 많은 음성적인 암시장으로 밀어내는 셈이 될 수 있고, 그렇게 되면 여성들은 더 많은 피해를 입게 될 것이다." 비평가인 캐서린 월비 Catherine Waldby의 지적이다.[15]

그렇다면 "피해의 최소화"가 문제에 대한 최선의 접근방식이 될 수 있을까?

다른 신체조직 경제

각기 다른 이유로 배아연구를 우려하고 있는 사람들(대부분은 여성에게 끼치는 영향에 대해서는 사실 우려하지 않는데)은 종종 난자, 배아줄기세포나 다른 줄기세포, 그 외의 신체조직으로 연구하는 과학자들을 위한 난자나 배아 등의 대안적인 출처가 있다고 넌지시 주장하는데, 그 출처들은 앞에서 언급된 문제들을 갖고 있지 않다고 생각하기 때문이다.

예를 들어, 그 대안이란 자궁절제술을 받은 여성의 난자, IVF 잔여배아에서 유래한 줄기세포, 제대혈이나 유산된 태아 등이다.

기술에 대한 비판이라면 어떤 비판이든 진보에 반대하고 과학연구에 반대하는 것으로 해석되는 마당이니 그런 대안들을 제안하는 동기가 이해는 간다. 하지만 나는 그렇게 하는 것이 실제로는 근본적인 문제에 도전하거나 대응하는 것이 아니라는 점을 점점 더 확신하게 되었다.

아무리 여성들에게 대가를 지불하고, 설령 보호조치들이 존재하지 않는다 해도, 연구에 필요한 수천수만 개의 젊은 난자를 얻을 수 없다는 사실을 연구자들 스스로도 잘 알고 있다. 이에 따라 일부 연구자들은 자신들의 연구를 개조하고, 난자와 줄기세포를 생산(혹은 대량생산?)하기 위해 **자기만의 대안**을 연구하고 있다.

- 성인여성의 난소조각을 채취하여 실험실에서 성숙한 난자를 배출하는 세포를 얻는 방법을 연구하는 것*

- 발생 마지막 단계에서 유산된 여성태아로부터 난소를 얻어 실험실에서 태아의 난자를 성숙시키는 방법을 발견하는 것**

- 태아를 유전적으로 조작하여 여자 아이가 7백만 개의 난자를 모두 갖고 태어나게 하는 것

- 잔여 IVF 배아로부터 추출된 인간 배아줄기세포를 난자세포로 분화

* 이 실험의 이점으로 언급되는 것은, 여성들이 강제 배란을 위한 약물에 노출되는 것을 최소화 할 수 있다는 점이다. 또한 암치료로 불임이 된 여성들도 아이를 가질 수 있을 것이고 젊은 여성들은 한창 때 경력을 쌓다가 나중에 나이가 들어서 젊은 난자로 임신을 할 수도 있게 될 거라는 식으로 정당화된다.

** 과학자들은 여성태아가 7백만 개의 난자를 갖고 있다고 믿고 있다. 이에 반해 신생아 여아는 1–2백만 개의 난자를 갖고 있다. 십대가 되면 난자의 수는 더 줄어들고 이 중 400개 정도만이 여성의 일생 동안 배란된다.

시키거나, 그 배아줄기세포를 성인환자의 세포와 단순 혼합하여 적절한 이식세포로 발달시키는 것

- 착상 전 유전자검사PGD에서 그러는 것처럼 배아를 파괴하지 않고 배아로부터 1개의 세포를 채취하여 줄기세포로 배양하는 것

- PGD를 한 후 특정 조건에 대한 '해당 유전자'를 운반하는 것이 발견된 배아를 이용하는 것

일부 과학자들은 이런 배아들이 나중에 IVF 시술에 쓰려고 얼려놓거나 착상시키기 위한 것이 아니고 그냥 쓸모없어서 버려진 것들이기 때문에 연구용으로는 가장 윤리적인 재료라고 말하고 있다. 말이 나온 김에 덧붙이자면, 이런 식의 표현은 여성의 언어도 아니며 생명공학 세계에서 사용되어 왔던 선택과 권리의 논쟁도 아니다. 현재의 경제에 의해 생겨난, 산더미 같은 쓰레기를 문제 삼고 재활용을 강조하고 쓰레기생산을 최소화하려 했던 일부 환경운동의 목표가, 전 세계적으로 제조업에 흡수되고 점점 그 의미가 전도되어갔다는 사실이 지금 생명공학 산업에도 적용되고 있다. 녹색 배아?[16] 이런 언어의 전유는 우리가 사용하는 동일한 언어를 상대가 사용한다 해도 그 언어들이 실제로 동일한 것을 의미하고 있는지, 더 중요하게는 동일한 목적을 향해 그 언어를 사용하고 있는지를 검토해야 한다는 것을 알려준다.

- PGD를 하면서 채취된 특정 유전자를 운반하는 세포를 사용하여 특정 형질을 가진 줄기세포 라인을 확립함으로써 질병을 연구하거나 치료법을 발전시키는 것

PGD는 IVF 시술에 일반적으로 포함되는 과정은 아니지만, 확산될 여지가 있다. 영국에서는 유전성 유방암, 난소암, 대장암이 살다가 발병할 가능성(또는 확실성)을 나타내는 '유전자들'에 대한 PGD가 허용되었다.[17]

- 말기 유산한 태아로부터 줄기세포를 얻는 것

유산한 태아 역시 '폐기물'이라 부르는 것은, 태아를 연구에서 '좋은 용도'로 사용하기 쉽게 해주는 것이다. 실상은 유산된 태아가 국제적으로 거래되고 있다. 그리고 우리가 '성체' 줄기세포라고 부르는 것도 사실 종종 18세 이상의 사람들이 아닌 태아로부터 나온 것이다. 나는 최근 영국의 한 선도적인 줄기세포 연구자의 발표회에 참석한 적이 있었는데, 그는 유산된 태아의 뇌에서 나온 신경줄기세포로 인간임상실험을 시작할 참이었다. 플로어에서 태아의 조직은 어디서 구했냐는 질문이 나오자 그는 "내 스폰서가 그 문제에 민감하기 때문에 대답할 수 없다"고 말했다.

● 제대혈로부터 줄기세포를 얻는 것

다시 한 번, 제대혈도 어차피 버려질 것을 활용한다는 식이다. 제대혈은 문제가 없는 것처럼 보일 수도 있지만, 최근 한 동료는 다음과 같은 위험을 지적했다. 제대혈은 피가 굳어지지 않은 상태로 흐르고 있는 동안, 엄마의 몸이 아직 아기에게 탯줄로 혈액을 보내고 있는 동안에 채취되어야 한다. 아기가 태어난 직후 탯줄을 자르기 전에 채취되어야 하는 것이다. 아기가 나온 직후 탯줄을 자르기 전의 단계가 산모에게 가장 위험한데, 출혈과 쇼크가 발생하기 가장 쉬운 단계이기 때문이다. 여성을 돌보는 것보다 혈액에 관심이 있는 의사라면 이 단계에서 쉽게 방심할 수 있다.*

확실히 "현재 생명공학기술 혁신의 특징은 치료용 조직을 만들기 위해 여성의 재생산 생물학을 점점 더 창의적으로 사용하고 있다는 것이다."[18] 이러한 기술의 발달로 여성의 난자나 배아를 사용하지 않게 될 수도 있다. 그러나 그 기술들은 난자기증에 대한 우려의 기저에 있는 이슈들인 건강관리, 육아, 생계, 공공의 이익, 성 평등과 정의에 대한 중대한 함의들을 여전히 갖고 있다. 왜 그러한 연구 방향을 추구하고 있는지, 누가 그들을 따르고 지원하기로 결정했는지에 대한 질문들이 제기되어야만 한다.

* Donna Dickenson의 지적. 제대혈은 수년 간 수혈에 쓰여 왔다. 그러나 현재는 아이가 나중에 커서 필요할 경우를 대비해 제대혈을 얼리고 저장해두자는 것만 강조되고 있다. Catherine Waldby, "Umbilical Cord Blood: From Social Gift to Venture Capital, Biosocieties 1, 2006, pp.55-70.

"대안"들이 제안되는 것을 보고 있자면 수년 전 태국과 인도 등에서 Norplant, Depo-provera 및 피임백신 등 최신 피임약기술에 반대하는 캠페인을 진행하면서 여성들과 함께 했던 기억이 떠오른다. 이러한 피임약들이 인구감소를 목적으로 한 인구정책의 일부로서 도입되었을 때, 특히 여성들에게 부정적인 영향을 미치게 된다. 하나의 피임약을 거부하기 바쁘게 곧 또 다른 것이 등장하고 나중에 나온 약은 이전의 것처럼 우려와 관심을 불러일으키지는 못했다. 연구자들이 우리의 주장에 귀를 기울이긴 했다. 하지만 나중에 나온 약도 변함없이 문제들이 있었고, 그래서 캠페인과 로비가 다시 시작되었다. 인도의 한 건강 활동가는, 바뀌어야 할 것은 피임약이 아니라 그런 피임약들이 개발되도록 한 사고방식이라고 말했다. 인구를 감소시키기 위해 피임약이 필요하다는 사고방식이 아니라, 여성들이 임신과 관련하여 더 많은 결정들을 수월하게 하기 위해 피임약이 필요하다고 여기는 사고방식이 필요하다. 이 활동가들 덕에 새로운 통찰을 얻게 되었다면, 다른 신체조직 경제, 즉 신체기관과 신체조직의 거래를 우려하는 사람들로부터는 어떤 통찰을 얻을 수 있을지 궁금하다.

"재생의학"에 대해 자각이 생기고 배아줄기세포연구에 반대하면서, 죽었든 살아있든 존재하고 있는 사람들에게 더 많은 장기기증을 요구하는 것에 대해서도 다시 생각해 보게 된다. 영국에서는 신장기증자 등록카드를 만들어두는 것이 매우 이타적이라고 여겨지지만, 남아프리카 같은 나라에서는 절대 해서는 안 될 일 중의 하나이다. 남아프리카에서 기증서약을 한다면 비교적 심하지 않은 병으로 병원에 들어갔다가, 장기들이 적출되어 관에 담긴 채로 병원을 나오게 되는 수가 있기 때문이다. 신체 일부를 거래하는 합법, 불법, 법의 영역 밖의 시장들이 번성하고 있고, 일자리를 찾아 동유럽에서 서유럽으로 떠나는 사람들, 브라질 도시 거리의 아이들 등이 시장에서 거래될 신체 일부를 위해 살해된다. 난자의 경우와 마찬가지로, 늘 강조되는 것은 수요에 비해 장기가 부족하다는 사실뿐이다.[19]

그럼에도 장기와 난자 사이에는 중요한 차이점이 있다. 이를테면 미국에서 장기제공자는 금전보상을 받을 수 없지만 난자를 제공하는 여성들은 금전보상을 받을 수 있다. 그리고 여성의 난자는 난소 자체에서 성숙되어야 하기 때문에, 난자채취를 위해 여성을 살해한 후 잘라서 꺼낼 수는 없다.

거대한 제약 산업

배아줄기세포연구의 목적은 만성병으로 고통 받는 사람들에게 개인 맞춤형치료를 제공하는 것이라고 말하지만, 실험실에서 자라고 있는 줄기세포는 예상보다 훨씬 더 많은 문제* 가 있음이 증명되고 있다. 치료용 복제는 현실성이 없다고 잘라서 말하는 이들[20]도 있다. 영국 불임연구의 개척자인 로버트 윈스톤Robert Winston은 "우리는 이 주제를 너무 과대평가해 왔을지도

모른다"고 말한 바 있다.[21]

    그러나 희망을 완전히 접어버린 것은 아니다. 아직도 많은 과학자들은 배아줄기세포를 인체의 다양한 세포조직으로 분화시키는 데 희망을 걸고 있다. 또한 일부 사람들에게 필요하다거나 동물실험을 한다고 둘러대면서 질병치료의 효과를 입증하기 위해 수천가지 화학제품들을 빠르게 시험하는 데 줄기세포주들을 이용하고 있다. 제임스 톰슨James Thomson 박사는 "전에는 누구도 (인체 바깥에서) 심장세포에 심장약을 시험할 수 없었다"고 말했다. 그는 1998년 최초의 독립된 배아줄기세포를 확립한 연구팀을 이끌었던 사람이다. "그것은 심장세포들을 실제로 이식하는 것보다 훨씬 더 빨리 약을 변화시킬 것이다." 톰슨은 장기적으로 보면 배아줄기세포는 이식치료법보다는 기초연구에서 더 중요한 역할을 하게 될 것이라고 예측했다.

    거대 제약업체, 세계적인 제약회사들이 어떻게 세계적으로, 특히 미국에서 가장 큰 제약시장을 형성했는지에 관해 그 내부사정을 밝혀주는 최근에 발간된 이야기를 읽기 전까지는, 나도 저 말이 좋게 들렸었다. 나는 제약업체들이 약의 임상시험, 약에 대한 규정, 약의 조제, 약의 마케팅, 약의 제조와

---

* 이 줄기세포들은 암과 연관된 변이를 포함, 점점 유전적 변화들을 축적하게 된다고 한다. 무엇보다도 대부분의 존재하는 인간배아줄기세포는 배양배지로 이용되는 동물세포에 의해 오염되어있다. 이런 줄기세포가 인간에게 이식된다면 환자에게 위협적인 면역반응을 촉발시킬수 있다. 하지만 이런 발견은 새 배아줄기세포를 만들어야한다는 압력으로만 작용할 뿐이다. Roxanne Khamsi, "Gene defects plague stem-cell lines", Nature, UK, 5 September 2005, http://cmbi.bjmu.edu.cn/news/0509/22.htm

약을 사고파는 것을 완전히 지배하고 있다는 사실을 알게 되었다. 공적 지원금이 너무 축소된 바람에, 약의 안전성 또는 효율성에 대한 임상시험 자료를 확인해줄 수 있는 독립적이며 산업과 무관한 과학자들은 거의 없게 되었다. 공적 지원금은 약을 인증해주고 특허권을 부여하는 사람들에 의해 축소되어 왔다. 그들은 출원인들이 인증과 특허에 대해 지불하는 비용에 의존하고 있다. 그 결과, 살아남기 위해 이들 규제 당국은 철저하게 검토하지 않고 가능한 한 많은 인증과 특허를 발행시켜 주어야만 하게 되었다. 더욱이 그들은 발행된 인증에 대한 보너스도 받게 된다. 대학에 대한 공적 지원금도 축소되고 있다. 대학도 신약실험을 수행하는 연구에 자금을 지원하는 산업에 대한 의존이 점점 증가하고 있다. 임상시험을 수행하는 계약 연구단체들이 확실히 잘 나가고 있다.[22] 미국에서 의사는 환자들을 돌보는 것보다 환자들을 신약실험에 등록시키는 것으로 더 많은 돈을 벌 수 있다. 이러한 모든 것은 합법이고 규정이 있기 때문에 우리가 흔히 부르는 부패나 사기, 또는 이해의 상충으로 불리지 않는다.

앞에서 언급했듯이 영국에서 생명공학 또는 과학연구의 방향에 대해 우려하는 사람들은 '반-과학기술파'로 분류되어 버리기 때문에 많은 활동가들이 '대안들'을 지지하고 있다. 세계에서 가장 논쟁적인 의학 잡지로 "질병의 원인과 치료법에 대한 연구"에 초점을 맞춰온 『The New England Journal of Medicine』의 편집장을 20년 지낸 의사 마르샤 아그넬Marcia Agnell

은, 이러한 점을 정확하게 지적하고 있다.

> "나는 러다이트의 허무주의자처럼 들리는 것은 원치 않는다. 대학과 산업 두 영역 모두에서의 혁신적인 연구와 발달 덕에 우리가 굉장히 중요한 많은 약들을 사용할 수 있게 되었다는 것을 나는 매우 잘 알고 있다. 어느 누구도 당뇨병을 위한 인슐린, 감염을 막는 항균제, 심각한 질병의 침입을 막는 백신, 심장병을 치료하는 반응고제, 암에 대한 화학요법, 효과적인 진통제와 마취제, 그리고 많은 다른 약들 없이 살기를 원하지는 않을 것이다. 이 모든 약들은 우리의 삶을 연장시켰고 현저히 향상시켰다. 내가 의학연구와 혁신적인 치료법의 가치를 깊이 신뢰하지 않았다면 나는 『The New England Journal of Medicine』에서 전문가로서의 삶을 보내지 않았을 것이다. 그럼에도 불구하고 내가 하려는 이야기는, 우리가 당연하게 여기며 누리고 있는 모든 것들이 편견이고 사기일 때가 많다는 것이다."[23]

영국에서는 최근 몇 년 동안 "과학에 대한 일반대중의 이해" 및 "과학에 대한 대중의 신뢰"를 증가시키려는 노력이 있어 왔다. 한 뉴질랜드 동료는 나에게 일부 미국 약들이 포함되어 있는 최근의 안정성 사태(안전성을 검증해줄 독립적인 과학자가 부족한 사태)에 대해서 말해 주었다. "일반대중이 왜 과학이나 조정자들, 제약회사들을 믿어야만 하는가? 그들은 그냥 과학은 좋은 것이라고 이해하고 있을 것이다. 그런데 분명히 그것을 믿고 있지는 않다."

생명에 대한 특허 반대 – 또는 모든 특허 반대?

제약 산업은 오랫동안 약의 특허권에 의존해왔다. 마르샤 아그넬은 다음과 같이 말했다.

> "제약 산업의 원동력은 (사실상 생명공학 산업의 원동력도) 정부가 특허의 형태로 부여한 독점권과 시장에서의 배타적 권리이다."

회사들이 안전하거나 효과적이지 않을 수도 있는 약을 생산하는 최근의 경향에도 불구하고 일부 회사들은 독점권과 배타적 권리를 확실히 부여받고 있다. 약에 관한 특허로 야기되는 불공평에 대해서는 AIDS 활동을 통해 여러분도 이미 알고 있으리라 생각하는데, 동서남북을 막론하고 정작 그 약을 필요로 하는 사람들은 약을 얻지 못해 죽어가고 있다. 여러분들은 연구혁신을 지원하기 위해 특허가 필요하다는 반대주장에도 익숙할 것이다. 건강과 관련된 운동은 산업의 '특허 게임'[24]을 설명함으로써 이러한 통념을 허물고 있다.

- 연구보다 마케팅에 쓰이는 돈이 더 많다.
- 많은 연구는 공공 부문(줄기세포의 경우에는 확실히)의 재정지원을 받는다.
- 제약회사들은 동일한 과거의 약에 대해서도 신규특허를 얻는다.

특허는 또한 미국 내의 대학 연구시스템을 근본적으로 변화시켰으며, 영국에서도 그러한 변화가 증가하고 있다.[25] 특허는 연구해야할 것과 연구하지 말아야할 것을 결정한다. 또한 특허는 세계무역기구WTO의 지적재산권 협정인 TRIPS로 인해 전 세계적으로 확산되었고, 현재 쌍방협정과 지역협정에서의 'TRIPS-plus' 조항으로 인해 더욱 확산되고 있다.

수년 전 나는 TRIPS(독점권을 확산시키려는 보호체계)가 어떻게 WTO(무역 독점권을 해체하려는 자유무역협정)로 들어오게 되었는지를 분석하는 브리핑자료를 편집했었다. 그것은 특허보다는 다양한 산업과 정부의 부분에 대한 활동을 조직하고 만들어내는 데 매우 교훈적이고 계몽적인 연구였다. 이 연구는 아마 20년 전이라면 산업계와 무역계의 거의 모든 사람들이 TRIPS가 그들의 이해관계에 반하기 때문에 좋지 않은 계획이라 생각했을 것이라고 이야기한다. 저자들은 20세기에서 가장 중요한 지적재산권 협정이 WTO 체제로 들어올 수 있었던 이유 중 하나는 "지적 공유권들의 보호를 위해 싸워왔던 사람들이 각각 분리되어 있었기 때문"이라고 결론짓고 있다.[26]

그래서 나는 생명에 대해서는 특허가 부여되어서는 안 된다(생명공학 사업의 방향에 대해 우려하는 사람들에 대한 주요 요구 중 하나)는 많은 이유들에 동의하면서도, 실은 문제가 그보다 훨씬 더 광범위하다고 여기고 있다.

건강관리서비스: 감당할 만한가? 접근 가능한가? 어떤 서비스인가?

환자들이 상품이 되고, 금전보상을 통해 여성의 난자가 상품화하는 것을 우려하는 사람이라면 또 다른 상업화과정 역시 걱정하지 않을 수 없다. 서비스와 재정을 제공하고 있는 건강관리서비스의 상업화가 바로 그것이다.

지난 십 년 혹은 그 이상 동안 전 세계적으로 건강관리체계가 재편되어 왔다. 정부 또는 공공부문이 더 많은 사람들에게 더 많은 건강보험을 제공하도록 "재정적인 책임을 재분배함으로써 건강보험을 통해 위험의 공동부담을 확대하고 평등을 향상시키는"[27] 한국의 노선에 따른 재편이 아니라, 오히려 반대 방향으로 재편이 진행되어 왔다.

공적 서비스는, 지불능력과 무관하게 건강관리를 필요로 하는 사람들을 치료하는 것을 목적으로 하지만 항상 최상의 질의 적절한 서비스를 제공할 수 있는 것은 아니다. 그러나 서비스의 재편은 이러한 측면을 다루는 대신 건강관리서비스를 국경을 넘어 매매, 거래할 수 있는 상품으로 변화시키기 위해 건강관리를 상업화·민영화·시장화하는 것을 목적으로 한다.

각 나라마다 건강관리서비스의 제공과 재정에 있어 자체적인 구조와 역사를 갖고 있어 그 재편과정을 이해하기란 쉽지 않다. 그러나 많은 공적 건

---

* 건강관리서비스를 필요로 하는 사람들의 상이한 위험들은 사회를 통해 함께 공동부담된다. 어떤 사람들은 대부분의 시간 동안 건강을 유지하고 있고 건강관리를 거의 필요로 하지 않는 반면, 어떤 사람들은 만성 질병을 앓고 있으며 더 많은 건강관리를 필요로 한다.

강관리서비스에 공통된 2가지 원칙이 있다. 위험의 공동부담*과 교차보조금**이 그것이다. 이 원칙은 "지난 세기 그 이상을 거쳐 오면서 전 세계를 통해 되풀이되었던 효과적인 건강정책의 기초"[28]가 되어 왔다. 이러한 원칙들은 또한 건강관리의 상업화를 억제해 왔는데, 놀랍게도 그 원칙들이 사라지고 있다.

부자와 가난한 사람들, 건강한 사람들과 아픈 사람들 사이에서 위험의 공동부담과 교차보조금은 비슷한 수준의 건강관리에 동등하게 접근할 수 있도록 해준다. 민영화·상업화·시장화된 건강관리서비스는 이 모든 것을 사라지게 하고, 대신 개인적인 지불능력과 위험에만 초점을 맞추고 있다.[29]

머린 맥킨토시 Maureen Mackintosh는 다음과 같이 설명한다.

건강관리의 상업화는 이익이 되는 처치를 제공하는 데 관심이 있으므로 교차보조금을 없애려는 경향을 보인다. 극단적으로, 서비스제공의 상업화는 기술자가 가난하고 아픈 사람들을 돌보는 대신 부유하고 (상대적으로) 건강한 사람들을 돌보는 쪽으로 옮겨가게 할 수 있다. 건강보험시스템이 좀 더 사적인 이익을 추구하고 규제를 완화시키는 방향으로 변한다면, 이것을 가능하게 하는 메커니즘은 위험의 공동부담을 감소시키고 위험평가는 증가시킬 것이다. 위험평가를 통해 수입이 낮은 사용자들은 제외될 것이다.[30]

공공건강서비스 개편의 목적은 건강에 대한 공적인 지출을 감소시키고

** 비용이 적게 드는 서비스가 비용이 많이 드는 서비스에 보조금을 지급한다.

건강에 대한 공적 지출을 영리 목적의 부문으로 전환시키는 것이었다. 그 결과는 상업화이며, "상업화는 일반적으로 불평등을 심화시키면서 (그리고 강제하면서) 작용해왔다."[31]

공공서비스가 감소되거나 공공서비스를 위한 비용이 전가되면, 여성은 남성에 비해 더 많은 영향을 받게 된다. 여성은 건강서비스를 더 많이 이용하고, 건강서비스 부문에서 더 많이 일하며, 여성자신에 앞서 가족들의 요구를 먼저 해결할 것이며, 그들 스스로 벌 수 있는 능력이 없으므로 필요한 건강서비스를 더 이상 제공받지 못할 것이다.

다른 사람들에게는 건강여행 상품이 생겨나고 있다. 최근 영국의 한 뉴스기사는 인도로 가는 '의료관광객'에 대해 보도했다. 당신은 타지마할을 관광하면서 심장수술을 위한 의료센터에 머무르는 특별한 패키지여행 상품을 살 수 있다. 개인들이 그렇게 하는 것이 잘못되었다고는 생각하지 않지만, 왜 그들은 집에서 치료받지 못하는 것일까? 그리고 그들이 인도에 와서 치료받는 것이 인도에 사는 다수를 위한 건강관리에는 어떻게 영향을 줄 것인가? 인도는 태국보다 가격이 더 싸다고 광고하고 있다. 영국 신문들은 영국에서는 허용되지 않는 성감별 초음파를 위해 인도로 가는 여성들과 대리모를 해줄 인도여성을 찾고 있는 커플들에 대해서도 보도하고 있다.

이러한 것들이 생명과학기술과 무슨 관계일까? 유전적인 접근이 건강서비스에 미칠 잠재적 영향, 특히 유전적 접근에 의한 서비스의 비용을 지불하는 문제에 관심이 집중되어 왔다. 유전적인 검사와 제품들이 유전자 특허 때문에 매우 비싼 경우 공공건강서비스는 그것들을 제공하려고 할 것인가? 또는 제공할 수 있을 것인가? 어떤 종류의 유전자검사든, 검사받는 사람이 아이를 가지려는 여성이든 성인일반이든 간에 항상 검사결과에서 오는 충격을 자발적으로 극복할 수 있도록 상담과 조언이 함께 제공되어야 한다고 많은 사람들이 주장한다. 그렇다면 이를 위해 건강서비스에 공적 자원이 추가 지원되어야 하는가? 이러한 재정과 인력과 교육자원을 새로이 추가할 것인가, 아니면 건강관리시스템의 다른 영역을 이 부분으로 전환할 것인가? 그러나 이렇게 유전적인 접근의 결과를 우려하는 사람들은 세계적으로 벌어지고 있는 건강서비스의 상업화에 대해서는 상대적으로 거의 관심이 없는 편이다.

    유전적인 접근은 건강관리의 개인화·민영화 경향과 맞물려 있다. 유전적인 접근은 건강과 병의 책임과 부담을 개인 탓으로 돌리게 한다. "아프신 가요? 당신은 유전자검사를 받고 당신의 라이프스타일과 행동을 변화시켜야 합니다. 죄송하지만 그건 당신의 문제예요."

    그러나 너무 많은 비용이 들어서 유전자제품이 제공되지 못한다면, 돈을 절약할 수 있는 다른 것들이 제공될 것이고, 심지어는 지정될 것이다. 예를 들어 영국에서 지금 모든 임산부에게 제공되고 있는 다운증후군에 대한 산전검사는 다운증후군을 가진 사람을 돌보는 비용을 절약하기 위해 도입된 것이다. 보험 설계사가 산전검사를 요구하고 "양성" 판정이 난 아이라고 보험을 들어주지 않는다면, 그때 임신한 여성은 어떤 선택을 할까?

유전학적 건강관리모델과 신자유주의 건강관리모델은 개인을 강조하고 사회와 환경의 중요성을 무시한다. 캐나다의 법학자인 록산느 미키티우크Roxanne Mykitiuk는 "새로운 유전학은 재정의 된 '신자유주의적' 자아에 공헌하고 있는데, 건강에 대한 실제적이고 잠재적인 위험을 개인적인 자기관리의 책임으로 돌리고 있다"고 말했다. 그것은 또한 "특히 건강관리시장에서 지식기반경제의 산업적인 잠재력을 발전시키기 위한 수단으로서" 신자유주의적 상태에 호소하는 것이다.[32]

여러 측면에서, 건강과 질병에 대한 유전학적 접근은 건강 위험성을 강조하여 미래의 위험을 개인에게 팔아먹는(사적 건강보험과 연금계획), 개인화된 접근과 일치한다.

"아플 때나 건강할 때나…… '죽음이 우리를 갈라놓을 때'까지"

흔히 줄기세포연구의 궁극적인 목적은 현재 치료법이 없거나 비효율적인 치료법만 있는 만성질병들, 특히 죽어가는 사람들에게 우선적으로 영향을 미칠 수 있는 뭔가를 해보는 것이라고들 한다. 일반적으로 줄기세포치료의 예로 언급되는 상태내지 병들은, 인슐린에 의존해야 하는 당뇨병, 파킨슨병, 운동뉴런질병이라 불리는 루게릭병, 근위축증, 다발성경화증, 심장마

비, 신장이상, 실명, 대머리 등이다.

대머리? 만약 대머리 치료법이 개발된다고 해도 사람들은 앞서 언급했던 이유로 치료받지 못하는지도 모른다. 그런데 나는 치료를 제공하는 당사자들, 즉 제약회사와 건강관리서비스의 구조적인 필요 혹은 제도적인 바람을 놓고 볼 때, 과연 아픈 사람들과 나이 든 사람들을 치료하는 것이 연구의 진짜 목적인가부터 의문이 든다.

현재 제약회사들은 소비자가 제품을 반복해서 구입할 정도로 충분히 아프지만 일을 계속할 정도로는 건강한 상태일 때 가장 많은 매상을 올린다. 가장 좋은 약은 증상을 완화시키면서도 계속 복용해야만 하는 약이다. 아픈 사람들이 완치되어서 그 제품을 사지 않거나 그들이 죽게 된다면 제품을 더 이상 구매하지 않게 되기 때문이다.

따라서 시장을 키우는 가장 좋은 후보들은 아픈 사람들이 아니라 꽤 건강한 사람들이다. 직장을 가진, 꽤 건강한 사람들이 약값을 지불할 능력이 있고, 그들은 생명공학기술과 함께 더 건강해지고 부자가 될 수 있다. 2001년 7월에 거대 제약회사인 아스트라제네카AstraZeneca의 대표는 "나는 모든 사람들이 건강하게 죽어야만 한다고 생각한다" [33]라고 말했다. 『Financial Times』는 "예방을 위한 약들의 상업적인 가능성은 뛰어나다. 수년에 걸쳐 복용해야 하는 약이 이윤이 많이 나는 약이다" [34]라고 보도했다.

"건강염려증에 걸린 사람들the worried well"은 건강을 지키기 위해 필요하다고 설득만 하면 유전자검사를 하고 제품을 소비할 사람들이다. 예방이 중요하다고 강조할 때 쓰던 언어들과 공공건강 개념 역시 다른 방식으로 흡수되고 전유된 언어가 되었다. 오랫동안 활동해 왔던 유전학관련 활동가인 미국의 루스 허바드Ruth Hubbard는 십년 전 다음과 같이 지적했다.

> 저마다의 질병과 장애를 가지게 될 가능성을 검사로 확인받기 전까지는 누구도 안전하다고 느낄 수 없는 분위기가 형성된다면, 우리는 이러한 새로운 산업이 길들이고 싶어 하는 방식으로 그 산업을 기꺼이 지원하게 될 것이다.[35]

따라서 재생산기술, 유전학기술, 제약기술이 확산될 때 반복적으로 나타나는 경로는 의료적인 용도라면서 약이나 치료법에 대한 공적인 인정과 규제당국의 승인을 받아낸 다음, 더 많은 사람들이 사용할 것이라고 기대되는 비의료적인 용도로 판매하는 것이다. 가장 많이 팔릴 것이라 기대되는 신약들은 아픈 사람들을 위해 개발되고 승인되었지만, 건강한 사람들에 의해 소비될 경우 더 높은 시장가치를 갖는 약들이다.

예를 들어 비아그라는 심장약으로 출발하였지만 곧 성기능장애를 가진 사람들을 위한 약이 되었고 지금은 모든 사람들이 사용하고 있다. 유전자 조작 박테리아에서 유도된 인간 성장호르몬은 자연적으로 배출되는 호르몬이 충분치 못한 아이들을 위해 사용하도록 승인되었다. 그러나 이 호르몬에 대한 인터넷 광고는 의사의 처방 없이도 사용할 수 있다는 점을 강조하면서,

체지방, 콜레스테롤, 불면증을 감소시키고, 힘, 근육량, 에너지 수준, 성기능, 주의력을 증가시키며, 피부를 젊어지게 하고 머리카락이 나게 하며, 신경기능을 향상시키고, 세포와 장기조직을 다시 회복시킨다고 강조하고 있다. 그러나 그 광고는 장기간의 사용이 당뇨병, 관절염, 고혈압과 울혈성 심부전을 유발할 수 있다는 것은 말하지 않는다.

이 밖에 큰 잠재시장을 갖고 있는 전도유망한 유전자 약들은,

- 당뇨병과 비만치료제가 다이어트 약으로,
- 근력 소모성 질환치료제가 운동선수를 위한 약으로,
- 기억력 감퇴, 뇌기능손상 완화제가 건강한 사람들의 기억력, 지능향상을 위한 약으로,
- 항우울증약이 수줍음을 치료하는 데 사용되고,
- 요실금 치료제는 젊어보이게 하는 약으로(피부가 얇아지는 것 방지) 사용되며, 노화방지 화장품시장도 세계적인 화장품시장 중 가장 급속하게 성장하고 있는 부문이다.

줄기세포는 이미 이러한 경로를 따르고 있다. 화장품과 성형수술용으로 선전되고 있는 것이다. 예를 들어, 바베이도스, 에콰도르, 러시아, 우크라이

나 등의 클리닉에서는 주름을 제거하기 위해 유산된 태아에서 추출한 줄기세포를 사람의 얼굴에 주입하고 있다. 이러한 방법은 초기에는 파킨슨병과 혈액관련 질병을 치료하기 위해 과학자들이 개발한 것이다.[36]

과학자들은 여성의 골수에서 뽑아낸 줄기세포를 이용하여 유방확대술을 시도해보려 하고 있다. 유방절제술을 받았던 암환자들에게 도움이 될 것이라고 말하고 있지만, 유방이나 입술을 확대하기를 원하는 여성들이 더 큰 시장을 형성할 것이다.[37] 그리고 이러한 시장을 바라보고 있는 기술이 단지 생명공학만은 아니다. 나노기술의 최초의 상업적 용도는 노화방지용 얼굴크림이었다.[38]

농업과 관련된 생명공학은 유전적으로 조작된 식품이 필요하다는 것을 설득시키기 위해 배고픈 사람들, 굶주리고 영양실조에 걸린 사람들을 필요로 하지만, 주요 시장은 이 식품들을 살만큼의 돈을 갖고 있는 사람들, 이미 잘 먹고 있는 사람들이다. 그래서 나는 의료생명공학기술이 아픈 사람들과 노인들을 필요로 하지만 결국 그 기술의 중요한 시장은 건강하고 젊은 사람들이 아닌지 의심하는 것이다.

줄기세포연구를 정당화시키기 위해 노인들, 여성노인들, 주름 및 갖가지 것들이 어떻게 이용되고 있는지에 관해 좀 더 면밀히 살펴보자. 전 세계적으로 여러 나라에서 노인인구가 증가하고 있는데, 사람들이 더 오래 살기 때문이기도 하지만 무엇보다 출산율이 떨어지면서 젊은 사람들의 비율도 줄어들기 때문이다. 여성들은 2.1명 이상의 아이들을 가져야 한다고 권고 받는데, 많은 나라들의 출산율은 2.1보다 낮으며 영국 언론보도로 내가 알고 있는 한국의 출산율도 1.08이다. 여성들은 과거에 인구과잉과 관련하여 비난의 대상이 되었다면, 지금은 인구부족과 관련해서 비난의 대상*이 되고 있다(이에 관해서는 특정한 여성들만이 비난의 대상이 되고 있지만. 가난한 흑인여성들은 아직도 많은 아이들을 낳기 때문에 비난의 대상이 되고 있다).

이에 따라 최근 영국의 과학자들은 다가오고 있는 연금위기를 완화하기 위해 IVF를 자유롭고 대중적으로 사용할 수 있어야 한다고 요구한다.[39] IVF가 증가하면 더 많은 아기가 생길 것이고 그 아기들은 국가 경제를 위한 노동자가 되어 연금을 지불하게 된다는 것이다. 아기가 적은 것이 걱정이라면 차라리 길에 나가 임신을 하라고 말할 것이지, 왜 IVF타령인지 모르겠다. IVF가 더 많아지면 나이 많은 사람들을 치료하기 위한 줄기세포연구용 난자와 배아들이 더 많이 나오기는 하겠지만……

과거에 노령화에 대한 관심이란, 특히 정부와 공공부문이 비용을 지불해야 하는 경우, 미래의 노인들의 건강관리와 연금에 대한 비용을 어떻게 지불할 것인지에 대한 것이었다. 줄기세포뿐 아니라 성장인자와 신체조직을 조

---

* 독일은 인구 1,000명당 8.5명 출생으로 유럽에서 가장 출산율이 낮은데, 2006년 5월 한 신문은 "베이비 쇼크: 우리 독일인들은 소멸하고 있다"고 헤드라인에 썼다. 이에 대한 반응으로 일부 정치가들은 아이를 낳지 않는 고등교육 받은 여성들의 연금을 반으로 깎아야 한다고 주장했다.

작하는 것을 모두 포함한 재생의학의 지지자들은 자기들의 방법을 많은 노년의 많은 위기들에 대한 해결책으로 제시하고 정당화시키려고 이러한 논쟁들을 사용하고 있다.

반면, 금융 산업은 해결책으로 연금의 민영화·개인화를 제시하고 있다. 그러나 이러한 것들은 연금을 운용하는 회사들로 하여금 세계 주식시장에 수백만 달러를 투자하여 이익을 얻게 할 수 있을지는 몰라도, 더 나은 연금이나 노년기의 안정성을 부여해 주지는 못한다. 한국에도 큰 영향을 미쳤던 1997년 아시아 금융위기는 이러한 투기행위로 유발된 것이었다.

이런 투기는 줄기세포연구, 좀 더 일반적으로는 생명공학연구와 분명한 유사점이 있다. 줄기세포연구와 개인연금 지지자들은 미래를 걸고 투기하고, 미래를 식민화[40]하며, 확실히 돌려주지도 못할 보상에 대한 전망을 내놓고 있다. 그러나 애초보터 보상할 의도가 아니었다면? 투기가 수단이 아니라 목적이었다면? 세계 주식시장을 확장시키는 것이 안정된 노후를 보장하기 위한 것이 아니라 (더 많은 투기를 가능하게 하려는) 다른 목적이었다면? 생명공학 분야에 관해 영국의 지리학자 킨 버치 Kean Birch는 다음과 같이 지적했다.

> 생명과학은 정작 때가 오면 달성할 필요가 없는 전망에 기대어 단기적인 가치(주식이나 벤처자본환수 등)를 생산해내는 미래지향적인 시장에 의존하고 있다.[41]

노년기의 연금과 건강관리가 중요한 이슈가 아니라는 이야기는 아니다. 연금과 건강관리는 중요한 이슈이다. 여성들에게 특히.

- 여성들은 남성들보다 더 오래 살므로 더 많은 여성노인들이 있고, 초고령[42]으로 불리는 이들 대부분이 여성이다.
- 여성들은 노년기에 가난한 경우가 많은데, 결혼한 적이 있고, 아이를 키웠고, 병든 사람을 수발하고, 더 나이든 사람들을 돌보는 사람들이라면 더욱 그렇다.
- 여성들은 다른 사람들에게 짐이 되지 않게 행동하도록 사회화된 경우가 많다. 이 점을 마음에 두고 있기 때문에 나는 영국에서 안락사에 대한 논의가 증가하는 것을 불안하게 지켜보고 있다.[43]

그럼에도 "평화, 사회·정치적 정의, 환경보호를 전 세계적으로 강렬하게 열망하고 있는" 〈뿔난 할머니들 the Raging Grannies〉은 나에게 힘을 준다. 이들의 목적은 "어린이들과 손자, 손녀들을 위해 더 나은 세상을 만들어가는 것"이며, 이들은 "학대에 대한 감수성, 유머 감각과 비폭력에 대한 약속"으로 활동하고 있으며 "노래할 수 있고, 조직할 수 있고, 동원할 수 있고, 힘을 줄 수 있"다.[44]

무엇이 당신을 아프게 만드는가?

그러나 투기와 과대선전은 실질적인 효과를 갖는다. 『생명공학 혁명의 미스터리』를 쓴 두 명의 작가들은 다음과 같이 결론을 내린다.

> 비현실적인 기대는 서툰 투자결정, 그릇된 희망, 우선순위의 왜곡을 가져오고 병듦이나 질병예방에 대해 이미 알고 있는 지식에 맞게 행동하지 못하도록 하므로 위험하다.[45]

이처럼 시장경제 속에서 연구·제공되는 건강에 대한 유전학적 접근은, 연구자와 정책입안자, 대중이 의료를 우선적으로 질병을 가진 개인들을 '고치는' 과정으로 바라보게 하고, 건강이란 사회가 지향해야할 정치적인 목적이라기보다는 개인 소비자들에 의해 시장에서 사고팔려야 하는 무언가라고 여기게 하는 데 힘을 실어주고 있다.

심지어 많은 유전학자들조차 유전자와 질병의 단순한 인과관계 모델은 부정확하며 유전자가 무엇을 하는지, 유전자를 둘러싼 많은 환경들과 어떻게 상호작용하는지 살펴야 한다는 것을 시인하고 있음에도, 여전히 유전자 조작에 관심이 집중되고 있다.

예를 들어, 줄기세포연구의 목표 중 하나인 파킨슨병을 앓고 있는 많은 사람들은 낮은 수준의 노출일지라도 살충제, 제초제 또는 공업용 용제에 노출된 역사를 가지고 있다. 그러나 연구와 이에 따른 연구지원금들은 먹이사

슬에 스며든 수많은 합성오염물질들을 무시하고 있으며 직접적인 노출에도 신경 쓰지 않는다. 약 3만종의 화학물질들이 지난 20년 동안 유럽에서 유통되었으나, 그 물질들이 무엇이며 어떤 부작용을 갖는지에 대해서는 알려져 있지 않았다. 유럽연합은 산업계의 로비 때문에, 그리고 다른 나라들이 그러한 테스트가 화학물질의 국제적인 교역에 방해가 될 거라고 주장하면서 반대했기 때문에, 이러한 화학물질들이 건강과 환경에 미치는 영향을 테스트하고 기록하려는 계획을 포기했다.

해를 끼칠 것으로 의심되는 물질들은 말할 것도 없고, 이미 인간의 건강과 환경에 해를 끼친다고 확인된 제품 및 생산과정에 대한 규제가 위협받고 있으며, 어떤 경우에는 그러한 규제가 무효화되고 있는데, 국제무역협정하에서는 그런 규제가 무역을 제한하는 것으로 해석되기 때문이다. 세계무역기구의 서비스 무역에 관한 일반협정인 GATS의 목적은 정부의 규제권한을 제한하는 것이다. 즉, 그 목적은 규제기구를 규제하는 것이다.[46]

나 자신을 포함하여, 사람들이 연구가 규제되어야 한다고 말할 때마다 나는 이러한 것들이 마음에 걸린다. 현재의 경향은 공공의 이익에 맞게 규제하는 것이 아니라 규제를 폐지하거나 이익실현을 방해하지 않도록 새로운 규제를 만드는 것이다. 현재 많은 줄기세포연구자들은, 이를테면 중국 같은 곳의 무책임한 사람들과 자신을 구분하기 위해, 자기들의 연구가 신뢰할 만하다는 것을 입증해줄 규제를 원하고 있다. 그러나 나는 훌륭한 규제 때문에 인도나 중국처럼 규정이 전혀 없는 사람들과 우리가 경쟁하는 것을 그만두게 되었다는 소식을 듣고 싶다.

"문제는 경제야, 이 바보야" *
– 바보 같은 바이오경제 bioeconomy 가 문제는 아니고?

어떤 이들은 생명과학기술에 의해 그들의 건강과 삶의 질이 확실히 향상될 것이라고 생각한다. 그러나 나는 건강을 보호하든, 건강을 가능케 하든, 건강을 회복시키든, 치료하든 간에 건강이 생명공학연구의 진정한 목적이라고 믿지 않는다. 많은 개별적인 연구자들이 아픈 사람들을 염려하고 있다 해도 너무나 많은 구조적인 요소들이 이 목적과 반대로 작용하고 있기 때문이다.

실상 전 세계의 나라들은 그들의 경제를 재생시키기 위해 생명과학기술에 투자하는 것 같다. 설령 재생을 위한 생명과학기술의료가 나이든 몸을 재생시킬 수 없다 해도, 적어도 캘리포니아의 채무에 대해서는 무엇인가 할 수 있을지도 모른다. 두 명의 미국사회학자들은 다음과 같이 지적했다.

과학연구는 미래에 의해 정당화되어 앞으로도 계속 높은 수준의 재정적 지원을 받

---

* 1992년 빌 클린턴의 미국 대통령 선거 슬로건.

게 될 것인데, 이때 미래에 의한 정당화란 과학연구가 경제발전을 추동할 새로운 분야의 원천이라는 식이다.[47]

영국에서는 돌리가 복제된 지 10년, 복제연구를 허용하려고 배아연구 및 실험규정을 수정한 지 5년이 지나면서 생명과학기술 프로젝트가 건강에 관한 것이 아니라 경제적인 벤처라는 것이 공공연히 인정되기에 이르렀다. 지난 10년 동안 전략적인 과학연구에 공적 자금을 지원한 영국정부의 목적은 그러한 연구와 "산업의 요구"를 "더 잘 연결시키는" 것이었다. 생명과학기술에 관한 지원금을 분산시키고 있는 영국 정부기구(생명공학기술과 생물학연구위원회, BBSRC)의 임무는 "산업과 상업, 그리고 정부가 부wealth를 창출하는 것을 돕기 위해 학제 간 연구와 훈련의 넓은 기반을 유지하는 것"[48]이었다. wealth라는 표현이 건강의 'h'가 아니라 부의 'w'로 시작함에 유의하자. 제약회사, 화학회사, 생명과학회사의 대표들이 지원금의 배분을 결정하는 위원회에 참가하고 있다. 유사하게 주요한 정부기구인 의료연구위원회 Medical Research Council로부터 연구지원을 받으려는 건강연구지원자들은 자신의 연구가 영국경제에 어떻게 도움이 되는지 설명해야 한다.

유럽연합에 있어, 연구를 지원하는 목적은 2010년까지 유럽을 "세계에서 가장 경쟁력 있는 지식기반경제"[49]로 만들기 위해서이다. 유럽위원회는 다음과 같이 말했다.

(연구 지원을 위해) 우선순위가 되는 주제 중 하나로 건강을 위한 유전체학이나 생명공학을 선택하는 것은…… 새로운 지식기반경제의 도전에 부합하도록 최근에 만들어진 주요한 정책적 전략적 선택과 동일선상에 있는 것이다.[50]

그러나 영국은 무엇이 지식이고, 그것이 어디로부터 왔고, 어떻게 창조되는지를 간과해왔다. 교육은 이 문제의 중요한 전제이다. 그러나 국가 교육 시스템은 급격히 악화되고 있다(민간 영리부문으로 된 것이 원인이다). 선생님이 충분하지 않은데 특히 수학과 과학 분야에서 그렇다. 아이들은 이들 과목을 공부하지 않고, 대학 전공부문도 없어지고 있다. 경제 분야에서 아시아, 특히 중국과 인도에 추월당할 것이라는 영국의 걱정과 영국 민족주의자들 및 이민에 반대하는 사람들의 이야기에도 불구하고, 영국(사실상 미국도)은 외국 특히 아시아의 각 나라들로부터 온 훈련된 과학자들에게 의존하고 있다.

생명과학기술의 미래에 대한 모든 희망과 과장에도 불구하고, 비즈니스 연구를 포함한 수많은 연구들이 생명공학 산업은 돈을 벌지 못할 것이라는 점을 계속해서 보여주고 있다. 컨설팅회사인 Ernst & Young은 최근 보고서인 「경계를 넘어서」에서 생명공학 산업은 30년 후에도 43억 달러가 적자인 채로 운영될 것이라고 보고한다.[51]

많은 지식이 발견되고 발명되고 있지만 아직까지 치료제는 말할 것도 없고 상업적인 가치와 용도가 있는 것은 거의 없다. 영국의 유전학자에서 벤처

투자가로 변신한 크리스토퍼 에반스Christopher Evans는 "아직 생명공학이 이루어낸 일은 하나도 없다"고 인정한 바 있다.[52]

생명공학적 접근이 건강 분야의 언어로는 전혀 말도 안 되는 것이라면, 경제 분야에서는 말이 되는 이야기일까? 한 나라가 미래의 희망을 생명공학에 거는 것이 말이 될까? 그 답은 'YES'이거나 'NO'인데 생명공학 분야에서 당신이 어떤 사람인지에 따라 달라진다. 앞서 말했지만 생명공학연구가 신약이나 새로운 치료법 등의 어떤 임상적용에도 이르지 못했다 해도, 일부 그룹, 회사, 나라들에 의해 경제적인 이득이나 이윤은 만들어질 수 있다.

당신이 어떤 회사에 돈을 집어넣을 때와 더 중요하게는 돈을 **빼낼** 때를 아는 영리한 벤처투자자라면 이윤을 만들어 낼 수 있다. 또 당신이 사적 연구지원금과 공적 연구지원금을 얻는 방법을 아는 영리한 연구자라면, 또는 당신이 다른 사람들이 도덕적으로 가책을 느끼는 연구를 하는 인도와 같은 틈새시장을 바라보고 있다면 이윤을 만들어 낼 수 있다.

당신이 정보기술 분야에 속해있어도 가능하다. 컴퓨터 산업의 한 부문은 유전자로 되어 있는 정보의 홍수를 처리하는 것을 도와주면서 발전해왔다. IBM 생명과학의 대표는 "유전학연구가 의미를 갖기 위해서는 대용량 데이터처리 실행이 필요하다"고 말했는데, 그는 생명공학은 "IT 전 분야에서 성장잠재력이 가장 큰 것 중 하나"라고 말했다. 인간게놈을 해독하는 미국회사인 Celera의 작업 대부분은 "세계에서 가장 큰 민간 슈퍼컴퓨터로 불렸던 컴퓨터와 일군의 분석로봇에 의해 수행"되고 있다.

그럼에도 불구하고, 나는 유전학적 접근에 대한 믿음이 산업과 연구를 지속시키고 있는 것처럼 경제적인 접근에 대한 믿음이 계속 돈을 쏟아 붓게 하는 것은 아닌지 자주 의심스럽다.

무엇을 할 것인가?

이 모든 관련 영역들을 강조한다고 해서, 우리가 이 모든 싸움들에 참여해야 한다는 것은 아니다. 나는 선택과 집중이 중요하다는 것을 알고 있다. 그러나 신중하게 우리의 전략적인 개입을 선택하고 연대와 운동을 만들고 확장시키기 위해서는 이제까지 이야기한 것들을 인식하는 것이 중요하다고 생각한다. 미래의 대안적인 비전을 어떤 식으로 기획하고 실현할 것인가는 바로 우리의 현재의 활동에 달려있기 때문이다.

예를 들어, 규제에 대한 요구는 우리가 무엇을 위해 싸우고 있는지와 무엇에 대해서는 싸우지 않는지를 주시하면서 더 넓은 시야의 전략 속에서 이루어져야 한다. 규제 요구는 무엇이 문제적인지를 지적하고 사람들을 모으고 인식을 제고하는 수단이 될 수 있다. 그리고 일단 적절한 규제나 기준이 생기면, 한국의 여성단체들이 소송을 제기한 것처럼 규제기구와 연구자들에게 책임을 추궁하는 수단이 될 수도 있다.

그러나 규제를 만들기 위한 로비 자체가 목적이 된다면, 실제로 일어나고 있는 일에 어떠한 구조적인 변화도 가져오지 못하고, 용어사용에 대한 좁은 논쟁에만 사로잡히게 될 수도 있다. 보상도, 인정받지도 못한 채 산업과 규제기구가 해야 할 일들을 대신하는 것으로 끝날 수도 있다. 그렇게 된다면, 대체 우리는 운동을 만들어내고 있는 것인가 아니면 새로운 전문 영역을 만들어내고 있는 것인가?

기술을 우리의 비판의 중심에 놓는 대신에, 여성의 건강과 권리를 우리의 비전의 중심에 놓는 것이 가능한지를 생각해 보게 된다. 즉, 생명공학의 기획에서 여성의 건강과 권리에 도움이 될 수 있는 것이 있는지, 어떻게 도움이 될 수 있고, 어떤 조건 아래서 도움이 될 수 있는지, 그러한 조건들은 어떻게 결정될 수 있는지 등에 관해 생각해 보게 된다.

뉴질랜드의 법률가인 제인 켈시Jane Kelsey는 자신의 나라가 신자유주의를 향해 나아가는 것을 분석하면서 다음과 같이 말했다.

> 경제 근본주의가 모든 것에 침투하고 있다. 경제, 사회, 토착, 외국, 환경을 막론하고 정책들 사이에는 경계가 없다. 광범위하게 확산되고 있는 경제적인 의제를 무시하고 협소한 부문적인 관심들에만 집중한다면 그 자체의 싸움들에서는 지고 이에 대응하기 위한 결집력은 약화될 것이다.[53]

나와 동료들이 영국과 유럽에서 각기 다른 영역들의 정책을 변화시키려는 활동을 하면서 내렸던 결론은, 우리의 입장을 얼마나 잘 주장하고 우리의 입장이 얼마나 잘 수용되는 지의 여부와 무관하게, 외부적인 압력이 없는 한 결과는 제한적이라는 것이다. 마르샤 아그넬도 미국 제약 산업에 대한 연구에서 유사한 결론을 내리고 있다: "그렇다. 제약 사업은 거대한 충격이지만, 결국 가장 중요한 것은 그것에 대해 우려하는 대중의 압력이다."[54]

아마도 유리관 안에 있는 돌리처럼, 나는 출발점에서 한 바퀴를 돌아서 다시 내가 시작했던 자리로 오게 된 것 같다. 결국 중요한 것은 힘을 모으고 조직화하는 것이다.

후주

머리말

1 Arthur Kleinman, *Writing at the Margin: Discourse Between Anthropology and Medicine*, (Los Angeles and London: University of California Press, 1995), pp.41-67.

2 Arthur Kleinman, "Moral Experiences and Ethical Reflection: Can Ethnography Reconcile Them? A Quandary for "The New Bioethics", (Daedalus, Fall 1999), 128 (4): pp.69-97.

3 Joan C. Tronto, *Moral Boundaries: A Plotocal Argument for an Ethic of Care*, (New York and London: Routeldge, 1993).

서문

1 한국 작은키 모임 Little People of Korea 홈페이지 http://www.ilpk.or.kr/

01 대리모: 누가 왜 문제 삼는가? 대리모 논의의 선정주의를 넘어서

1 이인영 외, 「대리모 관련 문제점 고찰 및 입법정책방안 모색」, 한림대학교 제출 보건복지부 연구보고서, 2005. 3.

2 《서울신문》, 2005. 11. 14.

3 「한겨레 21」 662호, 2007. 6. 5. p.30.

4 "독자의 편지", 「한겨레 21」 664호, 2007. 6. 19.

5 송홍근, "이타적 자궁과 생식의 쌍곡선", 「주간동아」 598호, 2007. 8. 14, p. 6.

6 이인영, "커져라, 세져라, 이타적 기증행렬이여! 생명윤리를 바탕으로 숭고한 나눔의 바다 만들자", 「주간동아」 598호, 2007. 8. 14, pp.44-46.

7 《조선일보》, 2006. 2. 25.

8 송길한, 「씨받이」, 「한국시나리오걸작선 49」, 커뮤니케이션북스, 2005, p.59.

9 Utian WH. Sheehan L. Goldfard JM. Kiwi R., "Successful pregnancy after in-vitro fertilization-embryo transfer from an infertile woman to a surrogate," *New England Journal of Medicine*, 1985: 313: 1351-2.

10 제일병원 전종영·이승재·박종민·권혁찬·노성일, 「체외수정에 의한 대리모 임신」, 『대한산부인과학회 학술대회 연제발표집』 제64호, 1989. 10. 20, p.67.

11 계명대학교 의과대학 산부인과학교실 이두룡, 「체외수정 및 배아의 대리모 자궁내 이식에 의한 임신 –대구최초 시험관아기 임신성공 1례」, 『계명대학교논문집』 제10권 제3호, 1991. 9, pp.401-408. 계명대학교 의과대학 산부인과학교실 이두룡·정태일, 「체외수정 및 배아의 대리모 자궁내 이식후의 임신성공 2례」, 『계명대학교논문집』 제11권 제3호, 1992. 9, pp.488-494.

12 민응기, 「인공수정 및 대리모에 관한 법률」, 『생명과학기술연구와 윤리의 조화: 릴레이 입법공청회(I) 생명윤리법 개정안 및 인공수정법 제정안』자료집, 한나라당 박재완 의원실, 2005. 12 . 9.

13 계명대학교 의과대학 이정호 외, 「선천성 질결여증 여성에게서 신생질을 통한 난자채취에 의한 성공적인 대리모임신 1예」, 『대한산부회지』 제46권 3호, 2003. 3, pp.681-684. 을지대학교 의과대학 최준·박원일 외, 「선천성 질결여증 환자에서 대리모를 이용한 체외수정 임신 1예」, 『대한산부회지』 제47권 11호, 2004. 11, pp.2264-2267. 일신기독병원 산부인과학교실 이은희 외, 「뮬러관형성부전증 여성에서 성공한 대리모 임신 1예」, 『대한산부회지』 제48권 6호, 2005. 6, pp.1533-1538.

14 최준·박원일 외, 위의 논문, p.2266. 강조는 인용자.

15 위의 기사, 《동아일보》.

16 《서울신문》, 2006. 4. 3.

17 "불임부부 지원 확대는 저출산 해법", 『주간한국』, 2006. 11. 1.

18 "이 세상에 완전한 불임은 없다", 『이코노미21』, 2007. 6. 15.

19 "불임치료 성공비결=빠른 의학적 치료+성공에 대한 확신", 《쿠키뉴스》, 2007. 6. 25.

20 위의 기사, 『주간한국』.

21 "아이 못 낳는 죄? 불임의 눈물 … 치료 위해 수천만 원 빚", 《동아일보》, 2006. 6. 13.

22 "불임부부에게 폭력적인 사회", 『한겨레21』, 2007. 5. 31.

23 "열 달 갇혀 살고 6천만 원 수중에", 『시사저널』, 2007. 9. 18.

24 "복지부 대리모 법적 정책 만든다", 『국정브리핑』, 2005. 9. 23.

25 "'대리모 장사' 인터넷서 확산", 《중앙일보》, 2006. 11. 1.

26 "대리모만 구해오세요 … 누가 물으면 친척이라고 하세요", 『한겨레21』, 2007. 5. 31.

27 "국민 28%, '불임 땐 대리모 출산", 《서울신문》, 2005. 11. 13.

28 "은밀한 '생명거래' 어쩌나", 『주간한국』, 2006. 11. 1.

29 "비정한 '생명 공장'으로 팔려가는 자궁들",『시사저널』, 2007. 9. 18.

30 "실태보고, 대리모", 〈SBS 뉴스추적〉, 2005. 3. 8.

31 "'값싼 중국 대리모 있습니다' 상업적 대리모 국내외 확산", 《노컷뉴스》, 2007. 8. 1.

32 "[생계형 '자궁임대' 성행] 대리모 나선 여성들", 《서울신문》, 2005. 5. 25.

33 "열 달 갇혀 살고 6천만 원 수중에",『시사저널』, 2007. 9. 18.

34 "자궁을 빌려드립니다", 〈Q채널 리얼다큐 천일야화〉, 2007. 8. 13.

35 한나라당 박재완 의원 인터뷰, 〈평화방송 열린방송 오늘 장성민입니다〉, 2005. 11. 11.

36 "대리모만 구해오세요 … 누가 물으면 친척이라고 하세요",『한겨레21』, 2007. 5. 31.

37 "합법화로 음성적 시술 피해 막자 – 비상업적 대리출산 허용 법안 발의한 박재완 의원",『한겨레21』, 2007. 5. 31.

38 "'아이는 언제'… 불임부부, 추석이 무섭다", 《조선일보》, 2007. 9. 25.

39 "대리모만 구해오세요 … 누가 물으면 친척이라고 하세요",『한겨레21』, 2007. 5. 31, 한국여성민우회 여성건강팀장 손봉희 발언 참조.

40 권혁찬, "실태보고, 대리모", 〈SBS 뉴스추적〉, 2005. 3. 8.

41 "운명 기구한 대리모/남편과 합의 시누이 대신 출산", 《서울신문》, 1997. 1. 23.

42 "위험한 거래 – 당신의 아이를 낳아드립니다", 〈SBS 뉴스추적〉, 2007. 9. 5.

43 "자궁을 빌려드립니다", 〈Q채널 리얼다큐 천일야화〉, 2007. 8. 13.

02 의료관광: 지구화 맥락에서의 인도의 보조생식기술 상품화

1 Sama-Resource Group for Women and Health에서 활동하고 있다. 지난 15년간 여성건강 영역에서 건강 관련 활동가로 일해 왔고 다른 여성운동에도 적극적으로 관여해 왔다. 인도에서 아이는 두 명을 낳아야 한다는 규범, 인구조절정책, 성감별 낙태, 해로운 피임기술에 반대하는 캠페인을 적극적으로 펼쳐왔다. 여성을 위한 전통 의학과 대안적 의료시스템에 대한 전국적 연구 네트워크인 Shodhini와도 관계를 맺어 왔다. 또한 The Medico Friend Circle and the Peoples Health Movement와 같은 인도의 다른 진보적인 단체들과도 긴밀한 관계를 유지하며 활동하고 있으며, 최근에는 인도의 보조생식기술 및 관련 정책에 대한 연구를 관장하고 있다.

2 ICMR Guidelines 2005.

3 http://www.isarindia.net/

4 "Build ART clinics and satellite centres in rural areas: Experts", Shardul Nautiyal - Mumbai. http://www.expresshealthcaremgmt.com

5   Express Pharma Pulse November15, 2005.

6   Sen Gupta Amit and Rao Mohan, 2006, 'Globalization and Health' (unpublished draft document for National Health Assembly).

7   Mulay, Shree, 2006, 'New Climate for marketing of New Reproductive Technologies and Implications for Regulatory Process' (unpublished draft document).

8   Sen, Gupta Amit, 2006, 'Babies for Profit' (unpublished draft document).

9   Bhatia Rajani, Mallik Rupsa, Dasgupta Shamita and others; 'Sex Selection: New Technologies, New Forms of Gender Discrimination', October 2003.
    http://www.cwpe.org/resources/healthrepro/sexselnewtech

10 Nandini Oza, "Wombs for Hire", The Week, July 9, 2006.

03 장애, 재생산, 유연한 우생학: 유전학의 시대에 자기형성의 테크놀로지

1   다음을 원문으로 번역했음을 밝혀둔다. "Flexible Eugenics- Technologies of the Self in the Age of Genetics", *Genetic Nature/Culture: Anthropology&Science beyond the Two-Culture Divide*, eds. Goodman, Alan H. Heath, Deborah. Lindee, M. Susan, (University of California Press, 2003), Ch3. pp.58-76.

2   Shiang, R., L. M. Thompson, Y. Z. zhu, D. M. Church, t. J. Fielder, M. Bocain, S. T. Wonokur and J. J. Wasmuth, 1994, Mutations in the transmembrane domain of $FGFR_3$ cause the most common genetic form of dwarfism, achondroplasia, *Cell* 78, no.2: 335-42.

3   Susan Lindee, "Provenance and Pedigree-Victor McKusick's Fieldwork with the Old Order Amish", *Genetic Nature/Culture: Anthropology & Science beyond the Two-Culture Divide*, (University of California Press, 2003), Ch3. pp.41-57.

4   http://www.lpaonline.org/

5   Foucault, M., Care of the self: *The history of sexuality*, (New York: Random House, 1988).

6   Rabinow, P., *Essays on the anthropolgy of reason*, (Princeton: Princeton University Press, 1996).

7   Bevir, M., 1999, Foucault and critique: Deploying agency against autonomy, *Political Theory* 27, no.1:65-84.

8   Althusser, L., Ideology and ideological state apparatuses, In *Lenin and philosophy and other essays*, (New York: Monthly Review Press, 1971), 121-73.

9   이 글의 배경이 되는 현장연구는 다음으로부터 지원받음. NIH/NHGRI/ELSI grant #1RO1HG01582. 지원에 깊이 감사드린다.

10 Paul, D., *Controlling human heredity*, 1865 to the present. Atlantic Highlands, (N.J.: Humanities Press; Strathern, 1992), *Reproducing the future*, (New York: Routledge, 1995).

11 Lippman, A., 1991, Prenatal genetic testing and screening: Constructing needs and reinforcing inequities, *American Journal of Law and Medicine* 17, nos, 1-2: 15-50.

12 Lippman, 1991.

13 Taussig, K. S., R. Rapp and D. Heath, Translating genetics: Crafting medical literacies in the age of the new genetics, Paper presented at the annual meetings of the Americal Anthropoligocal Association, (21 Noverber, Chicago, Illinois., 1999).

14 Young, A., *The Harmorny of illusions: Inventing post-traumatic stress disorder*, (Princeton, N. J.: Princeton University Press, 1995).

15 Friedman, L., *The republic of choice: Law, authority and culture*, (Cambridge: Harvard University Press, 1990).

16 Berman, M., *All that is solid melts into air: The experience of modernity*, (New York: Simon and Schuster, 1982).

17 Macpherson, C. B., *The political theory of possessive individualism: Hobbes to Locke*, (Oxford: Oxford University Press, 1962).

18 Martin, E., *Flexible bodies: Tracking immunity in American culture from the days of polio to the age of AIDS*, (Boston: Beacon, 1994).

19 Duster, T., *Backdoor to eugenics*, (New York: Routeledge, 1990).

20 Kaw, E., 1993, Medicalization of racial features: Asian American women and cosmetic surgery, *Medical Anthropology Quarterly* 7, no.1: 74-89.

21 Brumberg, J., *Fasting girls: The emergence of anorexia nervosa as a modern disease*, (Cambridge: Harvard University Press, 1988).

22 Taussig, K. S., Normal and ordinary: Human genetics and the production of dutch identities, Ph.D. diss., (Johns Hopkins University, 1997).

23 Morgan, L., 1997, Imagining the unborn in the Ecuadoran Andes, Feminist Studies 23, no.2: 323-51.

24 Franklin, S., *Embodied progress: A cultural account od assisted conception*, (New York: Routeledge, 1997); Ragone, H., *Surrogate motherhood: Conception in the heart*, (Boulder, Colo.: Westview, 1994; Strathern, 1992).

25 이 글에서 우리는 가명을 사용할 때는 성을 빼고 이름만 썼다.

26 Cauguilhem, G., The normal and the pathological, (New York: Zone, 1989[1966]) ; Starr S. L., Power, technologies and the phenomenology of standards: On being allergic to onions, In *A sociology of monsters: Power, technology and the modern world*, ed., J. Law. *Sociological Review Monograph* no.38, (London: routledge, 1991).

27 표준화가 수반하는 숨은 비용에 관해서는, Starr, 1991을 보라.

28 Adoption and births, 1998, *LPA Today* 35, no.3:7.

29 Dagit, D., 1998, From Russia with love: An adoption adventure, *LPA Today* 35, no.3:8.

30 Rifkin, J., Time wars, (New York: Henry Holt, 1987); Virilio, P., *Speed and Politics*. Trans. M. Polizzotti, (New York: Columbia University Press, 1986).

31 Weber, M., *The Protestant ethic and the spirit of capitalism*, (New York: Charles Scriner's Sons, 1958[1904-05]).

32 예를 들면, Hubbard, R., *The politics of women's biology*, (New Brunswick, N.J.: Rutgers University Press, 1990); Hubbard, R. and E. Wald, *Exploding the gene myth*, (Boston: Beacon, 1993); Rothman, B. K., *Recreating motherhood: Ideology and technology in patriarchal society*, (New York: Norton; Rothman, 1990); B. K., *Genetic maps and human imaginations: the limits of science in understanding who we are*, (New York: Norton, 1998).

33 Giddens, A., *The constitution of society*, (Berkeley: University of California Press, 1984).

34 역자주—원문에는 난쟁이인 아기가 태어날 확률이 25%로 되어있는데, 이는 오류임이 확실시되어 번역과정에서 50%로 수정했다.

35 Latour, B. and S. Woolgar, *Laboratory life: The social construction of scientific facts*, (Beverly Hills: Sage, 1979).

04 성장호르몬: 행복을 약속하는 약과 생물학적 시민권의 정치

1 《동아일보》, 2007. 8. 30. 강조 필자.

2 "성장호르몬 시장 쑥쑥, 토종 전성시대 연다", http://www.medigatenews.com/, 2007. 9. 30.

3 Gina Kolata, "New Growth Industry in Human Growth Hormone?", *Science*, New Series, Vol. 234, No. 4772, (Oct. 3, 1986), pp.22-24.

4 Peter Conrad; Valerie Leiter, "Medicalization, Markets and Consumers", *Journal of Health and Social Behavior*, Vol. 25, Extra Issue: Health and Health Care in the U.S.: Origins and Dynamics, (2004), p.165.

5 바이오신약의 등장과 함께 의료화의 경향이 어떻게 변하는가에 대해 더 살펴볼 수 있는 글로는, Adele Clarke; Janet K. Sihm; Laura Mamo; Jennifer Ruth Fosket; Jennifer R. Fishman, "Biomedicalization: Technoscientific Transformation of Health, Illness, and U.S. Biomedicine" *American Sociological Review*, Vol. 68, No. 2, (Apr., 2003), pp.161-194.

6 터너증후군 환우회 인터넷 카페 게시물. http://cafe.daum.net/noom

7 "성장호르몬 요양급여 기준", 건강보험심사평가원 민원란. http://www.hira.or.kr/

8   한국터너협회 홈페이지. http://tssk.or.kr

9   이지영·김성일 외,「터너증후군 여성에서 자연임신 및 분만 3례」,『대한산부회지』제44권 1호, 2001.

10 http://cafe.daum.net/noom 환우회 까페의 입구에는 이렇게 쓰여 있다. "환아 부모님들은 모두가 우리 사랑하는 환아의 권익을 위해 법개정 등과 신약발견 등을 위해 함께 노력합시다. 우리 환아들의 보험가입이 안 되면 장애등급을 받아서 법의 보호아래 있도록 해야 하며 150cm가 넘어도 성장치료를 받을 수 있도록 끝까지 투쟁해야 합니다."

11 "장애등급판정기준", 보건복지부고시 제2003-37호.

12 터너증후군 환우회 인터넷 까페 게시물. http://cafe.daum.net/noom

13 "'장애'와 '비장애' 사이에 희귀질환이 있다",《오마이 뉴스》, 2007. 1. 2.

14 "아이에게 성장호르몬 요법을 하고 있는 부모들의 말", "어른이 된 아이들-성 조숙증의 실태보고", 〈SBS 스페셜〉, 2007. 10. 14 방영.

15 "고교생의 평균 키는 남녀 각각 172.68cm, 161.84cm", 2005년 교육부 신체검사 결과.

16 "자녀 키를 위해서는 수천만 원도 아깝지 않다", 롯데 헬스원의 자체 통계조사,《국민일보 쿠키뉴스》, 2007. 6. 12.

17 임영순,「특발성 저신장 아동 어머니의 '마음갈이' 과정: 성장호르몬 치료과정을 중심으로」,『중앙대 간호학 석사논문』, 2003, pp.21-22.

18 "한국은 집단 키 히스테리 사회", 2007. 9. 27. http://www.kormedi.com

19 임영순(2003)에서 발췌, 대상자 G의 경우, pp.77-78.

20 임영순(2003), pp.58-59.

21 "롱다리 유전자 따로 없다", 복지부,《메디컬 투데이/뉴시스》, 2007. 4. 7.

22 "훤칠한 키는 유전? 99%노력의 산물",『헤럴드 경제』, 2007. 7. 28.

23 「유전자 검사지침 의결안」, 국가생명윤리심의위원회, 2007. 1. 10.

24 "유전자검사 전면금지, 비만성장클리닉 '울상'",《메디컬 투데이/뉴시스》, 2007. 1. 19.

25 "성조숙증-어른이 된 아이들", 〈SBS 스페셜〉 103회, 2007. 10. 14 방영.

26 "환경호르몬의 습격-2부", 〈SBS 스페셜〉 55회, 2006. 9. 17. 방영.

27 Ann Fausto-sterling, *Sexing the body-Gender Politics and Construction of Sexuality*, (Basic Books, 2000).

28 56차 대한소아과학회 추계학술 대회에 대한 기사 중,《국민일보 쿠키뉴스》, 2006. 10. 26.

29 미셸 푸코,『성의 역사1-앎의 의지』, 이규현 옮김, pp.151-177.

30 Adriana Petryna, *Life Exposed-Biological Citizens after Chernobyl*, (Princeton University Press, 2002), pp.5-6.

31 위의 책, pp.115-148.

32 Nikolas Rose, "Biological Citizens", *The Politics of Life Itself-Biomedicine, Power, and Subjectivity in the 21c*, Ch5., pp.142-144.

33 Fausto-sterling, 위의 책. pp.92 Hermaphrodite Education and Listening Post(HELP)의 예. 홈페이지 http://www.jax-inter.net/~help/ 또 http://www.isna.org/

05 감시 테크놀로지로서 정기검진: 자궁경부암검사와 유방조영술

1 다음을 원문으로 하여 번역했음을 밝혀둔다. Patricia A. Kaufert, "Screening the body: the pap smear and the mammogram", *Living and working with the New medical technologies-Intersections of inquiry*, edited by Margaret Lock, Allan Young, Alberto Cambrosio, (Cambridge University Press, 2000), pp.165-183.

07 생명윤리를 넘어서: 난자거래의 현실과 여성주의적 개입

1 《서울신문》, 2005. 11. 7.

2 《조선일보》, 2001. 7. 4.

3 《국민일보》, 2001. 3. 21;《세계일보》, 2001. 3. 21;《동아일보》, 2001. 6. 25.

4 「여성동아」, 2002. 12월호.

5 《조선일보》, 2002. 5. 29.

6 《한국경제》, 2003. 2. 4.

7 Clive Cookson, "The Cloning Connection: Cloned Tissues from stem cells might beat immune rejection," *Scientific American.com*, June 27, 2005.

8 난자기증운동에 대해서는 김한선혜,「진달래꽃 즈려밟고 가시옵소서: 난자기증운동에 관한 연구」,「여성건강」제 7권 1호, 2006, pp.99-131 참조.

9 〈BBC News〉, 2004. 12. 23.

10 Lawrence Cohen, "The Other Kidney: Biopolitics beyond Recognition", *Body and Society*, 7(2-3), 2001, pp.9-29.

11 「신동아」, 통권 557호, 2006. 2. pp.104-112.

12 《동아일보》, 2006. 5. 6.

08 "난자소송"에 이르기까지: 줄기세포 연구와 여성인권

1 Diane Beeson, Abby Lippman, 'Egg harvesting for stem cell research: medical risks and ethical problems', vol 13 No 4. 2006 425-431, Reproductive BioMedicine Online; www.rbmonline.com/Article/2503 on web 14 August 2006.

09 문제는 바이오 경제: 윤리냐 경제냐? 건강이냐 부냐?

1 영국에서 연구수행과 연대를 지향하는 그룹인 코너하우스 The Corner House에서 활동하면서 사회적·경제적·정치적 권력과 실천 전략의 이슈에 지속적인 관심을 가지려 하고 있다. 사라는 20년간 유럽과 아시아에서 사회운동, 건강, 여성과 환경운동을 해왔다. "복제가 답이라면 그 질문은 뭐였지? 건강의 유전학화 속에서 권력과 의사결정 "If Cloning is the Answer, What was the question? Power and Decision-making in the Geneticisation of Health"의 저자이기도 하다. **영국 The Corner House**는 1997년에 설립되어 환경과 사회적 정의를 위한 민주주의 및 공동체 운동을 지원하려는 목적을 가지고 있다. 지역에 기반 한 운동이든 아니든, 토지와 물에 대한 권리 혹은 더 나은 의료체계를 위한 투쟁, 파괴적인 광산, 댐, 산림 계획에 반대하는 캠페인, 인종차별에 반대하는 투쟁 등의 운동을 지지한다. 종종 추상적인 방식으로 좌지우지 되고는 하는 지구적인 중요성을 가진 이슈들에 대해 많은 사례의 축적을 통해 "밑으로부터"의 접근을 취하려고 한다. 코너하우스는 중요한 환경, 사회 문제들에 대한 이슈들을 연결하고 정보에 근거한 토론과 전략들을 자극하고 그 문제들을 다루기 위한 광범위한 연대를 목적으로 분석, 연구, 주장들을 수행하고 있다 (http://thecornerhouse.org.uk/).

2 Sarah Sexton, "Engineering of consent to human embryo cloning: Why did the British Parliament change the law", presentation at "Diskurs, Macht, Biomedizin" Discourse, Power, Biomedicine, conference at Institut fur Politische Wissenschaft, University of Hannover, 9-10 February 2001. http://www.thecornerhouse.org.uk/genetics

3 http://www.sciencemuseum.org.uk/antenna/dolly/index.asp

4 http://www.nms.ac.uk/connect/me2/me2.htm

5 예를 들면, IVF 시술과정에서 수정되지 않은 난자나 임신이 가능한 여성에게 기증된 난자를 사용하는 식이다.

6 http://www.globalartusa.com

7 Michal Rachel Nahman, "Israeli Extraction: An Ethnographic Study of Egg Donation and National Imaginarie", 미간행 PhD. 학위논문, Lancaster University, UK.

8 유럽에서의 매매에 대한 정보를 좀 더 알고 싶다면, 영국 버밍햄 대학의 유럽여성의 권리를 위한 네트워크 사이트를 참고할 것. http://www.newr.bham.ac.uk/topics/Trafficking/trafficking_bibliography.htm

9 Aditya Bharadwaj, "Cultures of Embryonic Stem Cell Research in India" in Wolfgang Bender, Christine Hauskeller, Alexandra Manzei (eds.) *Crossing Borders: Cultural, Religious and Political Differences Concerning*

Stem Cell Research, Agenda Verlag, Munster, 2005. 그리고 Aditya Bharadwaj, Moral Economy of a Technoscape: The Proliferation of Stem Cell Research in India 곧 출간.

10 Ashok B Sharma, "Firms with good track record to get stem cell R&D aid", *Financial Express*, 5 November 2005. http://www.financialexpress.com/fe_full_story.php?content_id=107709

11 Aditya Bharadwaj, "Vital Politics, Viable Science: The Emerging Bio-commerce of Embryonic Stem Cells in India", 9 September 2006, <Vital Politics II> conference, organised by Bios at London School of Economics, 7-9 September 2006.

12 인간 장기는 대체로 얼릴 수 없음에도 불구하고, 장기 및 신체조직 시장은 번성하고 있다.

13 John Harris, "Scientific research is a moral duty: Biomedical research is so important that there is a positive moral obligation to pursue it and to participate in it", *Journal of Medical Ethics*, Volume 31, 2005, pp.242-248.

14 영국에서 난자제공과 관련한 규정은 2005년 10월 7일 발간 the SEED Report 참조. http://www.hfea.gov.uk/cps/rde/xchg/SID-3F57D79B-7DD75BC0/hfea/hs.xsl/492.html

15 Catherine Waldby, "Oocyte markets: global tissue economies and women's reproductive work in embryonic stem cell research", *New Genetics and Society*, August 2006. http://www.ioh.uea.ac.uk/biopolitics/networks_publications_working.php

16 "생명공학 폐기물"에 대한 분석들은 다음을 참조. Catherine Waldby and Robert Mitchell, Tissue Economies: Blood, Organs and Cell Lines in Late Capitalism (Duke University Press, Durham, North Carolina, 2006), 특히 Part II, "Waste and Tissue Economies", pp.83-130; 그리고 Melinda Cooper, "Resuscitations: Stem Cells and the Crisis of Old Age", *Body & Society*, Vol. 12 (1), pp.1-23.

17 http://www.hfea.gov.uk/PressOffice/Archive/1147269507

18 Catherine Waldby, "Oocyte markets: global tissue economies and women's reproductive work in embryonic stem cell research", *Working Paper* 14, Global Politics Research Group, August 2006.

19 http://sunsite.berkeley.edu/biotech/organswatch

20 Alan Boyle, "Stem cell pioneer does a reality check: James Thomson reflects on science and morality", 25 June 2005, http://www.msnbc.msn.com/id/8303756/ 세계적인 줄기세포 전문가 Dr. Alan Trounson 박사의 발언. *Nature Medicine*, May 2005 등.

21 Tim Radford, "Stem cell hopes distorted by 'arrogance and spin'", *The Guardian*, 5 September 2005.

22 Philip Mirowski and Robert Van Horn, "The Contract Research Organization and the Commercialisation of Scientific Research", *Social Studies of Science*, 35/4, August 2005, pp.503-548.

23 Marcia Angell, *The Truth About the Drug Companies: How they deceive us and what to do about it*, (Random House, 2004), pp.113-114, emphasis added.

24 Angell, Chapter 10, "Patent Games-Stretching Out Monopolies", pp.173-192.

25 Jennifer Washburn, *University, Inc: The Corporate Corruption of American Higher Education* (Basic Books, 2005); Sheldon Krimsky, *Science in the Private Interest: Has the Lure of Profits Corrupted Biomedical Research?* (Rowman & Littlefield Publishers, 2003).

26 Peter Drahos with John Braithwaite, "Who Owns the Knowledge Economy? Political Organising Behind TRIPS", <Corner House Briefing 32>, September 2004. http://www.thecornerhouse.org.uk/briefings

27 Huck-Ju Kwon and Byongho Tchoe, "The Political Economy of Health Insurance in Korea", Maureen Mackintosh and Meri Koivusalo, *Commercialisation of Health Care: Global and Local Dynamics and Policy Responses*, UNRISD/Palgrave Macmillan, Basingstoke, UK, 2005, pp.234-250.

28 앞의 책 p.242.

29 Sarah Sexton, Trading Health Care Away? GATS, Public Services and Privatisation, <Corner House Briefing>, 23, July 2001. http://www.thecornerhouse.org.uk/briefings

30 Mackintosh, M., "Health Care Commercialisation and the Embedding of Inequality", RUIG/UNRISD, September 2003, p.33.

31 위의 글, p.3.

32 Roxanne Mykitiuk, "The New Genetics in the Post-Keynesian State". http://www.cwhn.ca/groups/biotech/availdocs/15-mykitiuk.pdf

33 ETC Communique, issue 72, The New Genomics Agenda, September/October 2001, p.9.

34 Jim Hall, analyst at Wood Mackenzie, cited in Victoria Griffith, "Prevention may be the best cure: A trend towards drugs to forestall diseases has some experts worried, but the potential benefits are enormous", *Financial Times*, 26 September 2003, p.17.

35 Hubbard, Ruth and Wald, Elijah, *Exploding the Gene Myth: How Genetic Information is Produced and Manipulated by Scientists, Physicians, Employers, Insurance Companies, Educators and Law Enforcers*, (Boston: Beacon Press 1993), p.118.

36 Steve Bloomfield, "Britons fly abroad for stem-cell makeovers", *The Independent*, 16 October 2005. http://news.independent.co.uk/uk/health_medical/article320011.ece

37 Nic Fleming, " 'Master cell' implants to aid plastic surgery", *Daily Telegraph*, 18 February 2005. http://www.telegraph.co.uk/news/main.jhtml?xml=/news/2005/02/18/wcell18.xml&sSheet=/news/2005/02/18/ixworld.html

38 Alex Plows, CESAGEN presentation. 또한 ETC Group, Nanotech Rx: Medical Applications of Nano-scale Technologies: What Impact on Marginalized Communities?, September 2006. http://www.etcgroup.org. As with egg donation for IVF, however, is it only marginalized communities that we should be concerned about?

39 Ian Sample, "Free IVF for all would ease pensions crisis, say researchers", *The Guardian*, June 20, 2006.

40 Nicholas Hildyard, " 'Scarcity' as Political Strategy Reflections on Three Hanging Children". http://www.thecornerhouse.org.uk/summary.shtml?x=523530

41 Kean Birch, "The Genetic Ideology Age: The Bioscience Industry as Self-perpetuating Ideology", paper for the 9th Colloquium of the Postgraduate Forum on Genetics and Society, Cardiff University, 31 August-2 September 2005. 좀 더 심도 깊은 분석으로는 Melinda Cooper, "Resuscitations: Stem Cells and the Crisis of Old Age", *Body & Society*, Vol. 12 (1), pp.1-23, 특히 p.8.

42 은퇴는 빨라지고 수명은 늘어나면서 고령층을 세분화해 은퇴 직후인 60세부터 74세 무렵까지를 '영 올드(Young Old)', 75세 이후를 '올드 올드(Old Old)'로 부르는 표현이 생겼다 -역주.

43 Richard Minns with Sarah Sexton, Too Many Grannies? Private Pensions, Corporate Welfare and Growing Insecurity, <Corner House Briefing> 35, May 2006. http://thecornerhouse.org.uk/briefings

44 http://www.raginggrannies.com, accessed 14 September 2006.

45 Paul Nightingale and Paul Martin, "The myth of the biotech revolution", *TRENDS in Biotechnology* Vol. 22, No. 11, November 2004, p.568.

46 Sarah Sexton, Trading Health Care Away? GATS, Public Services and Privatisation, <Corner House Briefing> 23, July 2001. http://www.thecornerhouse.org.uk/briefings

47 Henry Etzkowitz and Loet Leydesdorff, " 'The dynamics of innovation: from National Systems and 'Mode 2' to a Triple Helix of university-industry-government relations", *Research Policy*, Vol. 29, 2000, pp.109-123. p.117, 다음에서 인용 Kean Birch, "The Genetic Ideology Age: The Bioscience Industry as Self-perpetuating Ideology", <for the 9th Colloquium of the Postgraduate Forum on Genetics and Society>, Cardiff University, 31 August-2 September 2005.

48 ISIS, "Academic-Industrial-Military Complex", November 2002. http://www.i-sis.org.uk/ EngineeringLifeAndMind.php

49 http://ue.eu.int/en/info/eurocouncil/ quoted in Waldemar Kutt, Etienne Magnien and Mark Cantley, "The role of the European Commission in fostering innovation in the life sciences and biotechnology", *Journal of Commercial Biotechnology* Vol. 10, No. 1, September 2003, pp. 6-14, p.7.

50 http://europa.eu.int/rapid/pressReleasesAction.do?reference=MEMO/05/121&format=HTML&aged=1&l anguag e=EN&guiLanguage=en, accessed 31 August 2005.

51 http://www.sci7.com/cms/60/beyond-borders-ernst-young-2006-biotechnology-report.html

52 Marianne Brun-Rovet, " 'Big picture guy' and the biotech drama", *Financial Times*, 5-6 April 2003, p.18.

53 Kelsey, Jane, *Economic Fundamentalism* (Pluto Press, London, 1995), p.372.

54 Marcia Angell, *The Truth About the Drug Companies: How they deceive us and what to do about it*, (Random House, 2004), p.259.

참고문헌

03 장애·재생산·유연한 우생학: 유전학의 시대에 자기형성의 테크놀로지

- Adoption and births, 1998, *LPA Today* 35, no.3:7.
- Althusser, L., Ideology and ideological state apparatuses, In *Lenin and philosophy and other essays*, (New York: Monthly Review Press, 1971), pp.121-73.
- Barash D., 1998, DNA and Destiny, *New York Times*, 16 November, A25.
- Bellah R., R. Madsen, W. Sullivan, A. Swidler and S. Tipton, *Habits of the Heart: Individualism and commitment in american Life*, (New York: Perennial, 1985).
- Berman M., *All that is solid melts into air: The experience of modernity*, (New York: Simon and Schuster, 1982).
- Bevir M., 1999, Foucault and critique: Deploying agency against autonomy, *Political Theory* 27, no.1: pp.65-84.
- Brumberg J., *Fasting girls: The emergence of anorexia nervosa as a modern disease*, (Cambridge: Harvard University Press, 1988).
- ＿＿＿＿, *The body project: An intimate history of American girls*, (New York: Random House, 1997).
- Cauguilhem G., *The normal and the pathological*, (New York: Zone, 1989[1966]).
- Dagit D., 1998, From Russia with love: An adoption adventure, *LPA Today* 35, no.3: 8.
- Duster T., *Backdoor to eugenics*, (New York: Routeledge, 1990).
- Edwards J., S. Franklin, E. Hirsch, F. Price and M. Strathern, *Technologies of procreation: Kinship in the age of assisted reproduction*, (Manchester: Manchester University Press, 1993).
- Foucault M., *Care of the self: The history of sexuality*, (New York: Random House, 1988).
- Franklin S., *Embodied progress: A cultural account od assisted conception*, (New York: Routeledge, 1997).

- Friedman L., *The republic of choice: Law, authority, and culture*, (Cambridge: Harvard University Press, 1990).
- Giddens A., *The constitution of society, Berkeley*, (University of California Press, 1984).
- Grass G., *The tin drum*, Trans. R. Manheim, (London: Secker and Warburg, 1959).
- Heath D., 1998a, Locating genetic knowledge: Picturing Marfan syndrome and its traveling constituencies, *Science, Technology, and Human Values* 23: 1.
- Heath, 1998b, Bodies, antobodies, and modest interventions: Works of art in the age of cyborgian reproduction, In *Cyborgs and citadels: Anthropological interventions in the borderlands of technoscience*, ed. G. Downey and J. Dumit. Santa Fe, N. M.: School of American Research.
- Heigi V., *Stones form the river*, (New York: Poseidon Press, 1994).
- Hubbard R., *The politics of women's biology*, (New Brunswick, N. J.: Rutgers University Press, 1990).
- Hubbard R. and E. Wald, *Exploding the gene myth*, (Boston: Beacon, 1993).
- Kaw E., 1993, Medicalization of racial features: Asian American women and cosmetic surgery, *Medical Anthropology Quarterly* 7, no.1: pp.74-89.
- Kicher P., Gene. In *Keywords in evolutionary biology*, ed. E. F. Keller and E. A. Lloyd, (Cambridge: Harvard University Press, 1992), pp.125-28.
- Lagerkvist P., *The dwarf*, (London, 1967).
- Latour B. and S. Woolgar, *Laboratory life: The social construction of scientific facts*, (Beverly Hills: Sage, 1979).
- Lippman A., 1991, Prenatal genetic testing and screening: Constructing needs and reinforcing inequities, *American Journal of Law and Medicine* 17, nos. 1-2: pp.15-50.
- Macpherson C. B., *The political theory of possessive individualism: Hobbes to Locke*, (Oxford: Oxford University Press, 1962).
- Martin E., *Flexible bodies: Tracking immunity in American culture from the days of polio to the age of AIDS*, (Boston: Beacon, 1994).
- Mawer S., *Mendel's dwarf*, (New York: Penguin, 1999).
- Morgan L., 1997, Imagining the unborn in the Ecuadoran Andes, *Feminist Studies* 23, no.2: pp.323-51.
- Olby R., The emergence of genetics. In *Companion to the history of modern science*, ed. R. C. Olby, G. N. Canton, J. R. R. Christie, and M. J. S. Hodge, (London: Routledge, 1990), pp.521-36.
- Paul D., 1995, *Controlling human heredity*, 1865 to the present, Atlantic Highlands, N. J.: Humanities Press.; Strathern 1992. Reproducing the future, New York: Routledge.
- Portin P., 1993, The concept of the gene: Short history and present status, *Review of Biology*, 68: pp.172-222.

- Powell T., *Self-help organizations and professional practice*, Silver Springs, Md.: National Association of Social Workers Press, 1987.
- Rabinow P., *Essays on the anthropolgy of reason*, (Princeton: Princeton University Press, 1996).
- Ragone H., *Surrogate motherhood: Conception in the heart*. (Boulder, Colo.: Westview, 1994).
- Rifkin J., *Time wars*, (New York: Henry Holt, 1987).
- Rothman B. K., *Recreating motherhood: Ideology and technology in patriarchal society*, (New York: Norton, 1990).
- _____, *Genetic maps and human imaginations: The limits of science in understanding who we are*, (New York: Norton, 1998).
- Shiang R., L. M. Thompson, Y. Z. zhu, D. M. Church, t. J. Fielder, M. Bocain, S. T. Wonokur and J. J. Wasmuth, 1994, Mutations in the transmembrane domain of $FGFR_3$ cause the most common genetic form of dwarfism, achondroplasia. *Cell* 78, no.2: pp. 335-42.
- Starr S. L., Power, technologies and the phenomenology of standards: On being allergic to onions, In *A sociology of monsters: Power, technology and the modern world*, ed. J. Law. Sociological Review Monograph no.38. (London: routledge, 1991).
- Strathern, M. *Reproducing the future*, (New York: Routeledge,1992).
- Taussig K. S., Normal and Ordinary: Human genetics and the production of Dutch identities, Ph. D. diss., (Johns Hopkins University, 1997).
- Taussig K. S., R. Rapp and D. Heath, Translating genetics: Crafting medical literacies in the age of the new genetics, Paper presented at the annual meetings of the Americal Anthropoligocal Association, (21 Noverber, Chicago, Illinois, 1999).
- Tocqueville A. de., *Democracy in America*, (New York: Vintage, 1945[1835]).
- Virilio P., *Speed and Politics*. Trans, M. Polizzotti, (New York: Columbia University Press, 1986).
- Weber M., *The Protestant ethic and the spirit of capitalism*, (New York: Charles Scriner's Sons, 1958[1904-05]).
- Young A., *The Harmorny of illusions: Inventing post-traumatic stress disorder*, (Princeton, N. J.: Princeton University Press, 1995).

05 감시 테크놀로지로서 정기검진: 자궁경부암검사와 유방조영술

- Armstrong David, 1995, "The Rise of Surveillance Medicine." *Sociology of Health and Illness*, 17(3): pp. 393-404.

- Batchelor, Claire, Evelyn Parsons and Paul Atkinson, 1996, "The Cancer of a Medical Discovery", *Qualitative Health Research* 6(2): 48.

- Britten, Nicky, 198?, "Personal View: Colposcopy", *British Medical Journal* 296: p.1191.

- Byatt A. S., *Angels and Insects*, (London: Random House, 1992).

- Campion M., J. Brown, D. McCance, W. Atia, R. Edward, J. Cuzick and A. Singer, 1988, "Psychosexual Trauma of an Abnormal Cervical Smear", *British Journal of Obstetrics and Gynecology* 95(2): pp.175-81.

- Canadian Breast Cancer Screening Initiative 1997, *Mammography Screening for Women under 50: Position Statement*, Ottawa: Disease Prevention Division, Health Canada.

- Clarke Adele E. and Monica J. Casper, 1996, "From Simple Technology to Complex Arena: Classification of Pap Smears 1917-90", *Medical anthropological Quarterly* 10: pp.601-23.

- Corea Gena, *The Invisible Epidemic*, (New York: HarperCollins, 1992).

- Fletcher Susan W., 1997, "Whither Scientific Deliberation in Health Policy Recommendations? Alice in the Wonderland of Breast-Cancer Screening", *New England Journal of Medicine* 336(16): pp.1180-3.

- Foucault Michel, *The History of Sexuality: An Introduction*, Trans. Robert Hurley, Volume 1, (New York: Pantheon, 1978[1976]).

- Holland, Walter W., 1993, "Screening: Reasons to be Cautious [editorial]", *British Medical Journal* 306(6887): pp.1222-3.

- Kapsalis Terry, *Public Privates: Performing Gynecology from Both Ends of the Speculum*, (Durham: Duke University Press, 1997).

- Kaufert Patricia, "Women and the Debate over Mammography: An Economic, Political and Moral History", In Carolyn S. Sargent and Caroline B. Brettell(eds.), *Gender and Health-An International Perspective*, (New Jersey: Prentice 1996), Hall, pp.167-86.

- Kopans Daniel, 1993, "Breast Cancer Detection on an Introduction", *Cancer* 72(4), Supplement: pp.1457-65.

- Koss L. G., 1993, "Cervical (Pap) Smear, New Directions", *Cancer* 71(4), Supplement: pp.1406-12.

- Kramer Heinrich and James Sprenger, *The Malleus Maleficarum of Heinrich Kramer and James Sprenger*, 2nd edition. Trans. Montague Summers, (New York: Dover, 1971[1489]).

- Lupton Deborah, 1993, "Risk as Moral Danger: The Social and Political Functions of Risk Discourse in Public Health", *International Journal of Health Services* 23(3): pp.425-35.

- MacDougall Heather, *Activists and Advocates: Toronto's Health Department 1883-1983*, (Toronto: Dundurn Press, 1990).

- Mant David and Godfrey Fowler, 1990, "Mass Screening: Theory and Ethics", *British Medical Journal* 300:

pp.916-18.

- Mckie Linda, 1995, "The Art of Surveillance or Reasonable Prevention? The Case of Cervical Screening", *Sociology of Health and Illness* 17(4): pp.441-57.

- Miller, anthony B., Cornelia J. Baines, Teresa To and Claus Wall 1992a "Canadian National Breast Screening Study: 1. Breast Cancer Detection and Death Rates among Women Aged 40 to 49 Years", *Canadian Medical Association Journal* 147(10): pp.1459-76, [Published erratum appears in Canadian Medical Association Journal, 1 March 1993, 148(5): p.718], 1992b "Canadian National Breast Screening Study: 2. Breast Cancer Detection and Death Rates Among Women aged 50 to 59 years", *Canadian Medical Association Journal* 147(10): pp.1477-88. [Published erratum appears in *Canadian Medical Association Journal*, 1 March 1993, 148(5): p.718].

- Morrell D., P. Curtis, M. Mintzer, J. C. Resnick, S. Hendrix and B. F. Qaqish, 1996, "Perception and Opinions on the Performance of Pap Smears: A Survey of Clinicians Using a Commercial Laboratory", *American Journal of Preventive Medicine* 12(4): pp.271-6.

- National Cancer Institute of Canada, *Canadian Cancer Statistics*, (Toronto, 1995).

- National Institute of Health Consensus Conference Committee, 1997, "Consensus Conference on the Classification of Ductal Carcinoma In Situ.", *Cancer* 80(9): pp.1798-1802.

- Oudshoorn Nelly, 1997, "From Population Control Politics to Chemicals: The WHO as an Intermediary Organization in Contraceptive Development", *Social Studies of Science* 27: pp.41-72.

- Rosen George, *A History of Public Health*, Expanded edition, (Baltimore: Johns Hopkins University Press, 1993).

- Russell Louise, *Educated Guesses: Making Policy About Medical Screening Tests*, (Berkeley: University of California Press, 1994).

- Sedlis Alexander, 1991, "The Pitfalls of Cervical Cancer Screening", *Contributions to Gynecology and Obstetrics* 18: pp.103-14.

- Sherwin Susan, *No Longer Patient: Feminist Ethics and Health Care*, (Philadelphia: Temple University Press, 1992).

- Singleton Vicky, 1996, "Feminism, Sociology of Scientific Knowledge and Post-Modernism: Politics, Theory and Me", *Social Studies in Science* 26: pp.445-68.

- Skrabanek Petr, 1990, "Why is Preventice Medicine Exempted from Ethical Constraints?", *Journal of Medical Ethics* 16(4): pp.187-90.

- Skrabanek Petr and McCormick James, *Follies and Fallacies in Medicine*, (Glasgow: Tattagon Press, 1989).

- Smart Carol, "Disruptive Bodies and Unruly Sex: The Regulation of Reproduction and Sexuality in the Nineteenth Century", In Carol Smart(ed.), *Disruptive Bodies and Unruly Sex: The Regulation of Reproduction and Sexuality in the Nineteenth Century*, (London: routledge, 1992), pp.7-32.

- Star Susan Leigh, 1991, "Power, Technology and the Phenomenology of Onions", *Sociological Review Monograph* 83: pp.25-6.

06 '생명과학기술'과 '여성의 몸': 위험한 개념들?

- Butler Judith, *Bodies that Matter: On the Discursive Limits of "Sex"*, (New York: Routledge, 1993).
- Franklin Sarah and Margaret Lock, "Animation and Cessation: The Remaking of Life and Death", In *Remaking Life and Death: Toward an Anthropology of the Biosciences*, ed. Sarah Franklin and Margaret Lock, (Albuquerque: SAR Press, 2003).
- Marx Karl, "Capital", In *The Marx-Engels Reader*, ed. Robert C. Tucker, (New York: W. W. Norton, 1978 [1867]).
- Marx Leo, 1997, "Technology: The Emergence of a Hazardous Concept", *Social Research* 64: pp.965.88.
- Saetnan, Ann Rudinow, Nelly Oudshoorn, and Marta Kirejczyk, eds, *Bodies of Technology: Women's Involvement with Reproductive Medicine*, (Columbus: The Ohio State University Press, 2000).
- Scheper-Hughes Nancy and LoicWacquant, ed. 2002, *Commodifying Bodies*, London: Sage Sharp, Lesley A., 2001, "Commodified Kin: Death, Mourning and Competing Claims on the Bodies of Organ Donors in the United States," *American Anthropologist* 103(1): pp.112-133.
- Stevens M., Tina, Forthcoming, "Intellectual Capital and Voting Booth Bioethics: A Contemporary Historical Critique", In *The Ethics of Bioethics: An Overview*, ed.
- Lisa Eckenwiler and Felicia Cohn, (Baltimore: The Johns Hopkins University Press).
- Taylor Janelle, "A Fetish Is Born: Sonographers and the Making of the Public Fetus", In *Consuming Motherhood*, ed. Janelle S. Taylor, Linda L. Layne and Danielle F. Wozniak, (New Brunswick: Rutgers University Press, 2004).
- Taylor Janelle, 2005, "Surfacing the Body Interior", *Annual Reviews in Anthropology*, 34: pp.741-756.
- Wiener Margaret, 2004, "Making Worlds through Religion, Science and Magic." *Anthropology Newsletter* 45(8): pp.10-11.
- Winner Langon, *The Whale and the Reactor: A Search for Limits in an Age of High Technology*, (Chicago: University of Chicago Press, 1986).